T_d 43 60 B

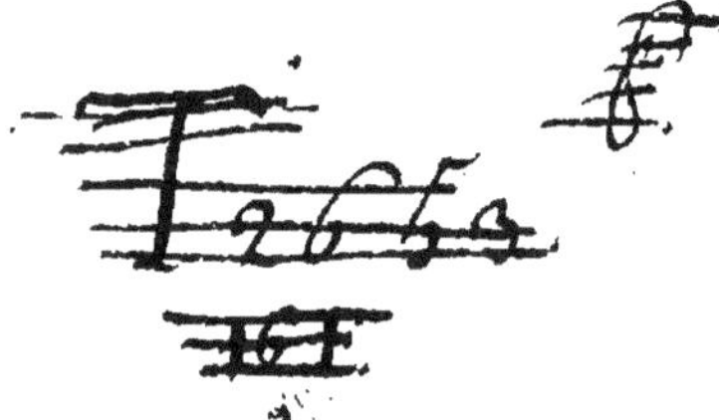

TRAITÉ

DES MALADIES

VÉNÉRIENNES.

TRAITÉ

DES MALADIES

VÉNÉRIENNES,

Traduit du Latin de M. Astruc :

QUATRIEME ÉDITION

Revue & augmentée de Remarques,

Par M. *LOUIS*, Professeur & Censeur Royal, Chirurgien-Consultant des Armées du Roi, Inspecteur des Hôpitaux Militaires du Royaume, Associé libre de la Société Royale des Sciences de Montpellier, Aggrégé Honoraire du College Royal de Médecine de Nancy, &c.

TOME SECOND.

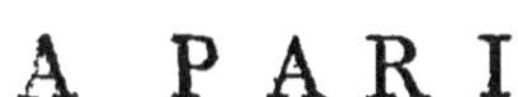

A PARIS,

Chez P. G. CAVELIER, Libraire, près la Fontaine S. Severin, au Lys.

M. DCC. LXXVII.

Avec Approbation, & Privilege du Roi.

TABLE

Des Chapitres du second Tome.

LIVRE SECOND.

De la Contagion, de la Nature &
du Traitement des Maladies
Vénériennes.

Fin de la Table des Chapitres
du Tome ſecond.

TRAITÉ

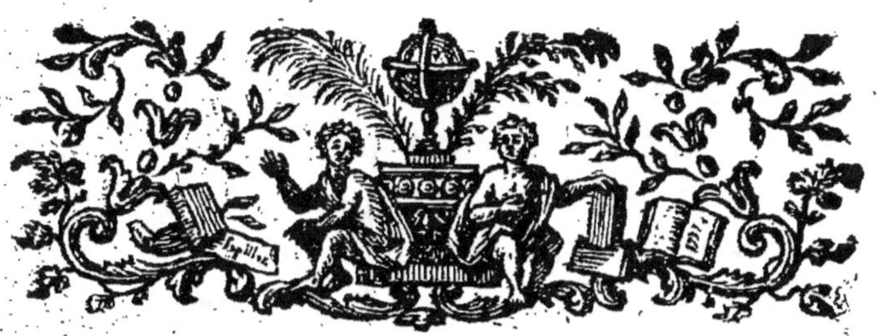

TRAITÉ
DES MALADIES
VÉNÉRIENNES.

LIVRE SECOND.

De la Contagion, de la Nature & du
Traitement des Maladies Vénériennes.

CHAPITRE PREMIER.

*De quelle maniere se contracte le Mal
Vénérien.*

QUAND le Mal Vénérien commença à paroître en Europe, on
ignoroit qu'il se communiquât par le
commerce avec les femmes ; parce
que les malades, pour cacher leur
débauche, dissimuloient soigneusement la maniere dont ils l'avoient

Le Mal Vé-
nérien fut
mis d'abord
au nombre
des Maladies
épidémiques.

Tome II.   A

contracté, ou que peut-être ils ne foupçonnoient pas qu'une fi grande Maladie pût fe contracter par ce moyen ; d'autant plus que cette forte de contagion étoit alors fans exemple. Delà vient que les Médecins de ce tems-là crurent unanimement, comme on l'a déja dit ci-deffus, que cette Maladie étoit épidémique , de la même maniere que les Maladies peftilentielles , & par conféquent qu'elle venoit d'une caufe extérieure & commune , que les uns prétendoient être une maligne influence des Aftres , ou un afpect malin des Planètes, & les autres un mauvais air , caufé par les pluies ou les inondations.

GASPARD TORRELLA paroît être le premier qui ait eu quelque foupçon de la contagion de ce mal. Dès l'an 1500, il enfeignoit (*a*) que cette Maladie *venoit ordinairement par voie de contagion*. Cependant , entraîné par fes préjugés, ou trompé par les menfonges des malades , il y joignoit en même tems une autre caufe , & foutenoit (*b*) que le Mal *pouvoit en-*

______

(*a*) *Tractat. de Pudendagrâ.*
(*b*) *Ibid.*

eore venir par l'usage d'un mauvais régime ; ce qu'il tâchoit de confirmer
par l'exemple d'un certain ANTOINE
MARC, de Catalogne, Docteur ès
Arts & en Médecine.

Ce sentiment fut suivi par JAC-
QUES CATANÉE du *Lac Marcin*,
Génois (*a*), en 1505 ; par GEORGE
VELLA, de Bresse (*b*), en 1508 ; &
par NICOLAS MASSA, Vénitien (*c*),
en 1532. Quoique ces Auteurs avouas-
sent que le Mal Vénérien se communiquoit principalement par la contagion, ils croyoient néanmoins que,
sans aucune contagion, il pouvoit
venir aussi par une *altération intérieure* du sang & des humeurs.

JÉRÔME FRACASTOR, de Vérone,
Médecin célébre de son tems, & Ob-
servateur assez exact, pensoit encore
de même en 1546, lorsqu'il écrivoit
son Traité *de Morbis Contagiosis*. Car
quoiqu'il convienne (*d*) que *la plûpart
des gens avoient contracté cette Maladie
par contagion*, il prétend néanmoins,

(*a*) *Tract. de Morbo Gallico*, cap. 3.
(*b*) *Opuscul. de Morbo Gallico*, cap. 1.
(*c*) *Lib. De Morbo Gallico*, Tractat. 1,
cap. 2.
(*d*) Liv. II, Chap. 12 du même Ouvrage.

qu'on en a remarqué une infinité d'autres, qui en ont été infectés d'eux-mêmes sans aucune contagion. En effet (continue-t-il) il auroit été impossible sans cela, qu'une contagion lente d'elle-même, & qui ne se gagne pas facilement, eût en si peu de tems parcouru tant de pays, n'ayant été apportée en Espagne que par une Flotte, au lieu qu'il est sûr que le Mal Vénérien a paru en même tems, ou presque en même tems, en Espagne, en France, en Italie, en Allemagne, & presque dans tout le Nord.

C'étoit aussi le sentiment de BENOÎT VICTORI. Cet Auteur dit au *Chap.* 3 du Livre qu'il publia à Florence en 1551 *sur la Vérole*, qu'il croit fermement que la contagion n'est pas d'une nécessité absolue pour la production du Mal Vénérien ; mais que la constitution présente de l'air, jointe à celle des humeurs, qui tendent à la putréfaction, suffit pour cela. Et pour confirmer ce qu'il a avancé, par un exemple qu'il croit bien avéré, il ajoute qu'il a vu quelquefois d'honnêtes & de saintes Religieuses, exactement cloîtrées dans un Couvent inaccessible & inviolable, qui étoient tombées mal-

heureufement dans la Maladie Véné-
rienne , à caufe de la corruption de
l'air , & de la mauvaife conftitution
de leurs humeurs , jointes à la foibleffe
de leur complexion.

Mais enfin la vérité s'eft fait jour ,
& l'on fait depuis long-tems , par une
expérience certaine , conftante , indubitable & jointe au témoignage
uniforme de tous les Médecins, que
le Mal Vénérien n'eft produit , ni
par un mauvais régime , ni par un
vice de l'air, ni par aucun abus des
chofes non-naturelles , ni par une
corruption fpontanée des humeurs , *L'expérien-*
mais uniquement par la voie de la *ce a enfin ap-*
pris qu'il n'é-
communication , qui le fait paffer *toit produit*
d'une perfonne malade à une per- *que par com-*
munication.
fonne faine.

Cette communication fe fait , ou
par la *Génération* , les parens tranfmettant la maladie au fœtus dans le
tems de fa formation , ou par la *Con-*
tagion , une perfonne malade infec-
tant une perfonne faine. La maladie
contractée de la premiere maniere ,
s'appelle *héréditaire* , & de la feconde
façon , elle fe nomme *accidentelle*.

La Vérole héréditaire peut être *Savoir, 1°.*
tranfmife également au fœtus par le *par la Géné-*
ration.

pere & par la mere ; par *le pere*, en ce que les particules de la femence communiquent à l'embryon le Virus vénérien dont elles font infectées ; & par *la mere*, en ce que fourniffant pendant les neuf mois de fa groffeffe, la nourriture au fœtus , elle lui fait part en même tems du mal dont elle eft attaquée. C'eft ainfi qu'on a reconnu par expérience qu'une mere qui a la Vérole, met au monde des enfans foibles , languiffans , d'une mauvaife conftitution, à demi-pourris , couverts d'ulcères , & véritablement vérolés ; que même un pere qui a la Vérole , engendre quelquefois des enfans véritablement vérolés & couverts d'ulcères , quoique la mere foit faine (*a*), ou du moins fans aucun figne manifefte de Vérole , comme fi le Virus qui infecte l'embryon, étoit incapable de faire impreffion fur le corps de la mere.

Mais la difficulté eft de favoir , fi un pere gâté ou une mere gâtée peut communiquer à l'embryon un Virus

______

(*a*) Voyez VICTOR TRINCAVELL , *de la Curation d'une Maladie particuliere du Corps humain* , Liv. XI, Chap. 17. Et AMATUS LUSITANUS, *Centurie* 1, *Curat.* 50.

vérolique, qui reſte caché ſans cauſer de mal , pendant toute la jeu-
neſſe , qui renaiſſe enſuite de lui-
même dans un âge plus avancé , &
produiſe, indépendamment d'aucune
contagion nouvelle , une Vérole vraie
& légitime ? C'eſt dequoi l'on a raiſon de douter. Quoique je ne pré-
tende pas rejetter abſolument cette
maniere de communication , qui eſt
admiſe de preſque tous les Médecins , j'avouerai néanmoins ingénu-
ment qu'elle me paroît ſuſpecte avec
raiſon , ſi l'on entend parler de la
Vérole véritablement & proprement
dite , qui ne ſe manifeſte que long-
tems après la naiſſance. On voit ſouvent que des enfans qui naiſſent d'une
mere infectée , naiſſent eux-mêmes
infectés, quelquefois pleins d'ulcères
& à demi-pourris ; mais c'eſt une Vérole manifeſte & déclarée. On voit
de même ſouvent que le *Rachitis*, ou
les maladies qui ont rapport au *Ra-*
chitis, que les Ecrouelles , ou les Tumeurs écrouelleuſes des glandes mé-
ſentériques , que l'atrophie pulmonaire , que la diſtorſion des os qui
rend le corps boſſu , & quantité d'autres maladies ſemblables, qui viennent

A iv

ordinairement d'une Vérole dégénérée, ſe déclarent peu à peu dans le
progrès de l'âge. Mais je n'ai jamais
obſervé que des enfans aient apporté
du ventre de leur mere la ſemence
d'une Vérole proprement dite, qui
après avoir été cachée dans la jeu-
neſſe, ſe manifeſte enfin d'elle-même
dans un âge plus avancé, ſans cauſe
évidente : ce qui me porteroit à
croire que les Médecins n'ont em-
braſſé ſi légérement cette opinion,
que pour pouvoir, en cas de beſoin,
ſauver la réputation des malades, &
les diſculper, en apportant une cauſe
de la Maladie qui fût probable, quoiqu'elle ne fût pas vraie.

2. Par la Contagion.

Mais on peut laiſſer la déciſion de
cette queſtion au jugement des Lec-
teurs. Du moins eſt-il certain que ſi
la Contagion qui arrive après la naiſſance, n'eſt pas l'unique voie de communication, elle eſt la plus certaine.
C'eſt pourquoi il importe extrêmement de bien connoître toutes les manieres dont la Vérole ſe communique
par Contagion. On ſait en général,
par l'exemple de pluſieurs maladies,
que la Contagion peut ſe répandre
de trois manieres. 1°. *A une certaine*

diftance, à la faveur de l'air, chargé d'exhalaifons vicieufes. 2°. *De proche en proche*, par le moyen d'un *foyer* ou corps, quel qu'il foit, qui communique aux perfonnes faines les corpufcules contagieux dont il eft rempli.

3°. *Par l'attouchement immédiat* de la perfonne infectée ; ce qui eft la voie la plus facile de tranfmettre le venin. Mais on fait auffi que ces trois manieres ne font pas également capables de donner la Vérole.

I. Ainfi l'expérience & la raifon prouvent qu'elle ne peut fe donner à une certaine diftance. Je dis, l'expérience, parce qu'il n'y a dans les Ecrits des Médecins aucun témoignage contraire, & que même Vidus Vidius, *dans fa Curation générale*, *Part.* 2, *Sect.* 2, *Liv.* 3, *Chap.* 3, dit expreffément « qu'on n'a jamais vu » que la Contagion de la Vérole fe » foit communiquée à des voifins par » le moyen de l'air ». D'où l'on peut raifonnablement conclure, que cette maniere de Contagion eft impoffible ; puifque depuis plus de deux fiécles, elle n'a jamais été obfervée. J'ajoute que la raifon le prouve auffi ; parce que le Virus Vénérien eft trop grof-

Non pas néanmoins par une contagion qui aille jufqu'à une perfonne éloignée.

fier, trop épais, trop fixe pour pouvoir s'exhaler dans l'air en forme de vapeur, & se répandre ainsi jusqu'à une certaine distance.

Ni peut-être aussi par une Contagion qui vienne d'un foyer.

II. On ne sauroit dire tout-à-fait la même chose de la Contagion par un *foyer*, c'est-à-dire, lorsqu'on prend le Mal en couchant dans les mêmes draps, en portant les mêmes habits, en buvant dans le même verre, en s'essuyant la bouche & les lèvres avec les mêmes linges, dont se sera servi un Vérolé. On produit, à la vérité, quelques exemples qui semblent favoriser cette espéce de Contagion. Ainsi NICOLAS MASSA (*a*) rapporte qu'il *guérit un de ses amis, qui avoit pris le Mal, pour avoir couché seulement une nuit dans les draps qui avoient servi à un homme qui avoit à la jambe un ulcère Vénérien.* Ainsi, ANTOINE FRACANTIANO (*b*) dit *avoir vu une jeune fille de sept ans, qui avoit gagné le même Mal, pour avoir porté une robe de peau, dont s'étoit servi une femme vérolée.* Ainsi, GABRIEL FALLOPPE (*c*)

(*a*) Lib. *de Morbo Gallico*, Tractat. 1, Cap. 2.

(*b*) Lib. *de Morbo Gallico*.

(*c*) Tract. *de Morbo Gallico*, Cap. 22.

dit s'être entretenu avec un vieillard,
qui avoit chez lui deux Vérolés pleins
d'ulcères aux parties postérieures, &
qui assuroit avoir pris le mal par l'usage
des mêmes Latrines. Ainsi, Léonard
Botal, Médecin d'Ast (a), témoigne qu'un de ses intimes amis,
homme de bien & de probité, en fut
cruellement attaqué, & qu'il protesta
toujours, avec les plus grands sermens,
qu'il ne pouvoit comprendre d'où lui
étoit venue cette maladie, à moins que
ce ne fût pour avoir bu dans le verre
d'un homme avec qui il vivoit familiére-
ment, & qui en étoit alors violemment
tourmenté. Ainsi, Guillaume Fa-
bricius Hildanus, dit dans le Recueil de ses *Observations & Epîtres*.
Centur. 1, *Observat.* 100, qu'une jeune
fille de quinze ans, faisant le Carna-
val dans une assemblée de Seigneurs,
& ayant changé d'habits avec un jeune
homme, avoit contracté des pustules &
des ulcères Véroliques aux parties naturelles, par le seul attouchement des ca-
leçons qui étoient infectés. Enfin, c'est
ainsi que Grégoire Horstius, dans

(a) Lib. *de Luis Venereæ curandæ ratione,*
Cap. 4.

les *Observations de Médecine, Part. II,*
Liv. II, Observat. 3, affure qu'une *fille*
âgée d'environ dix-huit ans , qui fer-
voit chez un Seigneur vérolé , & qui
couchoit dans le-même lit que fa Concu-
bine , après différens fymptômes de dou-
leurs nocturnes , de ferrement de poitri-
ne & autres femblables , fe trouva à
la fin infectée de Puftules Véroliques
par tout le corps , & de condylômes aux
parties honteufes.

Mais la feule rareté de ces exemples femble donner un jufte fujet de
les révoquer en doute. Il fe pourroit
faire , peut-être , qu'on eût obfervé
pareille chofe autrefois dans le premier commencement de la Vérole ,
qui étoit le tems de fa plus grande
violence ; & il femble que c'eft le fentiment de FALLOPPE, qui , après
avoir rapporté (*a*) qu'on *avoit cru*
dans les commencemens que la Vérole
pouvoit fe prendre en buvant dans les
verres des Vérolés , conclut ainfi :
Voyez quelle étoit la fureur de cette
Maladie. Aujourd'hui on n'a rien à
craindre de pareil. Peut-être auffi
que toutes ces hiftoires ne font que

____

(*a*) Dans l'endroit cité ci-deffus.

des inventions des malades, qui tâ-
choient, par des menſonges, de cacher leurs déſordres ; & c'eſt ce qui
paroît le plus probable. Du moins,
puis-je bien aſſurer, en me ſervant
des paroles de Brassavole (a), que
*je n'ai jamais vu aucun malade qui eût
pris la Vérole par voie de foyer, ni
entendu dire à perſonne en avoir vu
des exemples.*

En un mot, je ne voudrois pas nier
opiniâtrement cette voie de Contagion. Car, comme il eſt certain que
chez les Turcs le levain de la petite
Vérole ſe communique en inſinuant,
par de légères inciſions à la peau,
quelques gouttes de pus reçues dans
du coton ou de la charpie, ou même,
chez les Chinois, en mettant dans
les narines quelques boutons de petite Vérole qui ſont tombés ; pourquoi le levain Vérolique ne pourroit-
il pas ſe communiquer de la même façon, quoique plus tard, plus foiblement, plus difficilement ; attendu que
ce levain eſt plus épais, plus groſ-
ſier, plus fixe que celui de la petite
Vérole ? Cependant je voudrois en—

____

(a) *De Morbo Gallico.*

core moins admettre, comme aſſurée, cette maniere de Contagion ; puiſqu'elle n'eſt pas appuyée d'expériences inconteſtables, & qu'il y a toujours ſujet de ſoupçonner que les hommes ou femmes adultes qui attribuent leur maladie à ces ſortes de cauſes, l'ont gagnée par d'autres voies, que la honte leur fait diſſimuler. C'eſt ainſi que F A L L O P P E (*a*) ſe moque agréablement de ceux qui, pour *défendre l'honneur de certaines femmes, diſoient qu'elles avoient pris la Vérole par le moyen de l'eau bénîte.*

Mais ſur-tout par la Contagion qui vient du contact.

III. La ſeule Contagion, ou la Contagion la plus commune, eſt celle qui arrive en quelque partie du corps, par le contact immédiat d'une perſonne malade avec une ſaine : & l'expérience apprend que ſi ce n'eſt pas là l'unique voie par où la Maladie ſe communique, c'eſt du moins la plus fréquente, ſur-tout ſi les circonſtances ſuivantes concourent à en augmenter l'effet ; c'eſt-à-dire, lorſque les parties qui ſe touchent, ſont

____

(*a*) *Sed infectio illa habuit originem per unum Aſperges ; ſcio ego , &c. Tractat. de Gallico , Cap. 13.*

humectées d'une humeur qui sert de véhicule au Virus Vérolique, qu'elles sont molles, poreuses, faciles à être pénétrées par le Virus ; qu'elles sont échauffées & raréfiées, de leur nature, à raison de leur situation, ou par le mouvement qui les agite, & par conséquent qu'elles en sont plus disposées à s'imbiber du Virus.

Ainsi, comme il y a plusieurs différentes espéces de contacts où ces circonstances peuvent se rencontrer, le Mal Vénérien peut aussi se communiquer par toutes ces espéces de contacts.

1°. Par le *commerce charnel*, soit qu'une femme saine s'abandonne à un homme gâté, dont le gland soit couvert de chancres, qui ait une Gonorrhée virulente, ou du moins dont la semence soit infectée du Virus Vérolique ; soit, au contraire, qu'un homme sain ait affaire à une femme gâtée, dont les parties soient rongées de chancres, qui soit attaquée d'une Gonorrhée virulente, ou du moins dont l'humeur séminale ne soit pas exempte de Virus Vérolique. Dans le premier cas, la liqueur purulente qui coule du gland ulcéré, ou la semence corrompue, s'attache à la vulve, au vagin, à la matrice, parties qui font alors échauffées, & elle produit en peu de tems la Maladie & fes différens fymptômes. Dans l'autre, le gland naturellement fpongieux, mais alors dilaté par la tenfion, & extrêmement raréfié, s'imbibe profondément de la fanie qui fort des chancres de la femme, ou de l'humeur féminale imprégnée du Virus Vérolique: Et voilà la premiere fource du Mal.

On croit auffi qu'un homme fain peut prendre la Vérole avec une femme faine, fi cette femme après avoir eu commerce un peu auparavant avec un homme gâté, fouffre les approches de l'autre fans s'être lavée; d'autant que les reftes de la femence corrompue, qu'elle a reçue depuis peu, & qui eft retenue dans la matrice, ou dans le vagin, peuvent communiquer au gland de l'homme avec qui elle a enfuite affaire, la même corruption que lui communiqueroit la femence de cette femme, fi elle étoit elle même gâtée.

Au refte, tout ce qui a été dit de la Contagion caufée par l'ufage naturel des hommes & des femmes, doit aussi s'entendre du commerce abominable & contre nature des personnes du même sexe ; puisque par ce dernier moyen, celui qui est sain gagne du mal pareillement avec celui qui est gâté, & gagne même un mal encore plus dangereux, comme on le prouvera plus bas.

2°. Par *l'allaitement*, soit qu'une nourrice gâtée allaite un enfant sain ; car alors le lait qu'elle donne étant infecté, communique la même infection au nourrisson ; soit qu'un enfant gâté tette une nourrice saine ; parce qu'alors la salive de l'enfant étant infectée, & s'insinuant dans les mamellons poreux, porte avec soi le Virus Vérolique dans le sang de la nourrice.

3°. Par des *baisers sur la bouche*, lorsqu'un amant gâté baise une maîtresse saine, ou qu'une maîtresse gâtée baise un amant sain, principalement si l'intérieur de la bouche, comme la luette, le palais, les amygdales, la langue, est attaqué de quelque ulcère Vénérien : car la salive de la personne gâtée étant déja viciée & pleine de gouttes purulentes qui sortent des ulcères, elle doit infecter du même vice les lèvres de la personne saine, &

2. En allaitant.

3. Par des baisers.

fur-tout fa langue, lorfque l'ardeur des baifers va jufqu'à ce point. Ainfi BENOÎT VICTORI (*a*) dit *avoir appris par expérience qu'un jeune homme qui jouiffoit d'une bonne fanté, & qui s'étoit depuis long-tems habitué à baifer très-fouvent à la bouche une femme qui avoit la Vérole, en fut lui-même attaqué, fans avoir eu certainement d'autre commerce avec cette femme.* CHARLES MUSITAN (*b*) raconte une femblable hiftoire des Religieufes de *Sorrento*, lefquelles prirent, à ce qu'il dit, la même Maladie en baifant une petite fille qui étoit nourrie par une femme gâtée.

4°. *En couchant fimplement avec une perfonne gâtée* pendant quelques nuits, & dans les mêmes draps, fans avoir avec elle le moindre commerce. Cette efpèce de communication a principalement lieu quand la perfonne gâtée a quelque maladie cutanée qui tire fon origine d'une Contagion Vérolique, comme de la galle, des puftules, des dartres, &c.

4 En couchant fimplement dans le même lit.

(*a*) Lib. 1, *de Morbo Gallico*, Cap. 2,
(*b*) Tractat. *de Lue Venereâ*, Lib. 2.
Cap. 4.

ou qu'elle fue abondamment dans le lit : car alors la fanie qui découle de la peau ulcérée , ou la fueur qui en fort , peuvent être facilement reçues par la perfonne faine qui eft couchée auprès , & dont les pores font ouverts par la chaleur , & par ce moyen , lui communiquer le Mal Vénérien.

5°. Enfin , *en mettant le doigt ou la main* dans des endroits infectés d'un *ulcère* ou d'un *écoulement Vérolique* ; par exemple , en examinant avec le doigt des ulcères Vénériens, ou en accouchant une femme gâtée , fur-tout s'il y a au doigt du Chirurgien , ou à la main de la Sage-femme , quelque plaie ou quelque coupure qui puiffe facilement s'imbiber du Virus. Ainfi , ANTOINE LE COCQ (*a*) dit *avoir connu une Sage femme , qui en accouchant une femme gâtée , gagna la Maladie.* Ainfi , le Chirurgien qui a traduit en François CHARLES MUSITAN, rapporte (*b*) deux hiftoires de cette efpèce , qui paroiffent indubitables & fans replique. Enfin , ainfi JACQUES

5. En maniant les parties ulcérées.

____

(*a*) Lib. *de Ligno Sancto non permifcendo ,* Cap. 1.

(*b*) Dans les Notes , au Chap. 4 , Liv. II.

VERCELLONI (*a*) témoigne avoir connu un jeune homme, qui craignant d'habiter avec une Courtisanne gâtée, avoit cru pouvoir se permettre des attouchemens, & dont la main ne laissa pas de devenir extraordinairement enflée, & toute couverte de pustules, qui auroient été suivies d'une longue maladie, s'il n'avoit eu recours à la Médecine.

On doit conclure de-là, 1°. que les deux premieres manieres de Contagion sont appuyées sur des expériences si certaines & si fréquentes, qu'on ne sauroit les révoquer en doute : mais que les trois dernieres, quelque probables qu'elles soient, & quoique soutenues d'autorités, ne paroissent pas encore si évidemment prouvées.

2°. Que par les deux premieres manieres, la Contagion est prompte, facile, & par conséquent fréquente, parce que la communication du Virus est sûre & abondante : mais que par les trois dernieres, la Contagion est très difficile, très-lente, très-rare ; &

____

(*a*) *De Pudendorum Morbis & Lue Vene-reâ*, Art. 4, §. 1.

cela par la raifon contraire ; d'autant que le tranfport du Virus eft incertain, lent & en petite quantité, principalement s'il doit être introduit à travers une peau dure & entiere.

3°. Par conféquent qu'il y a beaucoup plus de gens qui prennent la Vérole des deux premieres manieres, que des trois dernieres. Cette propofition eft manifeftement appuyée fur l'expérience ; puifqu'il eft fûr qu'à peine une ou deux perfonnes prennent le Mal par des baifers, ou en couchant avec une perfonne gâtée, ou en la touchant ; tandis que plus de mille, dans le même efpace de tems, le prennent par l'allaitement, & fur-tout par le commerce Vénérien.

CHAPITRE II.

De la nature & des qualités du Virus Vénérien.

ON a vu, dans le Chapitre précédent, que les Maladies Vénériennes ne fe répandent en Europe que par contagion. Les malades tranfmettent donc aux perfonnes faines une cer-

Le Mal Vénérien fe communique par une infeΩion appellée Virus Vénérien.

taine infection, qui s'infinue en très-
petite quantité, & par des voies imperceptibles, dans le corps fain, qui
augmente enfuite infenfiblement en
quantité, en force & en activité, &
qui corrompt enfin plutôt ou plus tard
toute la maffe des humeurs. Cette infection, quelle qu'elle foit, s'appelle
ordinairement, & avec affez de fondement ; *Levain*, *Venin*, *Virus Vérolique*.

Cette maniere de fe répandre par
communication, n'eft pas particuliere
à la Vérole ; mais elle lui eft commune avec toutes les autres Maladies
qui attaquent par *contagion*. Ainfi l'on
fait que la petite Vérole fe communique par le pus que l'on infinue dans
une incifion faite à la peau ; la Pefte,
par le pus qui fort des Bubons, &
qu'on introduit dans une plaie de
quelque animal que ce foit ; la Galle
ou les Dartres, par la fanie qui découle de la peau malade, & qui s'attache à la peau faine ; l'Hydrophobie,
par la falive du chien enragé, introduite dans fa morfure ; le Tarantifme,
par l'humeur que la piquure de la
Tarantule porte dans la peau : Et ce
font là comme autant de Levains particuliers.

Or, comme chacun de ces différens levains eſt d'une nature différente, & tels qu'il faut pour les rendre capables de produire chacun des maladies particulieres, le Virus Vérolique doit auſſi lui-même avoir ſa qualité propre, & d'autant plus pernicieuſe, par rapport à celle des autres, que la Maladie qu'il produit, eſt plus grave; ainſi, il eſt très-important de bien connoître la qualité de ce Virus, afin d'être plus en état de guérir les Maladies qui en naiſſent. Ce ſeroit envain qu'on chercheroit à s'inſtruire de ſa nature par l'analyſe Chymique, ou en le mêlant avec d'autres liqueurs connues. Ces ſortes d'expériences ſont abſolument impoſſibles; & quand elles pourroient ſe faire, elles ne ſeroient pas ſûres & entiérement exemptes d'erreur. L'unique moyen infaillible qui reſte pour juger de la nature particuliere & des qualités du Virus Vénérien, c'eſt de faire attention à ſes effets connus.

Ainſi, I. le Virus Vénérien cauſe dans toutes les parties qu'il attaque, rougeur, chaleur, tenſion, douleur; en un mot, *phlogoſe* ou *inflammation*. C'eſt ainſi que les parties du corps

I. Le Virus Vénérien eſt inflammatoire.

auxquelles ce Virus s'attache , ne manquent point de s'enflammer : comme dans la *Gonnorrhée* des hommes, l'urèthre , les proſtates , les véſicules ſéminales ; & dans celle des femmes, le vagin , la vulve , les proſtates & les glandes de cowper : dans les *chancres* des hommes, le gland, le frein , le prépuce ; & dans ceux des femmes, les nymphes , les caroncules myrtiformes , & le reſte de la vulve : dans le *poulain*, les glandes inguinales : dans les *exoſtoſes*, le périoſte. La même choſe arrive à toutes les autres parties du corps que ce même Virus attaque. Ce Virus eſt donc d'une nature *inflammatoire* ; c'eſt-à-dire, qu'en cauſant un reſſerrement & une criſpation dans les filets membraneux des parties dont il pénètre le tiſſu , & qu'en étranglant par-là les extrémités des vaiſſeaux capillaires qui arroſent ces filets , il oblige le ſang de quitter ſa route ordinaire, & de ſe dévoyer dans les vaiſſeaux lymphatiques latéraux : ce qui produit la *phlogoſe* & *l'inflammation*.

II. Le Virus Vérolique abandonné à lui-même , *ronge* peu-à-peu , ulcère & conſume les parties qu'il a

pendant

pendant quelque tems enflammées.
Ainſi, dans la *Gonorrhée* des hommes, l'urèthre, les proſtates & les véſicules ſéminaires ; dans celle des
femmes, les proſtates, les glandes
de cowper & le vagin ; dans les
Chancres des hommes, le gland, le
frein & le prépuce ; dans ceux des
femmes, la vulve & ſes différentes
parties ; dans le *Poulain*, les glandes
de l'aîne ; dans les *Exoſtoſes*, les lames oſſeuſes & le périoſte ; dans les
Chancres du palais & du nez, la
luette, les amydales, la membrane
pituitaire, les os quadrangulaires du
palais, le Vomer, les lames oſſeuſes
du nez, &c, ſont rongés & ulcé-
rés. Les particules du Virus Vérolique
ſont donc d'une figure, d'une groſ-
ſeur, d'une mobilité qui les rend capables de couper à la fin, de rompre, de détruire les filets des parties
où elles ont produit d'abord le reſſerrement, la criſpation & l'inflammation : ce qui produit l'*éroſion* & l'*exulcération.*

III. Le Virus Vérolique produit,
dans toutes les parties qu'il attaque
ou qu'il ronge, des *skirrhes*, des *tumeurs skirreuſes,* & des *calloſités.* Ainſi

3. Le Virus
Vénérien eſt
coagulant.

dans la *Gonorrhée* des deux fexes, les proftates, les Véficules féminaires, ou les glandes du vagin ; dans les *chancres* des parties naturelles, les bords de ces ulcères ; dans le *bubon*, les glandes des aînes ; dans les *puftules*, la bafe & la circonférence des boutons ; dans les *exoftofes*, le périofte, & les filamens du périofte qui font pofés entre les lames offeufes, s'*endurciffent* & deviennent *skirrheux* ou *calleux* : ce qui arrive fouvent de même aux Glandes du méfentère, aux grains glanduleux du foye, aux vaiffeaux lymphatiques du poumon. L'efficacité du Virus Vérolique doit donc être telle, qu'ayant pénétré les parties, s'il n'eft pas capable de rompre & d'ulcérer leurs filets, il peut du moins, en épaiffiffant l'humeur lymphatique qui les arrofe, les *durcir*, & y produire plufieurs fortes de *callofités.*

4. Le Virus Vénérien eft fixe.

IV. Enfin, le Virus Vénérien ne fe tranfmet jamais à une perfonne éloignée : il faut pour cela un attouchement *immédiat* ; & même tout attouchement ne fuffit pas, tel que feroit un attouchement momentané, paffager, entre les parties dures, calleufes, froides : il faut que l'attouchement dure un peu, qu'il se fasse entre des parties chaudes, raréfiées, molles & spongieuses ; comme il paroît par ce qui a été dit au Chapitre précédent, touchant les manieres dont la Vérole se répand & se communique. Le Virus Vénérien n'est donc pas composé de parties tenues, légeres, volatiles, pénétrantes, capables de se répandre en l'air, de se porter à un lieu éloigné, de passer promptement à travers les pores les plus étroits ; mais au contraire, de parties grossieres, pesantes, *fixes*, qui ne peuvent se communiquer, à moins qu'elles ne soient exaltées par la chaleur, que les parties qu'elles rencontrent, ne soient d'un tissu rare & facile à pénétrer, & qu'il n'y ait un attouchement immédiat qui dure assez long-tems.

Il s'ensuit de-là, 1°. que l'on a quelque raison de conjecturer que le Virus Vénérien est d'une nature acide ou salée, corrosive & fixe, qui peut avoir quelque rapport avec celle des eaux-fortes ordinaires ; car il semble que c'est uniquement en lui supposant cette qualité, qu'on peut comprendre comment il est si capable de produire

Plusieurs conséquences touchant la nature du Virus Vénérien.

l'inflammation, l'exulcération, l'endurcissement, & qu'il est en même tems incapable d'agir sur un sujet éloigné.

2°. Qu'on ne doit pas cependant trop appuyer sur cette conjecture, comme si effectivement le Virus Vérolique ressembloit en tout aux eaux-fortes ; car il n'est pas croyable qu'il puisse jamais s'engendrer dans le corps humain un poison si pernicieux & si actif ; mais que c'est une comparaison qui sert plutôt à donner quelque idée du Virus Vérolique, qu'à en exprimer exactement la nature.

3°. Que cependant ce Virus, quelque force qu'il ait, ne peut jamais, en Europe, s'engendrer de lui-même par une corruption du sang & des humeurs qui viennent des causes non-naturelles & ordinaires ; puisqu'en cette partie du Monde la Vérole n'arrive jamais par un vice spontané, mais qu'elle y naît toujours par la communication d'un Virus, qui est la première source de tout le Mal, & qui porte la corruption dans les autres humeurs.

4°. Que le Virus Vénérien, contracté par une personne saine, ne doit pas être censé une nouvelle humeur reçue dans le corps, qui survienne aux autres humeurs & les infecte, comme il semble qu'on le croit communément ; mais que c'est uniquement une qualité ou disposition vicieuse des humeurs ordinaires, qui les fait dégénérer de leur état naturel, & qui les rend salées-acides.

5°. Par conséquent que toutes les humeurs peuvent non-seulement contracter cette qualité vicieuse, mais qu'elles la contractent en effet le plus souvent ; puisqu'il paroît, par le Chapitre précédent, que la Vérole se communique par le lait, quand la Nourrice donne le Mal à l'enfant ; par la *salive*, quand il se prend pour avoir donné à tetter à un enfant gâté, ou pour avoir fait des baisers à une personne infectée ; par la *sueur*, quand on le gagne en couchant avec une personne gâtée ; enfin par une *sanie séreuse*, ou par du *pus*, quand on le contracte en accouchant une femme vérolée, ou en touchant un Ulcère Vérolique.

6°. Que néanmoins la semence & les autres humeurs séminales sont les plus sujettes à être infectées du Virus Vénérien, à raison de l'affinité particuliere qui les rend propres à en être intimement pénétrées. En effet, l'expérience prouve que la Vérole se répand principalement par le commerce vénérien, & conséquemment par le véhicule de la femence & des humeurs féminales. Il paroît que cela vient de ce que la femence & les autres humeurs féminales, étant d'une nature acide, peuvent par-là contracter plus facilement, au moyen du Virus Vénérien, une acidité qui en altere la nature. Rien n'eft plus commun que les exemples d'une pareille analogie entre certains venins & certaines humeurs. C'eft ainfi que le venin de la rage eft renfermé dans la falive, comme dans le véhicule qui lui eft propre ; celui de la petite Vérole, dans le pus des puftules ; celui de la Vipère, dans la liqueur jaune qui eft à la racine de fes dents crochues : celui du Scorpion, de la Tarentule, &c. dans l'humeur contenue en des véficules fituées près de la queue, ou près des crochets de l'animal.

Au refte, je ne m'arrêterai pas à réfuter les idées de ceux (*a*) qui

------

(*a*) Comme d'AUGUSTE HAUPTMANN ,

croient que le Virus Vénérien n'eſt autre choſe qu'un eſſain nombreux d'animaux très - petits , très - agiles , très - vifs , très - féconds , qui étant une fois reçus , ſe multiplient vîte , ſe tranſportent fréquemment dans les différens endroits du corps , qui piquent , percent , mordent les parties où ils s'attachent , qui , par-là , les enflamment , les rongent , les ulcèrent , & qui enfin , ſans aucune altération dans les humeurs , produiſent tous les ſymptômes de la Vérole. Comme cette prétention n'eſt qu'une pure fable , dénuée de toute preuve , il n'eſt point beſoin de raiſonnement pour la rejetter : il ſuffit de nier ce qu'on avance ſans aucun fondement ; puiſque , comme dit CICERON (*a*) , ſur un ſemblable ſujet , *rien n'eſt moins digne d'un homme raiſonnable , que d'oppoſer à celui avec qui l'on diſpute , une opinion qu'il n'a qu'à nier , pour*

dans la Lettre préliminaire , conſacrée à un Traité ſur la vive Image de la Mort , qu'il devoit bientôt mettre au jour , en 1650. Et de CHRÉTIEN LANGIUS , dans une Préface , miſe à la tête de l'Examen de la Peſte de KIRCHER , imprimée à Leipſick , en 1659.

(*a*) Philippique 2.

arrêter tout court celui qui l'oppofe.

Si l'on admettoit une fois que la Vérole fût produite par de petits animaux nageans dans le fang, on auroit autant de raifon de penfer de même, non-feulement de la pefte, comme l'a cru autrefois le R. P. KIRCHER (*a*), Jéfuite, & depuis peu le R. P. SAGUENS (*b*), Minime, mais encore de la petite Vérole, de l'Hydrophobie, de la Galle, des Dartres & des autres Maladies Contagieufes; &, en un mot, de toutes les Maladies, en renverfant toute la théorie de la Médecine; car on ne fauroit rien alléguer pour prouver que la Vérole dépend de petits animaux, qui ne ferve à prouver de même que les autres maladies dépendent auffi de pareils animaux, mais d'une autre efpéce : ce qui feroit, à mon avis, de la derniere abfurdité.

Hiftoire d'un Charlatan qui attribuoit toutes les Maladies à diverfes efpéces d'animaux.

Je me fouviens, à ce fujet, qu'en 1726, un Charlatan, nommé BOILE, débita effrontément, à Paris, de pareilles extravagances, avec une adreffe dont il n'étoit pas d'abord facile de

______

(*a*) *Scrutinium Phyfico-Medicum Peftis.*
(*b*) *Syftema Phyficum.*

fe défendre, mais enfin avec un fuccès qui doit empêcher de fuivre fon
exemple. On m'excufera fi je rapporte cette hiftoire , qui ne fera ni
longue , ni étrangere au fujet. Cet
homme affuroit que toutes les Maladies étoient produites par de petits
animaux renfermés dans le fang ; que
chaque Maladie différente dépendoit
d'animaux différens ; que ces animaux pernicieux avoient chacun en
particulier pour ennemis d'autres animaux , qui les pourfuivoient & les
détruifoient , comme les chiens de
chaffe détruifent les liévres , ou les
éperviers les pigeons ; qu'il connoiffoit parfaitement & les diverfes efpéces d'animaux qui produifoient chaque efpéce de Maladie , & ceux qui
leur étoient le plus contraires , & qui
pouvoient fervir à la guérifon des
malades ; qu'il favoit les remédes où
fe trouvoient le plus abondamment
ces animaux fecourables ; & qu'ainfi
il poffédoit l'art de guérir radicalement toutes les Maladies , par une
méthode très - fûre , très - courte &
très-efficace.

Pour autorifer ces paradoxes , il fe
fervoit d'un microfcope , avec lequel

il se vantoit de démontrer à l'œil tout ce qu'il avançoit. Ce microscope, qui étoit assez grand, n'étoit pas fait comme les microscopes ordinaires, d'un seul tube, mais de cinq, qui étoient joints obliquement, & qui formoient, par leur inclination alternative, une espéce de zig-zag. Il prétendoit que cela servoit à grossir l'image des objets, en ce qu'au lieu d'une simple réfraction des rayons à travers les verres, telle qu'elle se fait dans les microscopes ordinaires, il se faisoit, dans le sien, des réflexions répétées des mêmes rayons sur des miroirs cachés au dedans de chaque angle ; & qu'ainsi la construction de son microscope ressembloit à celle des télescopes du célebre M. NEWTON, qui, quoique beaucoup plus courts que les télescopes ordinaires, ne laissent pas d'être plus utiles pour observer les Astres ; parce que la réflexion qu'on y fait souffrir aux rayons, augmente beaucoup l'effet de la réfraction des autres télescopes.

A l'extrémité du tube le plus éloigné de l'œil, l'Auteur du microscope plaçoit des verres planes, ou légérement concaves, qui contenoient quelques gouttes de la férofité du fang qu'on venoit de tirer à un malade. Enfuite, après avoir ajufté avec art, les branches du microfcope, pour mettre les verres à leur foyer, il faifoit voir très-diftinctement une grande quantité de petits animaux, qui nageoient avec beaucoup de viteffe dans une liqueur limpide, & qui dans une autre maladie, auroient paru (difoit-il) fous une autre forme. Après que les affiftans avoient bien vu à leur aife, le Charlatan ôtoit du microfcope ces mêmes verres, fur lefquels il faifoit couler quelques gouttes d'une autre liqueur, remplie à ce qu'il difoit, d'autres petits animaux qui devoient donner la chaffe aux premiers & les détruire ; &, après avoir ajufté de nouveau fa machine, la fcène fe trouvoit changée tout d'un coup, & il ne paroiffoit plus rien, comme fi les petits animaux qui s'étoient montrés d'abord, euffent été dans un inftant exterminés & anéantis par les derniers.

Beaucoup de gens furent les dupes de ces preftiges ; & je n'en fuis pas furpris : mais enfin, après un examen attentif & curieux, il parut évi-

B vj

demment que les quatre tubes infé-
rieurs du microfcope, ne fervoient
de rien pour la vifion, & qu'ils n'a-
voient point d'autre ufage que de favorifer la tromperie ; que par conféquent les verres qui fe plaçoient, avec
tant de cérémonie, à l'extrêmité du
dernier tube, & qui étoient chargés
d'un peu de férofité du fang, ou de
quelqu'autre liqueur, n'étoient là que
pour faire illufion ; puifqu'on ne pouvoit appercevoir ni ces liqueurs ni les
petits animaux qu'elles auroient pu
contenir ; que la vifion ne fe faifoit
que dans le tube fupérieur, qui for-
moit feul le microfcope ; qu'à l'extrémité de ce tube, étoient cachés adroi-
tement des verres chargés de quelque
liqueur remplie de petits animaux
(on connoît plufieurs liqueurs de cette
efpéce) ; qu'en même tems que ce
fourbe fembloit ajufter les autres tubes, pour fervir à la vifion, il mettoit finement au foyer du tube fupérieur les verres qui ne paroiffoient
pas, ou bien il les en retiroit, à fon
gré ; & que par ce moyen il faifoit
paroître ou difparoître, à fa fantaifie,
les petits animaux contenus dans les
liqueurs.

Voilà les artifices que cet adroit & rufé Charlatan eut l'impudence d'étaler, dans un fiécle auffi éclairé & auffi inftruit dans la Phyfique qu'eft le nôtre, & dans une ville comme Paris, remplie de tant d'habiles gens. Je ne fais ce qu'il efpéroit de fes fourberies; mais je fais qu'il eut la prudence d'éviter, par la fuite, le châtiment qu'il méritoit; car, dès qu'il s'apperçut que fes rufes étoient découvertes, il plia auffi-tôt bagage, & difparut. Ainfi, l'on reconnut les fables dont quelques – uns s'étoient déja laiffé infatuer, & la Médecine heureufement vengée fut rétablie dans fes anciennes loix (*).

____

(*) Qui la vengera de ceux qui la défigurent par de fauffes théories, fruits de l'imagination ? L'expérience & l'obfervation prouvent-ils que le Virus Vénérien eft faffo-acide & de nature fixe ; qu'il eft inflammatoire & coagulant ? Pourquoi ne pas avouer que fes premieres impreffions nous font abfolument inconnues, qu'on ne peut déterminer les premiers ravages de ce venin quand il eft reçu dans les vaiffeaux du corps ? La dureté & le gonflement des parties ne fuppofent pas un principe coagulant. En même temps qu'il engorge & durcit les glandes des aînes, il ulcere, ronge & putréfie d'autres parties. Trouva-t-on jamais une trace d'acide dans

CHAPITRE III.

Quelles font les voies par où s'introduit le Virus Vénérien ? Et par quelle régle on doit juger de la quantité qui s'en eft introduite ?

Le Virus Vénérien pénétre dans le corps en trois manieres.

L'EXPÉRIENCE, que l'on doit confulter feule dans la Médecine, nous a appris plufieurs vérités importantes fur l'introduction du Virus, que je vais expofer par ordre.

I. Le Virus Vénérien, communiqué par la Contagion, eft reçu dans les perfonnes faines, en trois différentes manieres.

---

la pourriture ? M. ASTRUC dit auffi que le Virus eft corrofif ; mais il y a des perfonnes qui ont les fymptômes les plus affligeans, fans ulcération ni corrofion en aucune partie. Laiffons-là les vaines fpéculations, & attachons-nous à ce que l'obfervation & l'expérience nous découvrent fur les effets de ce virus, & fur les moyens les plus efficaces d'y remédier. Cette remarque eft faite pour les jeunes Chirurgiens, à qui ce livre eft deftiné, afin de fixer leur attention fur les chofes, & de leur faire fentir que la fuperfluité des explications n'inftruit pas.

1°. En forme de *moiteur*, lorfque ,   1. Par la moiteur.
aidé feulement du mouvement de flui-
dité, de chaleur & de frottement,
il pénétre infenfiblement les pores
qu'il rencontre à la fuperficie de la
partie où il s'attache : ce qui lui eft
commun avec tous les autres fluides.
C'eft ainfi que les chancres furvien-
nent aux parties naturelles des deux
fexes, fi le mal eft pris par le commerce vénérien : à la bouche, à la
langue, aux gencives, au palais, au
gofier, fi le mal eft pris en tettant ,
ou en faifant des baifers : au bout
des mammelles, s'il eft pris en allaitant : à l'habitude de la peau , fi le
Mal eft pris en couchant avec une
perfonne gâtée : enfin, aux mains &
aux doigts, s'il eft pris en accouchant
une femme , ou en touchant des ulcères vénériens.

2°. En forme de *vapeur*, lorfque   2. Par la vapeur.
les parties du Virus , atténuées par la
chaleur , s'exhalent comme une vapeur , & pénétrent dans les parties
voifines. C'eft ainfi que dans la Gonorrhée des hommes, l'urèthre , les
proftates , les véficules féminaires ;
que dans celle des femmes, les proftates , l'urèthre, les glandes de cow-

per ; que dans un enfant qui tette une nourrice gâtée, la trachée-artère, les bronches, & les véficules du poumon font enflammées, rongées & ulcérées par la vapeur feule du Virus.

3. Par les vaiffeaux lymphatiques.

3°. Par l'introduction dans les *vaiffeaux lymphatiques*, lorfque les gouttes du Virus s'étant infinuées, à travers les pores des parties, dans les vaiffeaux lymphatiques dont la peau eft arrofée, font tranfportées par le cours de la lymphe dans les glandes conglobées les plus voifines, qui la reçoivent, où elles commencent d'agir. C'eft ainfi que le commerce vénérien avec une perfonne gâtée, qui a des chancres aux parties naturelles, ou qu'une Gonorrhée qui ne coule pas librement, donne lieu ordinairement à des tumeurs aux glandes inguinales. C'eft ainfi qu'aux aphthes véroliques des gencives, de la langue, du palais, ou du gofier, dans les enfans qui tettent, ou dans ceux qui ont pris le Mal par des baifers, il furvient des tumeurs aux glandes maxillaires & aux parotides. C'eft ainfi qu'aux rhagades, aux gerfures & aux ulcères véroliques des mammelons des Nourrices, il survient des tumeurs aux glandes axillaires; attendu que, par les loix de la circulation de la lymphe, une partie du Virus est portée, des parties naturelles aux glandes inguinales; du dedans de la bouche, aux glandes parotides, ou aux maxillaires; & des mammellons aux glandes axillaires.

II. Par conséquent les parties du corps qui ont d'abord reçu le Virus Vérolique, sont aussi les premieres à en ressentir l'impression; comme les parties naturelles dans les deux sexes, si le Mal est venu par l'Acte Vénérien; la langue, les gencives, le dedans des joues, le palais, le gosier dans les enfans, si le Mal a été pris en tettant, ou bien, dans les Amans, s'il a été pris en se baisant; les mammelons dans les Nourrices, si elles ont été infectées en donnant à tetter; l'habitude du corps, si on a contracté le Mal en couchant avec une personne gâtée; enfin, les extrémités des doigts, si on l'a pris en accouchant une femme gâtée, ou en maniant des ulcères véroliques. Par-là il est facile de découvrir l'artifice des femmes, qui voulant cacher leur déréglement, allèguent quelquefois des caufes fauffes & abfurdes de leurs Maladies ; puifqu'il eft clair & certain, par l'expérience, que le Virus a été reçu par la partie qui eft la premiere affectée, & qu'il n'eft jamais reçu que la partie qui le reçoit, ne foit auffi affectée la premiere (*).

Explication de quelques obfervations contraires.

Envain oppoferoit-on que la Vérole fe gagne quelquefois par l'Acte Vénérien, fans qu'il ait paru aucune altération aux parties naturelles : c'eft un fait qui n'eft appuyé d'aucune expérience certaine. Je me fouviens bien d'avoir lu dans BERNARDIN TOMITANO (*b*), & dans une ou deux Obfervations d'un autre Au-

(*) L'expérience n'eft pas toujours favorable à ce principe, & il pourroit induire en erreur dans les rapports en Juftice ; pour décider fi l'enfant a donné ou reçu la Vérole. Ceux qui naiffent avec la Maladie Vénérienne, ont des puftules aux parties génitales, au fondement, fur les feffes, &c. Un enfant pourroit avoir été infecté par fa Nourrice, & n'avoir pas d'ulcères à la bouche : on ne doit prononcer affirmativement qu'avec la plus grande circonfpection.

(*a*) *De Morbo Gallico*, Lib. II, Cap. 13.

teur (*a*) , que quelques perſonnes ,
ſans avoir été attaquées d'aucune
Maladie Vénérienne , locale ou particuliere , n'avoient pas laiſſé d'avoir
une Vérole réelle & confirmée , qui ,
dans le malade de T o m i t a n o ,
s'étoit manifeſtée par *un abattement
univerſel, & principalement un dérangement d'eſtomac* , & dans les deux
autres , par *des puſtules répandues ſur
la peau.*

Mais ces exemples ne ſont ni en
aſſez grand nombre , ni aſſez conſidérables , pour l'emporter ſur le ſentiment unanime & univerſel.

1°. Peut-être ces malades ſe font-
ils trompés , en aſſurant qu'ils n'a-
voient eu aucune Maladie Vénérienne locale. Tant de cauſes ont pu
contribuer à leur erreur : c'eſt ainſi
qu'il arrive ſouvent que les gens peu
inſtruits , ne prennent pas garde à
des poireaux courts & peu apparens
dans les rides du frein : c'eſt ainſi
qu'ils prennent des ulcères Vénériens benins , pour des gerſures de
la peau : c'eſt ainſi qu'ils attribuent

(*a*) Jean-Louis Petit , *Traité des Maladies des Os,* Tom. *II* , Sect. 3 ; *Chap.* 17.

des Gonorrhées légères , quoique Véroliques , à la boiſſon de bierre , à
l'exercice du cheval , ou à un trop
grand excès avec les femmes. On
trouveroit aſſurément bien des gens
attaqués de la Vérole , ſans qu'aucune maladie locale eût précédée , ſi
l'on vouloit ajouter foi légèrement
aux contes ridicules des perſonnes
peu expérimentées , ou ſuivre leurs
préventions.

2°. Peut - être les Obſervateurs
eux-mêmes ſe ſont-ils trompés , en
jugeant que ces malades avoient la
Vérole. TOMITANO ne fait mention
que d'un ſeul ſigne ; ſavoir, de *l'a-
battement univerſel* & du *dérangement
d'eſtomac*. L'autre Obſervateur n'en
rapporte pareillement qu'un ; ſavoir,
des puſtules répandues ſur la peau.
Mais aucun de ces ſignes ne ſuffit
pour démontrer l'exiſtence de la Vérole. Car quand on ſuppoſeroit que
l'abattement univerſel & le *dérangement d'eſtomac* fuſſent des ſignes de
Vérole, ce ne ſeroient que des ſignes très-équivoques , & par conſéquent très-incertains. Il eſt vrai que
les *puſtules de la peau* ſont une marque plus ſûre de Vérole , pourvu

qu'elles foient *Vénériennes* ; mais toutes les puftules ne le font pas ; &
lorfqu'il s'agit de diftinguer celles
qui le font, les plus habiles s'y trompent affez fouvent. Il me femble que
pour décider une queftion fi difficile
& fi nouvelle, & fur-tout pour la
décider dans un Livre que l'on vouloit rendre public, il falloit des faits
plus certains & en plus grand nombre.

3°. Cependant, quand même on
feroit d'humeur de regarder ces Obfervations comme vraies, que s'enfuivroit-il de-là ? Qu'on peut avoir
quelquefois la Vérole, fans qu'il ait
précédé de maladie locale ? A la
bonne heure. Mais il faut avouer en
même tems que le cas eft fi rare,
fuppofé qu'il foit véritable, qu'entre
mille malades, que dis-je ? qu'entre
dix mille, on en trouvera à peine
un feul exemple. Une ou deux Obfervations douteufes, incertaines,
trompeufes, ou, pour le moins,
très-rares, feront-elles donc une régle ? Nullement ; il faut s'en tenir
à celles qui font certaines & indubitables. C'eft pourquoi, quand il
aura paru des Maladies Vénériennes
locales, on pourra prononcer, d'après

des signes assez légers, sur la réalité de la Vérole. Mais s'il n'a point paru de Maladies de cette espéce, il vaut mieux prendre le parti de la négative ; ou, ce qui revient au même dans le fond, il faut attendre, pour décider affirmativement, qu'il arrive d'autres signes en grand nombre, plus certains, & qui mettent la question dans une entiere évidence (*).

Je consens donc, sans peine, qu'on travaille à mieux éclaircir la vérité de ce fait. Il ne nuit jamais de chercher de nouveaux éclaircissemens sur les questions qui paroissent être les plus claires ; & souvent ces recherches ont servi à découvrir de nouvelles vérités. Mais, en attendant, j'exhorte les Médecins qui ont à cœur la verité & l'intérêt des malades, de ne pas avancer, sans des preuves bien avérérées, de pareilles Observations, qui d'un côté sont manifestement contraires à la connois-

---

(*) La question est délicate ; mais on pourroit attendre en vain ces signes en grand nombre & entiérement évidens ; n'y auroit-il pas de la cruauté à négliger des secours utiles & nécessaires, faute de l'évidence que M. Astruc exige si rigoureusement ?

sance que l'on a de la fixité du Virus vénérien, qui est telle, qu'elle le rend incapable de s'insinuer dans le corps sans faire impression sur la partie qui le reçoit ; & qui de l'autre, sont évidemment opposées à la nature des autres venins, même plus volatils, qui, quoiqu'en état par-là dè pénétrer bien plus avant, ne laissent pas d'exercer leur premiere & leur principale action sur les parties qui les reçoivent. C'est ainsi que le pus de la petite Vérole excite des pustules seulement, ou du moins principalement, dans la partie sur laquelle on l'applique. C'est ainsi que la salive des chiens enragés, en produisant l'hydrophobie, cause une très-grande inflammation avec douleur dans la partie mordue (*). C'est ainsi que l'humeur qui donne la galle ou les dartres, attaque sur-tout la partie où elle s'attache. C'est ainsi que le venin de la Tarantule, en altérant le sang, cause une douleur particuliere dans l'endroit qui a été piqué.

III. Le Virus Vénérien, si on le *Le Virus s'avance ensuite peu-à-peu & infecte le sang.*

____

(*) On a cent fois observé le contraire.

laiſſe agir , après avoir infecté les
parties par où il s'eſt introduit, pénétre inſenſiblement dans le ſang : ce
qui arrive, à mon avis, en deux manieres, où par la circulation du ſang,
qui arroſant les parties affectées, en-
traîne, en paſſant, quelque choſe du
Virus ; ou par la circulation de la
lymphe , qui revenant de ces mêmes
parties, porte avec elle dans le ſang,
où elle ſe rend par des vaiſſeaux particuliers, pluſieurs gouttes de ce Virus. Mais de quelque maniere que le
Virus pénétre dans le ſang , il s'y
multiplie inſenſiblement, s'y accroît,
s'y fortifie, juſqu'au point de détruire
ou de déranger la plûpart des fonctions, comme on verra dans le Chapitre ſuivant.

De quelque
façon que pé-
nétre le Vi-
rus, il entre
toujours par
les pores de
la peau.

IV. De quelque maniere que le Virus s'introduiſe ,. en forme de moiteur , en forme de vapeur, ou enlevé
par la circulation de la lymphe, c'eſt
toujours à la faveur de la petiteſſe des
gouttes qu'il forme , du mouvement
de fluidité qu'il a, de la chaleur qui
le raréfie, qu'il s'introduit. Ces cauſes réunies contribuent à le faire entrer dans les pores dont la peau eſt
toute percée , & qui ſont toujours
ouverts

ouverts pour le recevoir. Car si d'un côté, ces pores sont comme autant de conduits sécrétoires, ou d'émissaires, par où la transpiration s'échappe, comme les expériences de Sanctorius le prouvent, ils doivent aussi de l'autre, être regardés comme autant d'entonnoirs propres à porter du dehors au dedans ce qui est appliqué sur la peau ; comme il est aisé de l'inférer de l'usage des bains, des douches, des frictions mercurielles, des cataplasmes, des emplâtres, &c.

On peut inférer de-là, 1°. que la personne gâtée, & la personne saine, c'est-à-dire, celle qui communique le Virus Vénérien, & celle qui le reçoit, contribuent l'une & l'autre à son introduction. Ainsi, pour juger de la quantité qui s'en est introduite, il faut avoir égard à toutes les circonstances, qui peuvent faciliter cette introduction, tant de la part de la personne gâtée, que de celle de la personne saine.

La quantité du Virus doit être estimée.

2°. Que les circonstances du côté de la personne gâtée, doivent se prendre de deux chefs. *Premiérement,* de l'abondance du Virus, qui, à

Par rapport à la personne qui le donne.

chofes égales , doit s'introduire plus abondamment, à mefure qu'il eft plus abondant. S'il arrive donc qu'une Gonorrhée fort virulente flue actuellement, que les parties naturelles foient rongées par des ulcères Véroliques , ou que , fans Gonorrhée & fans ulcères , la femence ou les humeurs féminales foient infectées de beaucoup de Virus , le Mal fe communiquera d'autant plus aifément , fur-tout fi la malpropreté eft affez grande pour laiffer croupir dans les parties les humeurs dont elles font infectées. *Secondement* , de la qualité du Virus , qui doit s'infinuer plus facilement & plus promptement , à chofes égales , à mefure que fes parties feront plus tenues. S'il arrive donc que le Virus foit fubtil , pénétrant , fort chaud, par la conftitution naturelle du fang, ou par des exercices trop violens , ou par une lubricité outrée , il entrera alors avec plus de facilité & de viteffe , par les pores qu'il rencontrera , & en deviendra d'autant plus contagieux.

Par rapport à la perfonne qui le reçoit. 3°. Les circonftances du côté de la perfonne faine , doivent fe prendre pareillement de deux chefs. *Premié-*

rement, de la tissure de la partie qui reçoit le Virus ; car si elle est rare, mollasse, fort spongieuse, dégarnie d'épiderme, rongée ou ulcérée, elle s'imbi-
bera à choses égales, d'une plus grande
quantité de Virus. Et voilà d'où vient
que le Mal se prend très-prompte-
ment, si le gland, dans les hommes,
est d'un tissu naturellement fort rare ;
s'il est mollasse, ou rongé à la surface ; si dans les femmes, l'intérieur
du vagin, ou de la vulve, est fort
lâche, fort rare, fort spongieux, ou
ulcéré ; si dans les deux sexes, l'urèthre,
les prostates, les vésicules séminaires
sont ulcérées, fongueuses, ou fistu-
leuses, &c. à la suite d'une Gonorrhée mal traitée. *Secondement*, de la
durée du tems que la partie est ex-
posée au Virus ; car plus ce tems est
long, plus aussi entre-t-il de Virus,
à choses égales. Et voilà d'où vient
que ceux qui sont le plus sujets à gagner le Mal, sont les gens froids ou
lents dans l'action, ou qui n'ont pas
soin de se laver & de s'essuyer ; principalement si le prépuce, qui couvre le
gland dans les hommes, est fort long,
ou si les nymphes, qui forment l'entrée du vagin dans les femmes, sont

fort larges : ce qui doit y retenir plufieurs gouttes de Virus, qui y crou-
piffent.

Par rapport à toutes deux. 4°. Il fuit de là, 1°. que les chofes étant fuppofées égales du côté de la perfonne gâtée, les dangers de prendre du mal doivent être en raifon directe des circonftances qui fe trouvent du côté de la perfonne faine ; 2°. que les chofes étant égales du côté de la perfonne faine, les dangers doivent être en raifon directe des circonftances qui fe trouvent du côté de la perfonne gâtée ; 3°. enfin, que les chofes étant inégales de part & d'autre, les dangers doivent être en raifon compofée des raifons directes, foit des circonftances qui fe trouvent du côté de la perfonne faine, foit de celles qui fe trouvent du côté de la perfonne gâtée.

Variétés dans la maniere dont le Mal fe communique. 5°. Par-là on explique aifément pourquoi les uns contractent le Mal à la moindre occafion ; les autres plus difficilement, quoiqu'ils s'expofent très-fouvent au danger ; d'autres enfin très-difficilement, & prefque jamais. Pourquoi des gens qui ont eu long-tems commerce avec des perfonnes extrêmement gâtées, fans qu'il leur foit rien arrivé, prennent du Mal

dès qu'ils ont affaire avec d'autres personnes moins gâtées ? Pourquoi d'autres qui ont eu un long commerce
avec des personnes gâtées, sans s'en
ressentir, prennent ensuite quelquefois du Mal avec ces mêmes personnes, quoique leur Maladie ne soit point
augmentée ? On peut, par les mêmes
principes, résoudre plusieurs autres
problémes semblables, sur-tout si l'on
fait attention à ce qu'on établira dans
le Chapitre suivant, tant sur la multiplication du Virus Vérolique, que
sur la maniere dont se fait cette multiplication.

CHAPITRE IV.

*Quelle est la cause de la multiplication
du Virus Vénérien ? Et quelle est
la maniere dont cette multiplication
se fait ?*

I. LE Virus Vénérien qui entre par
une petite étendue de la peau, par des
pores imperceptibles, en peu de tems,
& par conséquent en fort petite quantité, exerce d'abord son action sur
les parties les plus proches, & y pro-

Le Virus Vénérien se multiplie dans la personne qui l'a reçu, lorsque la Vérole devient confirmée.

duit des Maladies locales : enfuite ; à moins qu'on n'y remédie prompte- ment, il paffe bientôt dans le Sang, l'infecte en peu de tems, & caufe tant dans la fubftance des parties, que dans l'exercice des fonctions, les différens dérangemens qu'on obferve quand la Vérole eft confirmée. Il s'enfuit donc de-là que le Virus Vérolique fe mul- tiplie peu-à-peu dans les perfounes qui en font infectées, à mefure qu'il prend de nouvelles forces.

Il fe multi- plie davan- tage, étant tranfmis d'u- ne perfonne à plufieurs.

II. Le Virus Vérolique qui infecte la maffe du fang dans la Vérole con- firmée, fe communique d'une feule perfonne gâtée à plufieurs ; par exem- ple, à dix, à cinquante, à cent, qui font toutes, en peu de temps, atta- quées d'une Vérole pareille, & égale- ment confirmée, à moins qu'on n'en arrête le progrès. Il s'enfuit donc de- là, que le Virus Vérolique fe multi- plie en fe tranfplantant, lorfqu'il fe communique d'une perfonne à plu- fieurs.

Il fe multi- plie extrême- ment, étant tranfmis à une infinité d'autres.

III. Le Virus Vérolique s'étend en fe tranfmettant, puifque chacune de ces dix ou de ces cinquante perfon- nes qui ont pris le Mal, peut le don- ner à dix ou à cinquante autres, qui, chacune à leur tour, peuvent en faire part à autant d'autres. C'est de cette manieré qu'un petit nombre d'Espagnols, à leur retour de l'Isle d'*Haiti*, ou Espagnole, qu'on nomme aujourd'hui Saint - Domingue, répandirent autrefois la Vérole dans toute l'Europe, & dans la plus grande partie de l'Asie & de l'Afrique. Il s'ensuit donc de-là, que le Virus Vérolique se multiplie par degrés, & acquiert de nouvelles forces à mesure qu'il se répand.

Tout ce qu'on vient de dire de la multiplication du Virus, ou levain Vérolique, a lieu de même pour les autres venins ou levains. Ainsi un chien enragé donne la rage, par le moyen d'un peu de *salive*, à plusieurs chiens, qui peuvent chacun la donner à autant d'autres. Ainsi un galleux, par un peu de *sanie* qui coule de sa peau, communique la galle à plusieurs personnes, qui peuvent chacune la communiquer à autant d'autres. Ainsi un pestiféré donne, par son *haleine*, ou par sa *transpiration*, la peste à plusieurs personnes, dont chacune peut la donner par la même voie à autant d'autres. Ainsi, un peu de *pus* d'une personne qui a la pe-

Exemples d'une semblable multiplication dans les autres Virus.

tite Vérole, peut en infecter plufieurs autres, dont chacune eft en état de communiquer la même infection à tout autant de perfonnes.

Et même dans tous les levains. Le même genre de multiplication fe remarque jufques dans les chofes inanimées. C'eft ainfi qu'une livre de *levain* ordinaire fait lever plufieurs livres de pâte, & que chaque livre de cette pâte en fait lever plufieurs autres. C'eft ainfi qu'une certaine mefure de *levûre de bierre* fait fermenter plufieurs mefures de décoction d'orge, & les change en bierre, & que chacune de ces mefures de bierre fermentée, produit le même changement dans autant d'autres mefures d'une nouvelle décoction. C'eft ainfi qu'une *pomme pourrie* en corrompt plufieurs autres placées auprès, qui chacune, en pourriffant, communiquent à d'autres la même corruption, jufqu'à ce que tout le monceau foit gâté.

Conditions néceffaires pour cette multiplication. Or, en faifant attention à cette efpéce de multiplication, on trouve, 1°. qu'elle n'arrive qu'entre des corps capables de fermenter enfemble, tels que font ceux dont on a parlé, c'eft-à-dire, entre des corps dont les par-

ties agitées par un mouvement inteftin, fe brifent & s'altèrent mutuel-
lement ; 2°. qu'elle n'arrive pas même
entre tous corps capables de fermentation, à moins qu'il n'y ait entr'eux
une certaine convenance qui les rende
propres à agir l'un fur l'autre. Ainfi
le levain ordinaire, qui fait lever la
farine de froment, n'agiroit pas fur
celle de millet. Ainfi la levûre de
bierre qui agit fur la décoction d'orge,
n'auroit aucun effet fur la décoction
de lentilles ou de mays. Ainfi, dans
la queftion préfente, l'humeur Vérolique provenant du fang d'une perfonne gâtée, infecte, dans une perfonne faine, le fang & les humeurs,
parce que la nature en eft la même.

De-là fuivent plufieurs conféquen-
ces. 1°. Que par la force & l'action
du levain, les plus petites particules
du fluide fur lequel il agit, font tellement brifées, atténuées, confor-
mées ; que, par rapport à leur volume, leur figure, leur liaifon, elles
deviennent entiérement femblables à
celles du levain même.

Conféquen-
ces à tirer de
là.

2°. Que les particules du fluide
qui doit fubir ce changement, y font
d'autant plus propres, qu'elles ont

C v

naturellement plus de rapport avec la forme qu'avoient eue auparavant les particules du levain, & qu'elles ont plus de facilité à acquérir celle que les parties du levain ont alors.

3°. Que ces changemens invifibles qui altérent ainfi les parties du fluide qui doit changer de nature, fe font par un mouvement inteftin, autrement mouvement de fermentation, comme il eft évident dans le pain & dans la bierre, & comme il eft probable pour les autres fluides.

4°. Que par conféquent le changement que le Virus Vérolique produit dans le fang & dans les humeurs, vient de ce mouvement inteftin ou de la fermentation, qui fubfifte toujours dans le fang qui circule, & qui convertit le chyle, qui eft fourni par les alimens en fang, & le fang en différentes humeurs. Ainfi le Virus Vérolique ayant pénétré dans le fang, s'y étend, s'y multiplie par le même méchanifme qui change le chyle en fang, & le fang dans les autres humeurs.

Difficulté d'affigner la caufe méchanique de cet Je laiffe à ces Phyficiens oififs, qui aiment à s'occuper de fpéculations difficiles, & à s'amufer à faire des hy-

pothèfes , le foin d'examiner à loifir
quel eft le volume , la figure & la
difpofition primitive des parties infenfibles du corps qui doit être ainfi
changé. Quelle eft leur nouvelle forme
après ce changement ? Par quelle
force , par quel artifice , par quel méchanifme elles font ainfi transfor-
mées ? Je n'ai pas les yeux affez fins
pour découvrir les fcènes qui fe paffent dans cette transformation ; & ,
dans une fi grande diverfité de formes & de méchanifmes poffibles , c'eft
une témérité de vouloir , fur de pures
conjectures , établir des formes certaines & un méchanifme particulier.
C'eft pourquoi je crois devoir omet-
tre une queftion fi obfcure , & dont
la folution ne ferviroit peut-être de
rien pour la Médecine ; puifque l'expérience apprend aux Médecins praticiens , que fans s'embarraffer de la
caufe , lorfqu'elle eft trop cachée , il
fuffit le plus fouvent d'être bien affuré
des effets (*).

te multipli-
cation.

(*) Il paroît qu'il eft plus aifé de pofer ce
principe que de s'y affujettir , & l'Auteur n'a
pas cru fe comprendre au nombre des Phyficiens
oififs qui s'amufent à faire des hypothéfes , &c.

Or, pour revenir préfentement à notre queftion, quels que foient la caufe & le méchanifme de ce changement, il eft clair ;

Elle doit être eftimée rapport à deux chefs.

1°. Que la multiplication du Virus Vérolique dans une perfonne faine, qui vient d'en être infectée, doit être eftimée par rapport à deux chefs. *Premiérement*, par rapport à la force du Virus qui agit fur le fang & les autres humeurs, & qui les corrompt : *Secondement*, par rapport à la difpofition du fang & des autres humeurs qui reçoivent l'action du Virus, & qui en font altérés.

Savoir, la force du Virus.

2°. Que la force du Virus Vérolique doit être eftimée : *Premiérement*, par rapport à la quantité qui en eft reçue ; car plus la quantité en eft confidérable, & plus le Virus eft actif & puiffant, à chofes égales, ainfi qu'on l'a dit dans le Chapitre précédent. *Secondement*, par rapport à fon activité ; car, à chofes égales, il fera d'autant plus efficace, qu'il fera plus tenu, plus âcre, plus fubtil ; foit par fa nature, comme dans les pays chauds ; foit par une conftitution vicieufe du fang, comme dans les perfonnes cachectiques, bilieufes, atrabilaires, dans celles qui ont une fièvre hectique, &c, soit par la longueur du tems qu'il croupit dans les parties gâtées, comme dans celles qui ont une Vérole fort invétérée.

3°. Que la disposition du sang & des autres humeurs, qui les rend plus propres à être infectées, doit s'estimer : *Premiérement*, par leur qualité vicieuse, qui fait qu'elles s'imbibent plus promptement & plus profondément du Virus. Ainsi, les personnes cachectiques ou attaquées d'obstructions, celles qui sont d'un tempérament naturellement bilieux ou atrabilaire, prennent plutôt le Mal que les autres, à choses d'ailleurs égales. *Secondement*, par les diverses circonstances qui favorisent la multiplication du Virus, comme la fièvre, le mauvais régime, les passions violentes, les exercices immodérés, les excès du vin, les veilles immodérées, &c. Ce qui doit exciter l'action du Virus, quand il arrive que ces circonstances sont ordinaires.

Et la disposition du sang.

4°. Qu'ainsi l'on doit juger de la maniere dont se fait la multiplication du Virus, par la différente constitution du sang & des humeurs, où il doit fe multiplier, fi tout eft égal du côté du Virus ; par les forces différentes du Virus, fi tout eft égal du côté du fang & des humeurs ; enfin, par la raifon compofée des raifons des forces du Virus , & de la conftitution du fang & des humeurs, fi tout eft iné-gal des deux côtés.

La maniere de la multi-plication du Mal Véné-rien , varie fuivant les individus.

5°. Enfin, que ce qu'on vient d'é-tablir, fert à faciliter la folution des problêmes propofés dans le Chapitre précédent, & de plufieurs autres qui fe rencontrent fouvent dans la Pra-tique : comme, pourquoi dans quel-ques-uns, des Maladies Vénériennes légeres, & qui fembloient avoir été guéries, produifent fi promptement une Vérole confirmée ; tandis que des Maladies femblables, ou même des Maladies plus grandes & plus né-gligées, n'ont dans quelques autres aucune mauvaife fuite, ou n'en ont que peu, & après un long-tems. Pour-quoi dans quelques-uns la Vérole eft accompagnée des plus cruels fymp-tômes ; tandis que dans les autres elle eft douce & bénigne ? Pourquoi elle fait des progès , tantôt rapides & tantôt lents ? &c.

CHAPITRE V.

Comment le Virus Vérolique peut demeurer quelquefois si long-temps dans le sang, sans se déclarer ?

LES observations ont appris depuis long-tems, 1°. que le Virus Vérolique, lorsqu'on le croit détruit, demeure quelquefois plusieurs années dans le sang, sans causer aucune maladie manifeste, & par conséquent sans se déclarer en aucune façon ; 2°. mais que semblable à une hydre, il renaît de lui-même, & produit en peu de tems les plus terribles symptômes de la Vérole confirmée, dès que l'état naturel du sang se trouve altéré par un vice accidentel, sans qu'il survienne d'ailleurs aucun nouveau Virus.

Le virus vérolique demeure quelquefois long-tems caché, sans se déclarer, & se manifeste ensuite tout d'un coup.

Il est véritablement surprenant d'un côté, qu'un Virus aussi pernicieux puisse être si long-temps intimement confondu avec le sang, sans se faire sentir, & de l'autre, qu'une si petite quantité de Virus se conserve avec toute sa force dans un liquide conti-

Cela est commun aux autres Virus.

nuellement renouvellé. Cependant ces deux propriétés ne font pas particulieres au Virus Vérolique. Le Virus de l'hydrophobie, qui est plus âcre & plus puissant, demeure caché dans le corps, non-seulement plusieurs jours après la morsure, mais même quelquefois plusieurs années, avant que d'agir & de produire l'horreur de l'eau & les autres symptômes de l'hydrophobie. Le Virus de la petite Vérole, que nous apportons en naissant, s'il en faut croire l'opinion commune, subsiste aussi très-long-temps sans se développer, jusqu'à ce qu'à la faveur de quelqu'occasion particuliere, il produise des effets souvent très-funestes.

Maniere dont les Médecins expliquent cette difficulté.

Les Médecins, pour résoudre cette difficulté, croyent communément que le Virus Vérolique & les autres de cette espéce, pendant qu'ils ne se font point sentir, demeurent renfermés comme dans des loges qui se trouvent parmi les parties sulphureuses du sang, ou bien qu'ils font cachés dans les recoins de certaines glandes, où ils font à couvert, & d'où ils fortent dans l'occasion, comme d'une espéce d'embuscade, pour gâter le sang & les autres humeurs, & même les parties solides.

Mais ce ne font là que des fuppo-
fitions deftituées même de vraifem-
blance. Ne diroit-on pas qu'on peut
fuppofer dans le fang, qui eft fluide,
qui circule continuellement, & dont
les parties font agitées en tout fens,
des loges impénétrables, inacceffi-
bles, où, comme dans autant de
boîtes, les particules du Virus Vérolique foient étroitement renfermées,
de peur qu'elles ne s'évaporent, ou
ne fouffrent quelque altération par le
mélange des autres parties ? Ou ne diroit-on pas qu'on peut fuppofer dans
le corps quelques recoins ou quelques
glandes, dans lefquelles la circulation du fang ou des humeurs pût
ceffer un feul moment dans l'état naturel ? D'où l'humeur qui eft contenue, ne fe rendît pas fans intermif-
fion dans le fang, fi c'eft une humeur lymphatique ? Ne fût pas portée aux endroits qui lui font deftinés,
fi c'eft une humeur récrémentitielle ?
Ne fût pas rejettée au dehors, fi c'eft
une humeur excrémentitielle ? Enfin,
ou le Virus Vérolique ne fauroit demeurer plufieurs années tranquille-
ment, fans rien perdre de fa forme
ni de fa qualité ?

Mais pourquoi s'occuper d'un fyf-
tême fait à plaifir, lorfqu'on peut décider la queftion par les principes les
plus certains de l'économie animale ?
Le chyle, qui fe forme des alimens,
eft converti en fang, dans les vaiffeaux, par la fermentation (*). Le fang,
qui eft formé de ce chyle, eft changé, dans les mêmes vaiffeaux, par
une femblable fermentation, en d'autres humeurs fécondaires ; tandis que
le fang eft pur, il produit d'un bon
chyle un fang pur, & d'un fang
pur, des humeurs qui font pures de
même. Mais fi le fang vient une fois
à être infecté du Virus Vérolique, &
qu'on n'y mette pas ordre promptement, il communiquera la même infection, tant au fang qui fe forme du chyle, qu'à toutes les humeurs qui fe forment du fang : &, par ce moyen, le Virus, qui n'a été introduit qu'en petite
quantité, fe renouvelle & fe perpétue.

Or, cette infection communiquée
au fang par le Virus, peut avoir trois
degrés différens, fuivant la différente
quantité du Virus, ou fuivant la na-

(*) Cette fermentation eft regardée comme
chimérique.

ture, la qualité & le caractere du fang qui en reçoit l'action. 1°. Elle peut augmenter & fe fortifier infenfible- ment chaque jour, à mefure que le Virus fe multiplie. 2°. Elle peut di- minuer & s'affoiblir, à mefure qu'il fe diffipe. 3°. Elle peut tenir un mi- lieu, & demeurer conftante dans le même état, le Virus fe renouvel- lant, à la vérité, mais fans augmen- tation, ni diminution.

I. Si l'infection augmente & fe fortifie, & qu'ainfi le Virus faffe de rapides progrès, & fe multiplie de plus en plus chaque jour, toute la maffe du fang & des humeurs fera bientôt corrompue, & il y aura alors une Vérole confirmée. Ce qui vient de trois caufes, comme il paroît par le Chapitre précédent : 1°. De ce que le Virus eft en grande quantité, & qu'il eft âcre & très-virulent : 2°. De ce que le fang fur lequel le Virus agit, eft mal conftitué naturellement, ou par accident : 3°. De ce que ces deux premieres caufes fe rencontrent à la fois, ce qui eft le pire.

II. Au contraire, fi l'infection fe ralentit chaque jour, & que par con- féquent le Virus s'affoibliffe & dimi-

Quelquefois le Virus aug- mente.

Quelquefois il diminue.

nue, il pourra enfin se dissiper entiérement, quoique peu-à-peu, &
d'une façon insensible, comme il arrive dans les personnes qui ayant eu
des poulains, des chancres, ou des
Gonorrhées considérables, en guériffent sans remédes, ou avec des remédes insuffisans, & se portent bien
le reste de leur vie. Dans ces gens-
là le Virus Vérolique, après avoir demeuré quelque-tems, & même long-
tems caché, se trouve détruit peu-
à-peu par la bonne constitution du
sang, & par le bon usage des alimens. Mais on ne doit se flatter d'un
si heureux succès que dans trois cas,
comme on peut conclure de l'article
précédent, par la régle des contraires. 1°. Quand le Virús est benin,
& en petite quantité : 2°. Quand le
sang est bon, bien constitué, & parfaitement bien travaillé : 3°. Quand
ces deux circonstances se rencontrent
à la fois ; ce qui est plus sûr.

III. Si l'infection tient un juste milieu, en telle sorte que le Virus se
renouvelle sans cesse, mais toujours
dans le même degré, alors le Virus
se perpétuera ; mais il sera de telle
maniere arrêté & bridé, qu'il n'aura

point d'effet, ou, ce qui eſt la même choſe, il demeurera caché dans le ſang, ſans ſe faire ſentir, ainſi qu'on l'obſerve ſouvent dans la pratique.

Mais, pour que cela ait lieu, il faut que d'un côté le Virus, qui eſt reçu de nouveau dans le corps, ou qui y croupit depuis long-tems, & qu'en même tems de l'autre, le ſang garde une telle meſure, le premier dans ſa quantité & dans ſa force, le ſecond dans ſa qualité & dans ſa conſtitution, que le Virus puiſſe bien par-là ſe reproduire, mais qu'il ne puiſſe ſe reproduire que de la même façon, ſans augmenter, ni diminuer. Si cela manque, & ſi la qualité du ſang vient à être altérée par la fièvre, ou par quelqu'autre Maladie, par un mauvais régime, par des veilles immodérées, par des excès de vin, &c; alors, à proportion que le ſang s'éloignera de ſon état naturel, à proportion auſſi le Virus, qui étoit auparavant caché, ſe fortifiera, ſe multipliera, & acquerra toute ſa férocité naturelle, d'où, comme d'une autre boîte de Pandore, l'on verra ſortir tout-à-coup une infinité de ſymptômes cruels, qui manifeſteront la Vérole.

On peut confirmer ce qu'on vient de dire, par un exemple bien connu. Les arbres fauvages portent naturellement des fruits âpres & de mauvais goût ; mais ces fruits peuvent devenir meilleurs & plus doux par la culture. Ce n'eſt pas qu'ils perdent, pour cela, leur qualité naturelle ; mais c'eſt parce que le fuc plus doux que fournit la terre quand elle eſt cultivée, tempère le fuc naturel de ces arbres, & donne aux fruits une faveur plus agréable : & ce qui le prouve, c'eſt que ces mêmes fruits reprennent bientôt leur premiere âpreté, ſi l'on néglige de cultiver le terroir. Pourquoi donc une quantité médiocre de Virus Vérolique, qui feroit naturellement peu âcre, ne pourroit-elle pas, de la même façon, demeurer cachée & tranquille dans le corps, tandis qu'un fang pur en empêchera la reproduction trop abondante ; & reprendre fa férocité & fa virulence naturelle, dès qu'un fang moins pur donnera lieu au Virus, qui ne paroiſſoit pas, de fe développer ?

Il ne reſte qu'une queſtion à réfoudre ; favoir, ſi un homme qui a eu lui-même un Virus caché, & qui a commerce avec une femme faine, peut lui donner du Mal ? Ou, fi une femme peut, dans le même cas, en donner à un homme ? Les Médecins difputent vivement fur ce point de part & d'autre, les uns pour l'affirmative, les autres pour la négative; mais comme l'expérience s'accorde quelquefois avec l'une & avec l'autre opinion, il eft aifé d'en conclure qu'elles font toutes deux également vraies, & qu'ainfi le même homme qui a du Virus caché, peut infecter ou ne pas infecter une femme avec laquelle il a commerce, fuivant l'état différent de cette femme; & qu'une femme peut auffi, dans les mêmes circonftances, infecter ou ne pas infecter un homme.

On a déja prouvé, dans le Chapitre précédent, que l'infection ne dépend pas d'une feule perfonne, mais de deux; & il s'enfuit de-là qu'on ne doit pas confidérer l'infection dans une perfonne feule, mais dans deux, & que c'eft par rapport à deux perfonnes qu'on doit juger de la maniere dont elle fe répand. Ainfi, quoiqu'on fuppofe certain & conftant l'état de la perſonne qui donne le Mal, l'effet doit néceſſairement varier en pluſieurs façons, ſuivant l'état de celle qui le reçoit. Un homme donc ayant un Virus caché, peut donner un Mal évident à une femme ſaine, ſi cette femme, ſoit naturellement, ſoit par maladie, ſoit par ſa maniere de vivre, ſe trouve d'un tel tempérament, d'une telle conſtitution, & dans une telle diſpoſition, que le Virus, qui eſt ſans force dans le ſang de l'homme gâté, ſoit en état de corrompre le ſang de cette femme : mais il ne pourra lui communiquer aucun Mal, ſi cette femme eſt vigoureuſe, d'une bonne ſanté, & d'un excellent tempérament, & qu'ainſi elle élude la force du Virus, qui dans elle, comme dans l'homme, ſe trouvera ſans effet.

C'eſt de ce principe qu'il faut encore déduire, 1°. pourquoi une femme qui n'a point pris de Mal, quoiqu'elle ait eu long-tems commerce avec un homme qui contient en ſoi un Virus caché, eſt quelquefois enſuite infectée tout-à-coup par le même homme ? Car cela ſuppoſe qu'il s'eſt

fait

fait d'un côté ou d'autre un changement, qui occasionne une plus grande
efficacité dans le Virus de l'homme,
ou qui rend le fang de la femme plus
propre à en être infecté.

2°. Pourquoi entre plufieurs enfans, nés du même pere & de la même
mere, quelques uns font attaqués d'E-
crouelles ou de *Rachitis*, Maladies
qui viennent d'une Vérole dégénérée,
& quelques autres en font exempts ?
Car cela prouve que les uns, foit
par des incommodités particulieres
qui accompagnent la groffeffe de la
mere, font plus foibles que les autres, & par conféquent plus fufcep-
tibles de la contagion. Il en eft de
même de tous les autres phénomènes,
qu'on obferve ordinairement dans la
propagation du Mal Vénérien.

CHAPITRE VI.

Des différentes Méthodes qu'on a em-
ployées pour le traitement du Mal
Vénérien, depuis qu'il a commencé
de paroître jusqu'à présent.

Embarras des Médecins lorsque la Vérole parut en Europe.

I. LE s Médecins qui vivoient dans le temps que la Vérole commença à paroître en Europe, furent si étonnés de la nouveauté & de la violence de ce Mal, qu'ils furent long-tems incertains du parti qu'ils devoient prendre, sans oser tenter de traiter une Maladie qu'ils se sentoient incapables de guérir. Nous avons sur ce fait les témoignages de plusieurs Auteurs de différentes Nations, qui vivoient dans ce temps-là.

1°. Ainsi, parmi les Italiens, GASPARD TORRELLA assuroit, en 1500(a), que *les Médecins évitoient de traiter cette Maladie, à laquelle ils avouoient qu'ils ne comprenoient rien . . . . . Car,* (ajoute-t-il), *comme cet étrange Mal n'avoit jamais été vû de notre tems, personne, quelqu'habile, quelqu'expérimen-*

______

(a) Tract. *De Dolore in Pudendagrâ.*

té, & quelqu'âgé qu'il fût, ne pouvoit le traiter suivant les régles de l'Art.

On trouve les mêmes expreſſions dans WENDELIN HOCK, en 1502 (*a*). JACQUES CATANÉE du Lac-Marcin, aſſuroit de même, en 1505 (*b*), que cette nouvelle Maladie ayant paru en Italie, pluſieurs Médecins des plus fameux ſe trouverent fort embarraſſés, & refuſerent de la traiter ; & avec raiſon, (ajoute-t-il) : car dans le traitement des Maladies, la premiere indication devant être priſe, ſelon GALIEN, de l'eſſence de la Maladie, on n'en pouvoit point prendre dans un Mal qui étoit abſolument inconnu.

2°. On ne réuſſiſſoit pas mieux en Eſpagne, d'où le Mal étoit venu. JEAN ALMENAR, Eſpagnol, dans la Préface du Traité qu'il écrivit ſur la Maladie Vénérienne, avant l'an 1516, ſe plaignoit de l'*ignorance groſſiere des Médecins dans le traite-ment de cette Maladie.* Et GONSALVE FERNANDEZ d'OVIEDO racontoit, en 1535 (*c*), que la Vérole, dans

---

(*a*) Tract. *De Morbo Gallico*, Cap. 1.
(*b*) Tract. *De Morbo Gallico*, Cap. 7.
(*c*) *Hiſt. Génér. & Nat. des Indes Occid,* écrite en Eſpagnol, Liv. II, Chap. 14.

les commençemens, étoit très-cruelle, très-difficile à guérir, & presque toujours funeste, parce que cette Maladie étant inconnue, & n'ayant jamais été vue auparavant, les Médecins ignoroient entiérement la façon de la traiter.

3°. Il est sûr qu'ils ne furent pas moins étonnés en Allemagne ; car ULRICH DE HUTTEN, Gentilhomme Allemand, rapporte, en 1519 (*a*), que *les Médecins d'Allemagne demeurerent dans le silence deux ans entiers depuis l'origine de la Maladie..... Et que bien-loin de traiter les Malades, ils ne vouloient pas même les voir, tant ce Mal leur faisoit horreur.* LAURENT PHRISIUS , Médecin de Metz , dit en 1532 (*b*), que *les pauvres attaqués de ce Mal, furent au commencement bannis de la société humaine, comme autant de cadavres pourris, & contraints d'habiter les campagnes & les forêts, abandonnés des Médecins, qui ne vouloient pas se mêler de traiter ce Mal, ni par spéculation, ni par consultation, ni par visites.*

(*a*) Lib. *De Curatione Morbi Gallici per administrationem Ligni Guaiaci* , Cap. 1 & 2.
(*b*) *Opuscul. de Morbo Gallico* , Cap. 1.

4°. Au reste, j'ignore abfolument comment les Médecins de France fe comporterent en ce temps-là, parce qu'il n'y a aucun Auteur François qui ait écrit alors de la Vérole, & que le plus ancien de tous ceux que je connois, eft Jacques de Betthen-court, de Rouen, qui, en 1527, écrivit un Traité fur la Maladie Vé-nérienne ; mais, de fon temps, on connoiſſoit déja, & on avoit fouvent expérimenté l'ufage du Mercure & du Guaiac. Cependant je ne doute point que les Médecins François n'aient été auffi étonnés & auffi embarraffés que les autres : ce qu'on peut conclure des Loix que fit, fur cette matiere, le Par-lement de Paris, & que nous avons rapportées au Chapitre dernier du Livre précédent.

II. La Maladie s'étant enfuite ré-pandue d'une maniere incroyable, & le nombre des Malades augmentant chaque jour de plus en plus, les Mé-decins eurent enfin honte de manquer entiérement à leur devoir dans une occafion fi importante. Ainfi c'eft la honte, plutôt que l'efpérance de réuf-fir, qui leur fit entreprendre le trai-tement de ce Mal. On voit, par les

Ils fe fervi-rent enfuite de la cure ap-pellée métho-dique ou ra-tionnelle.

Ouvrages de NICOLAS LÉONICENO, de CORADIN GILINI, de GASPARD TORRELLA, de SÉBASTIEN AQUILANUS, d'ANTOINE BENIVENIO, de JACQUES CATANÉE, de WENDELIN HOCK, & des autres Médecins de ce temps-là, qu'ils s'accordoient tous à employer la cure suivante, qu'ils nommoient *rationnelle* ou *méthodique*, comme la plus conforme à la droite raison & à la méthode reçue de traiter les Maladies analogues, c'est-à-dire, qui avoient quelque ressemblance avec la Vérole.

1°. Ils faisoient garder une grande diète, parce que, selon HIPPOCRATE (*a*), plus on nourrit des corps pleins d'impuretés, plus ils en font incommodés ; & ils ordonnoient un régime très-sain, ne permettant que des alimens de bon suc, faciles à digérer, & propres à corriger le vice du sang.

2°. Ils saignoient au commencement de la Maladie, plus souvent ou plus rarement, suivant l'âge, les forces & le tempérament des Malades. Dans le progrès du Mal, la plûpart s'abstenoient de la saignée, à laquelle

____

(*a*) *Aphorisme 9, Section 2.*

ils aimoient mieux suppléer par l'application dés sang-sues, ou des ventouses.

3°. Ils vuidoient la pourriture des premieres voies, ou par des lavemens *laxatifs* avec la décoction émolliente, la casse, le catholicum, le diaphœnic, &c. ou par des purgations *minoratives* avec le Séné, la casse, la manne, les myrobolans, les tamarins, le syrop de pommes de reinettes, celui de chicorée composé, celui de roses solutif, &c.

4°. Ils digéroient ensuite les mauvaises humeurs contenues dans le sang, par des potions *altérantes*, qui étoient différentes suivant le différent état du sang, tantôt plus douces, comme, 1°. par des apozémes faits de sucs dépurés de chicorée sauvage, de bourrache, de buglose, de scolopendre, &c. 2°. par des syrops des mêmes sucs ; 3°. par du petit-lait de vache, dans lequel on faisoit cuire les mêmes herbes, tantôt plus actives, comme, 1°. par des décoctions de racines d'ache, de persil, de fenouil, d'asperge, de polypode. &c. & de feuilles de fumeterre, de scabieuse, d'épithyme, de marrube blanc, de sommités de houblon , &c. 2°. par des syrops des mêmes herbes ; 3°. par du petit-lait altéré avec les mêmes herbes.

5°. Ils employoient, dans les mêmes vues , les bains d'eau tiéde , quelquefois pure , & dans laquelle ils faisoient cuire quelquefois ou les racines de guimauve & de nénuphar , les feuilles de mauve & de branche-ursine , les fleurs de camomille & de mélilot , la graine de lin , &c. pour ramollir & délayer ; ou les racines de concombre sauvage & de serpentaire , les feuilles de patience sauvage , de chélidoine , de scabieuse , de marrube blanc , &c. pour résoudre.

6°. Après avoir digéré & détrempé les humeurs , ils les vuidoient de tems en tems par de puissans purgatifs , tantôt simples , comme l'agaric , le séné , l'aloès , le diagrède , le turbith , infusés dans des eaux ou des décoctions appropriées , ou mêlés dans quelque syrop ou conserve en forme d'opiate ; tantôt composés , comme l'électuaire lénitif , le diasenna de Rhasis , le diacatholicon , le petit électuaire indien , la confection hamech , l'électuaire de dattes , &c. les pilules cochées , les pilules fétides ,

les pilules d'or de Nicolas, les pilules d'Hiera de Ruffin , &c.

7°. Si la peau étoit chargée de puſtules , ils les oignoient chaudement ,
au ſortir du bain , avec un liniment
de drogues déterſives & deſſiccatives ,
comme le maſtich , l'encens , la myrrhe , la ſuie , le ſoufre vif , la litharge,
le tartre blanc , les racines d'iris , d'aunée , de patience ſauvage , &c. réduites en poudre ſubtiles , & mêlées
avec de la graiſſe de porc.

8°. Si les Malades étoient tourmen-
tés de douleurs , ils frottoient ſouvent & très-chaudement les endroits
douloureux avec de la vieille huile d'o-
lives , de l'huile de laurier , de camomille , d'aneth , de ſpica , de ſafran ,
avec les moëlles de cerf & de renard ,
la graiſſe humaine , le ſavon de Ve-
niſe , la décoction de juſquiame , &c.

9°. Quand la Maladie étoit rebelle ,
ils ſe ſervoient d'étuves , dans leſquelles , par la douce chaleur de l'eau
bouillante , ou par la fumée des parfums , ils faiſoient ſuer abondamment
le Malade ; ce qui emportoit toutes
les ſaletés attachées à la peau. Au lieu
d'étuves , ils mettoient les pauvres
dans un four médiocrement chaud ,

D v

pour les faire fuer ; ce qui réuffiffoit très-heureufement, s'il en faut croire GASPARD TORRELLA, qui (*a*) témoigne, que *le meilleur moyen qu'il ait trouvé pour guérir les douleurs & même les puftules, c'eft de faire fuer le Malade dans un four chaud, ou du moins dans une étuve, pendant quinze jours de fuite, à jeun.*

10°. Quelques-uns, pour détruire les reftes de la Maladie, ordonnoient l'ufage des vipères en différentes manieres ; comme du vin où l'on avoit laiffé mourir & infufer des vipères, des bouillons de vipères, de la chair de vipère bouillie ou rôtie, un fyrop fait avec la décoction de vipères, &c. On trouvera ces remédes propofés plus au long dans SÉBASTIEN AQUILANUS, JACQUES CATANÉE du *LacMarcin*, PIERRE-ANDRÉ MATTHIOLE, & JEAN BENOIST.

11°. Enfin, ils appliquoient un cautère fur le devant ou fur le derriere de la tête, au bras, ou à la jambe, afin d'évacuer peu-à-peu les reftes de la Maladie, comme on dit que les Efpagnols font encore aujourd'hui.

(*a*) Tract. *De Pudendagrâ.*

Ainsi Coradin Gilini (*a*) dit que le *cautère actuel, ou le potentiel, appliqué sur la suture coronale, est d'un très-grand secours . . . . . Et qu'il l'a éprouvé dans plusieurs personnes attaquées au gosier, qui toutes ont été guéries, à la gloire du Tout-Puissant, qui est la cause de toutes choses.* On trouve la même observation dans Wendelin Hock, & dans Benoist Victori.

Tous ces remédes pouvoient bien, à la vérité, adoucir la violence du Mal, corriger la virulence des humeurs, & disposer enfin à des remédes plus efficaces. Nous nous servons encore aujourd'hui, avec succès, de la plupart de ces remédes, quand nous voulons préparer un Malade aux frictions mercurielles. Mais ces remédes n'étoient nullement en état d'emporter une si cruelle Maladie, & d'éteindre un Virus qui corrompoit toute la masse des humeurs. On ne doit donc pas s'étonner si les Médecins employoient inutilement cette méthode : Ainsi, Gabriel Fallope (*b*) avoue-t-il *que les Médecins de ce tems-là désespérè-*

(*a*) Opuscul. *De Morbo Gallico.*
(*b*) Tract. *De Morbo Gallico*, Cap. 20.

rent de réuſſir, voyant qu'ils ne pou=
voient point découvrir de méthode certaine ; que par-là ils ſe rendirent ſi mé-
priſables à tout le monde, que ſi quelques
Chirurgiens très-hardis n'euſſent trouvé
par haſard l'uſage du mercure (a), &
s'il n'étoit ſurvenu des Eſpagnols qui ſa=
voient comment la Maladie ſe traitoit
dans les Indes, la Vérole auroit été &
ſeroit encòre incurable. On trouve les
mêmes expreſſions mot pour mot dans
PROSPER BORGARUCCIO (b), qui les
a priſes de FALLOPPE ſans le citer.

III. Je ne prétends point parler ici
en détail de l'uſage du Mercure, parce
que j'en dois parler plus au long au
au Chapitre ſuivant. Cependant, pour
ne pas interrompre le fil de l'hiſtoire,
il eſt bon de remarquer que l'uſage du
mercure dans la Vérole, n'a pas été
inventé par haſard, comme le croyoit
FALLOPPE ; mais qu'il a été pris, par
voie d'analogie, de la pratique des

Uſage témé-
raire & mal-
heureux du
Mercure.

(a) M. ASTRUC dit ici que FALLOPPE
s'eſt trompé, en prétendant que ce ſont *des
Chirurgiens qui ont trouvé l'uſage du Mercure* pour la Curation de la Vérole, &
qu'il eſt conſtant que c'eſt une découverte des
Médecins.
(b) Method. *De Morbo Gallico,* Cap. 2.

Médecins plus anciens ; qu'on l'a employé avant l'an 1498, & par conféquent dès les premiers tems que parut la Vérole ; qu'il fut, à la vérité, d'abord condamné par plufieurs Médecins trop prévenus pour les Anciens, qui l'avoient traité de poifon ; mais que les fuccès en ayant été heureux, les plus célebres Médecins nonfeulement l'approuverent , mais encore s'en fervirent eux-mémes ; qu'au refte, on l'employoit au commencement en très-petite quantité , & par conféquent fans prefqu'aucun danger ; qu'enfuite l'ignorance & la précipitation de quelques Empiriques rendirent fouvent ce reméde inutile , ou peu efficace : c'eft pourquoi ULRICH de HUTTEN difoit (a) que par cette méthode , *à peine de cent malades en guériffoit-il un , encore retomboit-il le plus fouvent* ; que d'autres Empiriques donnant témérairement & imprudemment le Mercure en trop grande dofe, il en arrivoit des accidens terribles, & fouvent même la mort en trèspeu de tems : d'où vient que GASPARD

(a) Lib. *De Morbi Gallici Curatione per adminiftrationem Ligni Guaiaci*, Cap. 4.

TORRELLA (*a*) foutient que le Cardinal de SÉGORBE , (je penfe que c'eft BARTHELEMI MARTIN , de Valence en Efpagne , Evêque de Ségorbe , créé Cardinal en 1496 , par ALEXANDRE VI , & mort en 1500), qu'ALPHONSE BORGIA , que le frere d'ALPHONSE , & une infinité d'autres malades , ayant été traités de cette maniere , périrent miférablement ; que plufieurs Médecins qui avoient été témoins de tant de malheurs , déclamerent vivement contre cette méthode , qu'ils traitoient nonfeulement de dangereufe , mais même de meurtriere , & peut-être avec affez de raifon ; puifqu'alors le Mercure étoit employé la plûpart du tems par des gens très-téméraires , & très-ignorans dans la Médecine , qui , marchant à l'aveugle au milieu des ténébres , ne favoient ni ménager un reméde auffi violent , ni remédier aux accidens terribles que le Mercure mal gouverné caufe ordinairement.

IV. Par-là les chofes étoient dans un tel état , que les malades ne favoient lequel valoit le mieux , ou de

Grand ufage du Guaiac vers l'an 1517

(*a*) Tract. *De Dolore in Pudendagrâ.*

périr lentement, en suivant les avis des Médecins, ou de souffrir cruellement, & même d'exposer évidemment leur vie, en se confiant aux Empiriques. C'est dans ces circonstances qu'on apporta des Indes Occidentales en Europe le *Guaiac*, & le *Palo Santo*, en François *Bois Saint*, que l'on prétendoit guérir parfaitement la Vérole sans aucun danger, & qui furent reçus avec un applaudissement étonnant, comme des spécifiques souverains.

FRANÇOIS DELGADO, Prêtre Espagnol, qui donna au Public en 1526, à Venise, un Livre écrit en Italien, *sur le moyen d'employer le Bois Saint*, rapporte au Chapitre 3, que le Guaiac, ou le Bois Saint, ne furent connus en Espagne qu'en 1508, & en Italie qu'en 1517, & enfin dans le reste de l'Europe les années suivantes; ce qui paroît conforme à la vérité. En effet, ULRICH HUTTEN, qui écrivit en 1519, un Traité latin, *sur la Cure de la Vérole, par le Bois de Guaiac*, rapporte (*a*) que ces remédes furent connus en Europe deux

____

(*a*) Chapitre 1 du même Ouvrage.

ans auparavant , par conséquent en 1517. Ce qui semble être confirmé par LÉONARD SCHMAI , de Saltz-bourg , qui en 1518, publia sur ces bois un petit Ouvrage , où il avoue que ce reméde venoit d'être tout récemment découvert , & qu'il étoit à peine connu de nom en Allemagne. Cependant , s'il en faut croire AN-TOINE-MUSA BRASSAVOLE (*a*), ces bois furent apportés plus tard en Italie , & seulement en 1525 , puis-qu'il assure , dans un Ouvrage écrit en 1551 , *qu'il y avoit vingt-six ans que cette espéce de bois avoit été apportée en Italie ; qu'il avoit été le premier qui en avoit fait prendre la décoction à Ferrare , au célebre* ENÉE PIO ; *que tous les autres Médecins regardoient ce reméde comme nouveau & extraordinaire (ce qui étoit vrai aussi) jusqu'à ce qu'ils virent cet illustre malade guéri.* Au reste , je crois que cela doit s'entendre du tems que le bois de Guaiac fut d'abord employé à Ferrare , plutôt que du tems qu'il commença d'être connu en Italie.

(*a*) Respons. ad Quæstiones Alexandri Fontanæ.

Le même BRASSAVOLE raconte (*a*) de quelle maniere ce reméde fut premiérement connu en Europe : *Un certain* GONÇALEZ , *Es-* *pagnol , étoit (dit-il) cruellement tourmenté de la Vérole. Ayant essayé inutilement tous les autres secours, & frappé des merveilles que l'on publioit de ces bois , il s'embarqua pour aller aux Isles nouvellement découvertes. Il s'y fit traiter , & fut guéri. Etant revenu ensuite en Portugal , il y exerça les fonctions de Médecin, & traita les Véroles de la même maniere qu'il en avoit été traité lui-même par un Médecin Indien.*

Il fut apporté premièrement de l'Isle Espagnole en Europe.

Je ne sais pourquoi le célebre JEAN PREIND , dans la troisiéme Partie de son *Histoire de la Médecine ,* donne de son chef, à ce GONÇALEZ , dont parle BRASSAVOLE , le nom de FERRAND ou FERNAND , comme s'il vouloit insinuer que c'est le même que GONÇALEZ FERNANDEZ d'OVIEDO : ce que je crois néanmoins absolument faux ; puisque celui-ci ne fit jamais en Portugal les fonctions de Médecin, & que dès l'an 1513 , qu'il alla aux

____

(*a*) *Ibidem.*

Indes par ordre de FERDINAND, Roi d'Arragon, pour avoir infpection fur les Mines & fur la fonte des Métaux, il y demeura jufqu'à l'an 1525, & même jufqu'à l'an 1535, comme il le témoigne lui-même dans fon *Hiftoire des Indes Occidentales*, écrite en Efpagnol.

D'autres racontent la chofe un peu différemment : ils difent (*a*) , *qu'un Efpagnol qui avoit pris la Vérole avec une Concubine Indienne , & qui fouffroit de cruelles douleurs , ayant bu de l'eau de Guaiac , que lui donna un ferviteur Indien, qui faifoit le Médecin, fut non-feulement délivré de fes douleurs , mais encore parfaitement guéri ;* qu'à l'exemple de celui-ci , plufieurs autres Efpagnols , attaqués de la même maladie , furent guéris ; que le bruit de ces guérifons fut d'abord répandu à Séville , par ceux qui étoient revenus de l'Ifle Efpagnole , de-là par toute l'Efpagne , & enfin par toute l'Europe , où le Mal avoit déja pénétré.

Voici ce que rapporte ULRICH de HUTTEN (*b*). *Un Gentilhomme Ef-*

(*a*) *Not. ad* HIERONYMUM BENZONUM , imprimé à Francfort, par Théodore de Bry, en 1594.

(*b*) Lib. *De Morbi Gallici Curatione per*

pagnol, Tréforier d'une Province (de l'Ifle Efpagnole) étant fort malade de la Vérole, apprit d'un habitant du pays le reméde dont il devoit fe fervir, & fut le premier qui l'apporta en Efpagne, craignant cependant qu'il n'y eût pas la même vertu qu'il avoit dans cette Ifle.

Quoi qu'il en foit de la maniere dont le Guaiac a été connu, il eft très-certain, par le témoignage unanime de tous les Auteurs contemporains, que ce bois eft venu des Indes Occidentales, d'où la Vérole étoit venue ; qu'il a été apporté par les Efpagnols, qui avoient apporté la Vérole ; & qu'ainfi le pays qui avoit donné le Mal, a donné auffi le reméde : ce qu'on a dit de la Pique d'Achille, comme l'on peut voir dans Pline (a).

J'ai déja infinué qu'il y a deux fortes de bois des Indes, dont on fe fert pour la Vérole. Le premier (b) eft

Defcription du Guaiac, & du Bois Saint.

---

adminiftrationem Ligni Guaiaci, Cap. 6.

(a) Hiftoire Naturelle, Liv. XXXV, Chap. 5 ; & Liv. XXXIV, Chap. 15.

(b) Voyez Paul Herman, Cynofura Materiæ Medicæ ; & Samuel Dale, Pharmacologia.

solide, compacte, résineux, noirâtre, ayant des fibres différemment entortillées, d'un goût âcre, un peu amer & aromatique, d'une odeur assez forte. Les Américains l'appelloient *Hiacan* ou *Huacan*, & les Européens l'ont appellé de-là *Guaiac*. L'autre bois ressemble entiérement au premier par sa solidité, par l'entortillement de ses fibres, par son goût & son odeur; mais il est plus blanc, ou plutôt il est plus jaunâtre. Les naturels du pays le nommoient *Hoaxacan*, & les Européens l'ont nommé *Bois Saint*, à cause de ses vertus. L'écorce de ces deux bois est ligneuse, mince, dure, formée de plusieurs petites lames paralleles & fort serrées. Elle est d'un roux cendré, noirâtre, & tachetée extérieurement, pâle & unie intérieurement, d'un goût âcre, un peu amer, & presque sans odeur.

Les Arbres qui donnent ces bois, différent entr'eux, non-seulement d'âge, ainsi que plusieurs l'ont cru & le croyent encore, mais même d'espéce, comme il a été démontré par JEAN TERENTIUS, dans ses Notes sur GONSALVE HERNANDEZ d'OVIEDO, & par PLUKENET, dans son

Phytographia, ou *Description des Plantes*. On croit cependant qu'ils appartiennent au même genre, ou à des genres peu différens. On dit que celui qui fournit le Guaiac, fut découvert d'abord dans l'Isle *Espagnole*, & ensuite dans l'Isle *Beata*. Pour celui qui fournit le Bois Saint, il étoit commun autrefois dans l'Isle de *Borichen*, aujourd'hui *Saint-Jean de Porto-Ricco*. Mais présentement ces deux Arbres se trouvent communément dans la plûpart des Isles Antilles, & dans toute la partie de l'Amérique qui est sous la Zone Torride.

Dans le commencement, comme le Guaiac & le Bois-Saint étoient extrêmement chers, on avoit coutume de substituer divers bois de l'Europe, que l'on croyoit être à peu près de la même vertu, comme (*a*) les bois

Ce que l'on substituoit au Guaiac & au Bois Saint.

(*a*) Voyez Ulrich de Hutten, Lib. *De Morbi Gallici curatione per administrationem Ligni Guaiaci*, Cap. 21.

Antoine-Musa Brassavole, Lib. *De Morbo Gallico*.

Gabriel Falloppe, Tract. *De Morbo Gallico*, Cap. 37.

Bernardin Tomitano, Lib. II. *De Morbo Gallico*, Cap. 16.

Prosper Borgaruccio, Method.

d'Ebène, de Citronier, de Cyprès, de Pin, de Térébinthe, de Cornouiller, de Coudrier, de Buis, d'Aubourg ou de Cytise des Alpes, & de Phillyrea ou Filaria ; mais c'étoit le plus souvent sans succès, ou avec très-peu de succès. Il en faut peut-être excepter le bois de Genièvre, dont la décoction guérit, ou du moins adoucit la Vérole récente, comme on prétend l'avoir éprouvé plus d'une fois : sur quoi, outre ANTOINE-MUSA BRASSAVOLE (a), on peut consulter JEAN DE LÉON (b), & JULES-CÉSAR SCALIGER (c), sur l'usage du bois de Genièvre, en Afrique, dans le traitement de la Vérole.

Je pourrois même citer FRANÇOIS I, Roi de France, qui pensoit de même sur la vertu de ce bois, & dont le

---

De Morbo Gallico, Cap. 14.

ALEXANDRE-TRAJAN PETRONIO, Lib. VI, *De Morbo Gallico*, Cap. 24.

AUGIER FERRIER, *De Pudendagrâ*, Lib. I, Cap. 16 & 20.

(a) Dans l'endroit qu'on vient de citer.

(b) *Descriptio Africæ*, Lib. I sur la fin.

(c) *In* CARDANUM, *De Subtilitate*, Exercit. 181, Nº. 19.

fentiment fut combattu mal-à-propos par GUILLAUME RONDELET (*a*), fur le fondement d'une prétendue autorité de DIOSCORIDE, dont les exemplaires ordinaires portoient alors, que *les branches de Genévrier étoient mortelles*. Mais Rondelet ne favoit pas que ces paroles avoient été inférées dans le Texte de Diofcoride par une main étrangere, & qu'elles ne fe trouvoient point dans les bons Manufcrits de cet Auteur.

La maniere la plus ordinaire autrefois de préparer la décoction de Guaiac, étoit de faire infufer pendant vingt-quatre heures, dans un pot de terre neuf, & dans huit, dix ou douze livres d'eau, une livre, autrement douze onces, de ce bois coupé menu, ou bien rapé : ayant bien bouché le vaifleau, on faifoir bouillir la décoction, au bain-marie, fur un feu doux, mais égal, jufqu'à la diminution du quart, du tiers, ou de la moitié, fuivant qu'on vouloit une décoction plus ou moins forte, eu égard aux forces & au tempérament du malade, & à la violence de la

Maniere de faire la décoction de Guaiac.

(*a*) Lib. *De Morbo Italico.*

maladie. La décoction étant refroidie, on la paſſoit, & on la gardoit dans des bouteilles de verre bien bouchées.

Sur le bois qui reſtoit dans le pot de terre, on verſoit de nouveau pareille quantité d'eau, que l'on faiſoit encore bouillir à un feu doux, juſqu'à la diminution du quart. Cette ſeconde décoction, que l'on appelloit *Bochet*, étant paſſée, ſe gardoit auſſi dans des bouteilles de verre. La premiere décoction étoit employée comme reméde, & l'autre comme boiſſon ordinaire.

On diſputoit autrefois avec vivacité, comme ſur des queſtions importantes, s'il falloit ſe ſervir du bois de Guaiac ſans écorce, ou de l'écorce ſans bois, ou des deux enſemble? *Si* le Guaiac ou ſon écorce ſuffiſoient, ou s'il falloit y joindre d'autres bois, racines, ou plantes d'une vertu à peu près ſemblable? S'il falloit faire bouillir ces drogues dans le vin, ou dans l'eau, dans quelque décoction ou eau diſtillée de plantes du même genre, &c? Mais pourquoi vouloir fixer des faits qu'on ne ſauroit fixer? Puiſque le tempérament, l'âge, l'état des mala-

des,

dés, la nature, les circonstances &
la complication de la Maladie, varient de tant de façons, ne doit-on
pas laisser à la prudence des Médecins le choix de ce qui convient le
mieux dans chaque cas particulier ?

Quand la décoction étoit prête, &
que le malade avoit été doucement
purgé, & tenu à une nourriture légere depuis quelques jours, on le
renfermoit dans une chambre qui fût
chaude par son exposition, ou qu'on
avoit soin d'échauffer, & qu'on tenoit bien calfeutrée, pour empêcher
l'air & le froid d'y entrer. On lui donnoit, de grand matin, dans le lit,
un verre de la premiere décoction
chaude, d'environ huit ou dix onces,
& après l'avoir bien couvert, on le
faisoit suer deux ou trois heures. Après
qu'on l'avoit essuyé, & quatre heures au
moins après la prise de la décoction,
on lui donnoit deux ou trois onces de
biscuit, avec quelques raisins secs, ou
quelques amandes, ou quelques pistaches, & on le laissoit boire abondamment de la seconde décoction.
Quatre heures après, il prenoit un
autre verre de la premiere décoction,
contenant huit ou dix onces; il suoit

Maniere de donner cette décoction.

pendant trois heures, comme la premiere fois; & après avoir été essuyé,
il mangeoit de même deux ou trois
onces de biscuit, avec des raisins secs,
des amandes, ou des pistaches, & buvoit quelques verres de la seconde décoction. Si le Malade étoit trop délicat, trop maigre, trop fluet, trop foible pour soutenir une si rigoureuse abstinence, on lui donnoit un peu plus
de pain & de raisins, ou un massepain,
ou un bouillon de poulet, & même,
quelques jours après, le quart ou la moitié d'un poulet rôti ou bouilli, sans sel.

On suivoit cette méthode pendant
quinze jours, & durant ce tems-là,
si le ventre n'étoit pas libre, on donnoit un lavement émollient, de deux
en deux, ou de trois en trois jours.
Après les premiers quinze jours, on
purgeoit doucement le Malade avec
la moelle de casse, la manne, les
tamarins, &c. & il ne buvoit, le jour
de la purgation, que de la seconde
décoction. On recommençoit ensuite
le même traitement jusqu'au trentiéme
ou quarantiéme jour; mais on donnoit un peu plus de nourriture, en
augmentant insensiblement. Si le Malade, après vingt-cinq ou trente jours,

fe trouvoit avec affez de forces, on lui permettoit, quand il ne fuoit pas, de fe lever, & de fe promener dans la chambre, bien vêtu. Enfin on le purgeoit de nouveau fur la fin du traitement, & il pouvoit alors fortir de la chambre, non pas pour s'expofer au plein air, mais pour aller dans une autre chambre, jufqu'à ce qu'il fût en état de foutenir l'impreffion de l'air ; car il ne falloit pas changer de régime tout d'un coup ; mais il falloit que le Malade s'accoutumât peu à-peu à reprendre le train de vie ordinaire, durant un mois entier, pendant lequel il gardoit encore le régime, ne buvoit point de vin, & ufoit de la feconde décoction pour fa boiffon ordinaire.

Ainfi la décoction de guaïac, qui eft naturellement âcre & aromatique, confervant toute fa force, à caufe du peu de nourriture qué prenoient les Malades, & entrant par les veines lactées, qu'elle trouvoit entiérement vuides, pénétroit librement dans toutes les parties du corps, atténuoit, fubtilifoit & fondoit des globules de fang & de lymphe durcis par le Virus Vénérien ; altéroit & corrigeoit les gout-

Vertu de la décoction de Guaiac.

E ij

tes du Virus qu'elle rencontroit , ou bien les chaſſoit par la tranſpiration ou par les urines ; & , en lavant pendant quarante jours , dans une eſpéce de leſſive âcre , tous les viſcères & tous les vaiſſeaux , elle levoit inſenſiblement les obſtructions & les engorgemens qui s'y rencontroient. Ainſi la malignité du Virus étant emportée , détruite , anéantie , les Malades recouvroient leur premiere ſanté.

Son utilité. Ce traitement fut ſalutaire à un grand nombre de Malades , tant dans l'Iſle Eſpagnole , qu'en Eſpagne. Nicolas Poll , Médecin de l'Empereur Charles-Quint , raconte (a) , que *trois mille Malades déſeſpérés furent guéris preſqu'à la fois par l'uſage de la décoction de guaiac , & qu'après leur guériſon , il leur ſembloit renaître.* Il n'eſt donc pas étonnant que le guaiac ait acquis tout d'un coup une ſi grande réputation , que ſuivant le témoignage d'Ulrich de Hutten (b) , de fameux Médecins ſe *tranſporterent en*

(a) *Opuſcul. De Curatione Morbi Gallici per Lignum Guaiacanum* , imprimé en 1536.
(b) *De Morbi Gallici curatione per adminiſtrationem Ligni Guaiaci* , Cap. II.

*Espagne par ordre de l'Empereur &
d'un certain Evêque d'Allemagne*, pour
apprendre la vraie méthode d'employer
ce bois *de ceux qui l'avoient pratiquée
dans l'Isle Espagnole.* Cependant il me
semble que ce qui contribua le plus à
mettre en crédit ce reméde en Europe,
fut le Traité de HUTTEN, imprimé en
1519, que j'ai déja cité, où cet Auteur, si connu dans le monde par les
liaisons & par les brouilleries qu'il eut
successivement avec ERASME, déclaroit nettement (*a*), qu'ayant été attaqué lui-même depuis neuf ans d'une
Vérole terrible, avec des douleurs
cruelles, quantité d'exostoses, des ulcères & des caries dans les os, amai-
grissement extrême de tout le corps,
& marasme opiniâtre, il avoit inutilement essayé jusqu'à onze fois l'usage
des frictions mercurielles, & qu'après
des tourmens & des dangers inconce-
vables, comme on désespéroit uni-
versellement de son salut, il avoit été
parfaitement & heureusement guéri
par la seule décoction de guaiac, dont
il usa pendant trente jours, suivant la
méthode que nous avons proposée.

______

(*a*) Ibid. Cap. XXXI.

E iij

Mais la prévention du public pour le guaiac ne fut pas de longue durée. Comme on croyoit assez légérement, que la décoction de ce bois étoit pour les Vérolés une reméde innocent, infaillible & sans danger, on la donnoit indifféremment à tous les Malades. Une triste expérience apprit bientôt que la plupart de ceux qui étoient d'une foible constitution, ou d'un tempérament âcre, bilieux & bouillant, qui étoient naturellement maigres & secs, dont les poumons, le foie, la rate ou l'estomac étoient desséchés ou mal affectés ; enfin, qui avoient quelque disposition à l'hecti-fie, &c. tomboient dans une maigreur, un marasme, une fiévre hectique, une consomption & une phthisie incurable, à la suite de ce traitement, à cause de la diete trop rigoureuse, de la trop grande âcreté du reméde, ou l'excès des sueurs qu'il procuroit. *J'ai observé*, disoit PIERRE-ANDRÉ MATTHIOLE (a), *que les Vérolés d'un tempérament sec, ont été attaqués de fiévre hectique & de con-*

____

(a) *Opuscul. De Morbo Gallico*, imprimé en 1535.

ſomption par l'uſage de la décoction de guaiac.

Pour prévenir ces accidens, on jugea à propos d'adoucir la méthode. Ainſi l'on accorda plus de nourriture, l'on donna une décoction plus foible, & l'on fit ſuer moins long-tems. Mais qu'arriva-t-il? On tomba dans l'extrémité oppoſée. La vertu du reméde étant conſidérablement affoiblie, il ne fut plus en état de guérir la Maladie : d'où vient que l'on ſe plaignoit, à ce que dit le même MATTHIOLE (*a*), *que ce bois n'avoit plus d'auſſi bons effets qu'au commencement , & que la plupart de ceux qui en prenoient la décoction, ne guériſſoient point, à cauſe de la négligence de ceux qui les traitoient*, qui avoient l'imprudence d'accorder aux Malades trop de liberté. Ainſi le guaiac, après avoir été reçu avec tant d'applaudiſſement, commençoit à tomber dans le mépris, quand la racine de ſquine, qu'on apporta en Europe, releva les eſpérances des Malades & des Médecins.

V. La racine de *Squine* (*b*), eſt Racine de Squine connue en Europe, vers l'an 1535, comme un autre ſpécifique.

(*a*) *Ibid.*
(*b*) Voyez PAUL HERMAN, & SA-

groſſe, pleine de tubercules & de nœuds, légere, ligneuſe, ſe cariant aiſément, d'un rouge pâle en dehors, blanche en dedans, d'un goût farineux un peu aſtringent ; elle n'a point d'odeur. On croit que c'eſt la racine d'un *ſmilax aſpera*, nommé *lampatam* (*a*), ou plutôt *pe fou-lim* (*b*) à la Chine, où cette plante croît en abondance, & d'où elle a tiré ſon nom. On trouve en Amérique, ſur-tout dans la Nouvelle Eſpagne & au Pérou (*c*), une racine de même eſpèce, mais plus oblongue, & un peu plus rouge en dedans. Elle s'appelle Squine occidentale, & n'a pas tant de vertu que la Squine Orientale qui vient de la Chine, ou des Provinces voiſines.

La Squine fut d'abord apportée par des Marchands Chinois, en 1535, à Goa, qui eſt un Port ſoumis aux Portugais, au rapport de GARCIAS

____

MUEL DALE, chacun dans l'endroit cité.

(*a*) GARCIAS DU JARDIN, *Hiſtoire des Simples & des Aromates des Indes*, Liv. I, Chap. 38.

(*b*) GEORGE VELSCHIUS, dans ſes Notes ſur l'*Obſervation* 77 de *Jérôme Reuſner*.

(*c*) NICOLAS MONARDES, *des Médicamens ſimples*, Liv. I, Chap. 10.

DU JARDIN (*a*) , qui y demeuroit pour-lors ; d'où peu de tems après les Portugais (*b*) l'apporterent en Europe, fuivant Thevet (*c*), avec lequel s'accorde Vésale lui-même , puifqu'il rapporte (*d*) *qu'étant encore à Venife , occupé à voir des malades fous la conduite des principaux Maîtres de l'Art, cette racine qu'on attendoit avec empreffement, y fut apportée & reçue avec un applaudiffement univerfel.* Or, Vésale étant né en 1514, il s'enfuit qu'il fit à Venife fes premieres études de Médecine, à l'âge de vingt-deux ou de vingt-trois ans, & par conféquent vers l'an 1536 ou ou 1537; ce qui s'accorde avec le

---

(*a*) Colloquios dos Simples, e Drogas he Coufas Medicinais de India. Em Goa , *in-*4°. 1563, *Lib.* 1 , *Cap.* 38.

(*b*) Amatus Lusitatus raconte, *Centurie* 1 , *Obfervat.* 90 , qu'un nommé *Vincent Gilio de Triftanis, très-expert dans la Marine, & qui alloit fréquemment trafiquer aux Indes, apporta le premier en Portugal la Racine de Squine, & que de-là les Marchands la tirerent bientôt après pour toute l'Europe, parce qu'ils y faifoient un grand profit.*

(*c*) Cofmographie Univerfelle, *Liv.* 11 , Chap. 25.

(*d*) *Epiftola de Radice Chinæ.*

E v

témoignage de VALERE ANDRÉ, qui rapporte (*a*) que VÉSALE étoit en 1537, Profeſſeur public d'Anatomie à Padoue.

Maniere de donner la décoction de Squine.

On préparoit de la maniere ſuivante la décoction de ſquine. On prenoit une ou deux onces de cette racine nouvelle, point vermoulüe, & coupée en petits morceaux ou par tranches minces. On les faiſoit infuſer pendant vingt-quatre heures, dans ſix ou huit livres d'eau de fontaine tiéde ; & on les faiſoit enſuite bouillir à un feu doux, dans un pot de terre aſſez grand & bien couvert, juſqu'à la diminution des deux tiers. On paſſoit cette décoction, & on la gardoit pour l'uſage, dans des bouteilles de terre bien bouchées.

Après avoir préparé le Malade par les remédes généraux, tels que la purgation, &, s'il le falloit, la ſaignée, on lui donnoit tous les jours, de grand matin, un verre de cette décoction chaude, d'environ dix ou douze onces. Et après l'avoir bien couvert, dans le lit, on le faiſoit ſuer pendant deux ou trois heures. On

____

(*a*) *Bibliotheca Belgica.*

l'essuyoit ensuite ; après quoi il pou-voit se lever , & se promener dans la chambre , pourvu qu'il fût bien vêtu ; & même , au bout de dix ou douze jours , si l'air étoit doux , il pouvoit sortir de la maison , en ob-servant la même précaution. On lui accordoit aussi, plus de nourriture que dans l'usage de la décoction de Guaiac; car il pouvoit manger du poulet , de la poule , du chapon rôti ou bouilli , sans sel : mais on lui interdisoit en-tiérement le vin ; & on ne lui donnoit, pour boisson ordinaire , que la dé-coction tiéde de la racine de squine.

On gardoit le même régime pen-dant vingt-quatre ou vingt-cinq jours de suite ; avec quoi on croyoit le ma-lade guéri. Que s'il n'avoit pas le ven-tre libre, on pouvoit , de deux jours en deux jours , ajouter des follicules de Séné à la décoction , ou donner un lavement émollient.

Ce qui donna beaucoup de vogue à ce traitement, fut l'autorité de l'Em-pereur Charles-Quint, qui, au rap-port de Vésale (*a*), *après avoir déja*

Elle eut en peu de tems beaucoup de réputation.

______

(*a*) *Epistola de Radice Chinæ.* Cette Lettre parut en 1546.

E vj

ufé de la décoction de Guaiac, à caufe de fa goutte, & de fa mauvaife fanté, fans en avoir reçu aucun foulagement, voulut, de fon mouvement plutôt que de l'avis de fes Médecins, éprouver à Bruxelles la vertu de la Squine; &, s'il n'en fut pas entiérement guéri, du moins s'en trouvat il mieux : ce qui fit que *les Médecins des Pays voifins de l'Allemagne, voyant que ce grand Prince s'étoit fervi de la Squine, conçurent de grandes idées de ce reméde, & crurent ne devoir pas ignorer la maniere de s'en fervir... Ce qui les obligea à tant exalter fes vertus aux Princes qu'ils fervoient, qu'ils les engagerent à prier inftamment l'Empereur, de permettre aux Médecins de fa Cour de les inftruire fur cet article.*

Mais qui ne dura guère. Mais que d'inconftance & de variation dans la fortune des remédes nouveaux ! Cette racine tant vantée tomba bientôt dans le mépris. Vésale lui-même (a) avouoit qu'*il favoit certainement que la décoction de Squine étoit fort au-deffous de celle de Guaiac, pour les excroiffances ou les tumeurs des os, & pour les ulcéres vé-*

_____

(a) *Ibidem.*

roliques malins. On trouve de femblables témoignages fur la Squine,
dans JERÔME CARDAN (*a*), dans
ANTOINE MUSA BRASSAVOLE (*b*),
dans ANTOINE FRACANTIANO (*c*),
dans JULIEN PAULMIER (*d*), mais
principalement dans GABRIEL FAL-
LOPPE (*e*) : *Il ne faut pas* (dit cet
Auteur) *fe fervir de cette racine dans
la Vérole ; car l'ayant éprouvée trois ou
quatre fois, je n'en ai point vu d'effet.*
Tout le monde avoue depuis long-
tems que la racine de Squine eft bonne
dans la goutte, la fciatique, les tumeurs œdémateufes, les écrouelles,
la foibleffe d'eftomac, la migraine,
les ulcères des reins & de la veffie ;
mais on convient qu'elle eft de peu
d'utilité dans la Vérole, & que fi elle
y fert, du moins céde-t-elle beaucoup au Guaiac.

VI. Une autre racine, appellée
Salfe-pareille, eut beaucoup de vogue La racine de Salfe-pa-reille appor-tée en Euro-pe, vers le même tems, comme un troifiéme fpé-cifique.

(*a*) Lib. *De Radice Chinæ, feu de Decoctis,*
en 1548.

(*b*) Tract. *De Radicis Chinæ ufu,* en 1551.

(*c*) Lib. *De Morbo Gallico,* en 1564.

(*d*) Lib. 1. *De Lue Vchereâ,* Cap. 14,
en 1578.

(*e*) *De Morbo Gallico,* Cap. 60, en 1560.

environ vers le même tems, comme il paroît par la Lettre de VÉSALE déja citée, & elle s'y est mieux maintenue. Il est vrai que sa vertu est inférieure à celle du Guaiac, mais on la croit communément fort supérieure à celle de la Squine, & même à celle du Guaiac, lorsqu'après les frictions mercurielles, ou l'usage de la décoction de Guaiac, il reste des ulcères, des rhagades ou fentes autour de l'anus, des *tophus*, des *nodus*, des ganglions, des tumeurs gommeuses, & sur-tout des douleurs de rhumatisme, fixes ou vagues, mais qui viennent originairement du Mal Vénérien, & pour lesquelles la racine de Salse-pareille est estimée spécifique.

Sa description. On l'apporte de plusieurs endroits de l'Amérique, particuliérement du Pérou, du Méxique, du Brésil, &c, où l'on dit qu'elle croît abondamment d'elle-même dans les hayes (*a*). Elle est menue, de la grosseur d'une plume, longue, sarmenteuse, sans nœuds, ridée en dehors, & d'un jaune pâle, blanche & farineuse en dedans,

------

(*a*) Voyez PAUL HERMAN, & SAMUEL DALE, chacun dans l'endroit cité.

fans goût ni odeur fenfibles. On croit que c'eft la racine d'une plante qui eft la même que le *Smilax afpera*, ou qui lui reffemble beaucoup. De-là vient que les Efpagnols l'ont nommée *Salfa parilla*, ou *Çarça-parilla*, c'eft-à-dire, *petite vigne reffemblante à la ronce*; car c'eft le nom qu'ils donnent au *Smilax afpera*, fuivant ANDRÉ LACUNA, à caufe que le *Smilax* reffemble à une *petite Vigne* par fes branches, fes feuilles & fes fruits; & à la *Ronce* par fes pointes & fes épines; *Çarça* fignifiant en Efpagnol Ronce, & *parilla* petite Vigne. Cette opinion eft foutenue de l'expérience : car il eft fûr que la racine de notre *Smilax afpera*, qui reffemble beaucoup à celle de la Salfe-pareille, a prefque auffi la même vertu ; puifque FALLOPPE témoigne (a) *qu'il s'eft fervi heureufement de la racine de Smilax afpera d'I-talie, & qu'il a guéri par-là beaucoup de gens de la Vérole.* Mais voyez là-deffus PROSPER ALPIN (b).

On prépare la décoction de Salfe-pareille de la même façon que celle

Maniere de
la donner.

(a) *Tract. De Morbo Gallico*, Cap. 63.
(b) *De Plantis Ægyptiis*, Cap. 43.

de Squine. On en fait infuser deux onces, coupées par morceaux, dans six livres d'eau commune, pendant un jour entier. Ensuite on fait bouillir cette eau au bain - marie, dans un pot bien couvert, & sur un feu doux, jusqu'à la diminution du tiers ou de la moitié. Le malade prend, de grand matin dans le lit, un verre de cette décoction, contenant jusqu'à dix onces. Le reste lui sert, pendant la journée, pour sa boisson ordinaire. Il continue de même durant vingt ou vingt-quatre jours de suite. Le régime qu'il doit observer, n'est pas si exact que dans l'usage de la décoction de Guaiac, & il est à-peu-près le même que dans l'usage de la Squine.

Le bois de Saffafras, quatrieme spécifique.

VII. On apporta en Europe, vers le même tems, de divers endroits de l'Amérique, mais principalement de la Floride, un autre bois propre à guérir la Vérole. Les habitans du pays l'appelloient *Pabamwe* (a), & les Européens le nommerent *Saffafras*.

(a) FRANÇOIS COREAL, Voyages aux Indes Occidentales, *Partie I, Chapitre 2,* page 46.

L'écorce (*a*) en est mince, de couleur de cendre en-dehors, & rougeâtre en dedans. Le bois est d'un rouge blanchâtre, ligneux, léger, peu serré, d'un goût âcre, un peu doux & aromatique, & d'une odeur forte ; c'est pourquoi on l'appelle ordinairement *bois de Fenuil*.

La décoction se préparoit & se donnoit de la même maniere que celle des racines de Squine & de Salse-pareille ; mais autant que ce bois approche de la Squine, pour combattre la Vérole & ses symptômes, autant est-il inférieur au Guaiac & à la Salse-pareille.

VIII. C'est une coutume établie depuis long-tems, de faire bouillir ensemble les bois de Guaiac & de Sassafras, & les racines de Squine & de Salse-pareille, dont la nature & la vertu sont à peu près semblables. On prépare cette décoction le plus souvent sans aucun purgatif ; mais quelquefois on y ajoute des follicules de Séné, comme on le pratiquoit dès l'an 1550, suivant le témoignage de

Tisanes Sudorifiques.

____

(*a*) Paul Herman & Samuel Dale, dans les endroits déja cités.

BRASSAVOLE (*a*). On prépare, par ce moyen, des décoctions & des bochets, tantôt simplement diaphorétiques & diurétiques , tantôt diaphorétiques & purgatifs. Ils sont assez connus sous le nom de *tisanes sudorifiques* , ou de *tisanes des Bois sudorifiques.*

La dose de chacune de ces drogues varie suivant les indications. En général, on met infuser à chaud , pendant vingt-quatre heures , dans dix ou douze livres d'eau commune, du bois de Guaiac rapé ou coupé menu , du bois de Saffafras , des racines de Squine & de Salfe-pareille , également coupés menus, à la dose de deux onces de chacun. Ensuite, ayant ajouté , si on le juge nécessaire , deux onces d'antimoine crud , pilé grossiérement & enfermé lâchement dans un nouet , on fait bouillir le tout , à un feu doux , dans un pot bien couvert, jusqu'à diminution du tiers. Alors on ajoute une once de réglisse ratissée , & , si l'on veut rendre la décoction purgative , une demi-once de follicules de Séné oriental. Ces deux der-

____

(*a*) *Tract. De Radicis Chinæ usu.*

nieres drogues ne doivent bouillir qu'un moment. La décoction étant refroidie , on la coule , & l'ayant mife dans des bouteilles de verre bien bouchées, on la garde pour l'ufage.

La coutume eft d'en prendre trois verres par jour , durant douze ou quinze jours , le matin à jeun, l'a-près-dînée fur les quatre ou cinq heu-res , & le foir en fe couchant , ou bien feulement deux verres , un le matin, & l'autre le foir , fans en pren-dre l'après-dînée , fi on le juge ainfi à propos. Pendant ce tems-là , le ma-lade doit peu manger , & garder la chambre, fi la faifon le demande.

Rien de plus connu & de plus or-dinaire que ces décoctions des bois. Cependant on a vu , il n'y a pas long-tems , deux Charlatans à Paris les annoncer, avec profit , comme des fecrets très-utiles dans toutes fortes de Maladies ; tant le peuple , & fur-tout le peuple de Paris , eft avide de nouveautés ! Le premier étoit un Chirurgien nommé Calat. On di-foit qu'il ajoutoit aux autres bois ce-lui de *Phyllyrea* à feuilles étroites : belle addition , fans doute , & d'une grande vertu ! Il déclaroit auffi qu'il

Elles font di-ftribuées par deux Charla-tans , comme de nouveaux fecrets. .

faifoit bouillir dans fa tifane de la chaux d'or ; ce que j'ai peine à croire, quoique les frais n'euffent pas été grands. Mais quand il l'auroit fait, fa tifane n'en auroit pas eu plus de vertu.

L'autre étoit un Fondeur en cuivre, nommé VINACHE, qui fe vantoit d'avoir une préparation d'antimoine, qu'il ajoutoit à fa tifane, & qui la rendoit, à ce qu'il difoit, bien meilleure que les autres. Il étoit fouffert, & même foutenu par quelques Médecins : ce qui fit tort, pendant quelque tems, à la Médecine, & qui abufa plufieurs perfonnes ; mais ce qui n'a tourné enfin, comme il étoit jufte, qu'à la honte de fes approbateurs.

Différens remédes employés autrefois pour la Vérole, mais fans fuccès.

IX. Je crois devoir rapporter ici plufieurs autres remédes abfolument incapables de guérir la Vérole, & qui font auffi hors d'ufage depuis longtems, mais qui n'ont pas laiffé d'être autrefois vantés & employés par de célebres Médecins. On verra du moins, par ces exemples, combien il eft néceffaire, dans la Médecine, de ne pas fe livrer à des préventions mal fondées, & quelle peine on doit fe donner pour parvenir peu-à-peu à la découverte de la vérité.

1°. Le bois *Heſtdeen* ou *Heſtebdehen*, dont parle Avicenne (*a*), & le bois *Karon* ou *Kallem*, dont parle le même Auteur (*b*), ont été autrefois vantés (*c*), comme des ſpécifiques contre la Vérole, parce qu'on croyoit fauſſement que ces deux eſpèces de bois, appellées par Avicenne *bois d'Inde*, étoient la même choſe que le Guaiac, connu alors vulgairement ſous le nom de *bois d'Inde*. Mais il y a déja long-tems que Pierre-André Matthiole (*d*), Alfonse Ferry (*e*), Antoine Le Cocq (*f*), Gabriel Falloppe (*g*), Prosper Borgaruccio (*h*), ont remarqué que ces deux ſortes de bois, quels qu'ils fuſſent, ſont venus des

---

(*a*) *Canon. Lib. II, Tract. 2, Cap. 334.*

(*b*) *Ibid. Cap. 384.*

(*c*) Nicol. Massa, *Lib. III. De Morbo Neapolitano, Cap. 2.*

(*d*) *Dialogo de Morbo Gallico.*

(*e*) *Lib. I. De Morbo Gallico, Cap. 2.*

(*f*) *De Ligno Sancto non permiſcendo, in Præfat.*

(*g*) *De Morbo Gallico, Cap. 40.*

(*h*) *De Morbo Gallico, Cap. 14.*

Indes Orientales, qui étoient les feules connues du tems d'Avicenne ; & que par conséquent ni l'un ni l'autre n'a été le Guaiac, qui nous est apporté uniquement des Indes Occidentales.

2°. Jean de Léon, Africain (a), & Jules-Cesar Scaliger, qui l'a suivi (b), font cas d'un certain bois, appellé *Eitalche* en langage Africain, comme un excellent reméde contre la Vérole. Sa moëlle est de diverse couleur en divers Cantons, blanche en Numidie, noire en Ethiopie, purpurine en Libye. C'est de cette derniere rapée que *les Médecins d'Afrique se servoient dans le traitement de la Vérole ; d'où vient qu'on l'appelloit communément le Bois de la Vérole* (c). Or, il paroît clairement par la Description de Jean de Leon, que l'arbre qui portoit ce bois, étoit *haut, épineux, tout-à-fait semblable par les feuilles au Génèvrier* ; en un mot, le même que le grand Génèvrier à bayes rougeâtres, dit Oxycèdre (d).

(a) *Description. Africæ*, Lib. IX.
(b) *Exercit. in Cardanum.* 181. *Art.* 19.
(c) Jean de Léon, *à l'endroit cité.*
(d) On voit clairement dans Avicenne,

Au reste, Bernardin Tomitano(*a*), & Antoine Fracantiano (*b*), appellent par corruption ce bois Eutalche, bois *Hetechen*, & l'un & l'autre l'approuvent contre la Vérole. On peut voir ci-dessus à l'Article IV, de ce Chapitre, ce qu'on doit penser de la vertu du bois de Génièvre pour la guérison de la Vérole, donné à la place du Guaiac.

3°. Jean Fernel, savant Médecin de Paris, mais ennemi déclaré du Mercure, qu'il regardoit comme une invention pernicieuse des Empiriques, promettoit la guérison parfaite de la Vérole, sans Mercure & sans Guaiac, par le moyen de deux Opiates, l'une qu'il appelloit *la grande*, & l'autre *la petite*, composées toutes deux de divers vulnéraires & purgatifs, mais toutes deux incapables de produire l'effet qu'il en attendoit. Je ne rapporterai point ici les Formules de ces Opiates. On peut les voir dans Fernel (*c*) & dans Julien Paul-

---

Canon. Lib. 2, *Tract.* 2, *Cap.* 367, que le Génièvre se nomme en Arabe *Harar*.

(*a*) Lib. 2. *De Morbo Gallico*, Cap. 16.
(*b*) *De Morbo Gallico*, Cap. 10.
(*c*) *De Curatione Luis Venereæ*, Cap. 15.

mier (*a*), qui les ont décrites au long.

4°. Ce Julien Paulmier, célebre Disciple de Fernel, quelque entêté qu'il fût de l'opinion de son Maître, n'osa pas condamner, comme lui, l'usage du Mercure, dont l'utilité se manifestoit de plus en plus chaque jour ; mais il crut, avec lui, pouvoir guérir la Vérole par le seul usage d'une opiate qu'il propose (*b*), & qui, à ce qu'il dit, *n'a trompé personne*. Il a soin d'avertir qu'elle se vend à Paris, *dans la rue S. Antoine*, chez un Apothicaire qu'il nomme, & il avoue qu'elle est composée des deux opiates de Fernel, dont j'ai parlé, *augmentée de quelques autres médicamens, dont il avoit éprouvé la vertu contre les poisons, & pour exciter la sueur*. Mais il est très-certain que cette opiate si vantée n'a jamais produit l'effet qu'on en attendoit.

5°. Guillaume Rondelet, Professeur & Chancelier de la Faculté de Médecine de Montpellier, assure (*c*)

(*a*) Lib. 1. *De Lue Venereâ*, Cap. 7.
(*b*) *Ibidem.*
(*c*) *Tract. De Morbo Italico.*

qu'*il*

qu'il s'eſt ſervi pour des malades pauvres, du ſyrop de Saint-Ambroiſe, qui ſe fait avec la décoĉtion de millet & les petites branches de figuier. On trouve un ſemblable reméde dans la *Pharmacopée* de BATES, ſous le titre de *décoĉtion Ambroiſienne*, où on l'appelle *excellent diaphorétique*. NICOLAS CHESNEAU rapporte (*a*) une troiſiéme formule de ce reméde, ſuivant laquelle on fait la décoĉtion de millet avec des raiſins ſecs & des figues, & il dit que cette décoĉtion eſt louée par OTTHON HEURNIUS, *comme un excellent ſudorifique & diurétique*. Mais quand même ces ſyrops ou ces décoĉtions ſeroient propres à exciter la ſueur, on voit aſſez qu'ils ne ſeroient point capables de guérir parfaitement la Vérole.

6°. AUGIER FERRIER propoſe, dans ſon *Livre ſur la Vérole*, Chap. 15 & 20, pluſieurs remédes tirés des végétaux, qu'il regarde comme de bons remédes à ſubſtituer au Guaiac, à la Squine & à la Salſe-pareille ; tels que les racines de nos roſeaux,

______

(*a*) Dans ſa Liſte Alphabétique des Remédes.

de Gentiane, de Cabaret, de Tormentille : à quoi d'autres ont coutume d'ajouter les racines de *Smilax aspera*, de Petafite, de Cyclamen, d'Iris, d'Aunée, & principalement de Tamarifc (*a*). Mais tout cela étoit bien moins efficace que le Guaiac, qui ne l'étoit pas affez lui-même.

7°. La décoction de Saponaire ou Savoniere ordinaire, autrement *Lychnis Saponaria dicta*, a été vantée en qualité de fpécifique, par JEAN-BAPTISTE ZAPATA, Empirique, dans un Livre intitulé : *Les Secrets merveilleux* (*b*), & qui plus eft, recommandée comme efficace par EUSTACHE RUDIUS (*c*), par LOUIS SEPTAL (*d*), & par DANIEL SENNERT (*e*) : mais il y a long-tems qu'on ne s'en fert plus, parce qu'elle n'a dans le fond aucune vertu.

8°. Enfin SAMUEL FORMY, Chi-

(*a*) Voyez PROSPER ALPIN, *des Plantes d'Egypte*, Chap. 9, & les Obfervations de VESLINGIUS fur ce Chapitre.

(*b*) *I Maravigliofi Secreti*, Cap. 9.

(*c*) Lib. IV. *De Morbo Gallico*, Cap. 5 & 12.

(*d*) *Caution. Medicar.* Lib. VI.

(*e*) *Practicæ*, Lib. VI, Part. 4, Cap. 17.

rurgien de Montpellier, raconte (a)
qu'Henri III, *Roi de France, ayant
la Vérole, & n'ayant pu être guéri par
ses Médecins ordinaires, apprit que
(Pierre) Pena, qui exerçoit alors
la Médecine à Paris, guérissoit plusieurs malades pareils avec un reméde
particulier, qu'il avoit appris d'un
Turc; & que ce Prince l'ayant fait
venir, en fut guéri.* Ce reméde particulier n'étoit autre chose qu'une décoction de racine de Bardane, coupée par tranches, dans parties égales d'eau de fontaine & de vin blanc,
à quoi l'on ajoutoit sur la fin, des follicules de Séné. On prenoit à jeun,
tous les matins, dans le lit, pendant
quinze ou vingt jours, demi-livre de
cette décoction; & l'on appliquoit,
sur différentes parties du corps, de
gros cailloux chauds, & enveloppés
d'un linge, afin de faire suer.

Je n'ignore pas qu'il y a des gens
qui assurent, que ce n'étoit pas la
Vérole dont Henri III fut guéri par
l'usage de la racine de Bardane, mais
la fièvre quarte. C'est le sentiment de

______

(a) Dans les Observat. communiquées à
Lazare Riviere, Observat. 41.

Tancrede Robin, cité par M. Manget (*a*) & celui de M. Chomel, Docteur en Médecine de la Faculté de Paris (*b*). Mais je crois qu'ils se sont trompés , & que ce qui les a induits en erreur , c'est qu'ils n'ont pas lu attentivement les Observations de George Jerôme Velschius , où cette histoire est racontée. En effet, cet Auteur , après avoir dit (*c*) qu'*un certain Empirique de Paris guérissoit heureusement beaucoup de fièvres quartes avec la décoction de racine de Bardane dans le vin blanc*, ajoute aussitôt que *les remédes de la fièvre quarte sont aussi quelquefois ceux de la Vérole.* Ainsi (continue-t-il) Guillaume Baillou (*d*) *raconte qu'une fièvre quarte, accompagnée d'ulcères aux jambes , fut guérie par les frictions mercurielles* ; & Samuel Formy , *cité par* Lazare Riviere (*e*) *témoigne*

(*a*) *Bibliotheca Pharmaceutica* , a umot *Bardana.*

(*b*) Abrégé de l'Histoire des Plantes Usuelles.

(*c*) *Observationum Medicinalium Episagma* , *Observat.* 4.

(*d*) Lib. II, *Epidem.* & *Ephemerid.* p. 131.

(*e*) Observat. 41.

qu'Henri III , *Roi de France , fut
guéri de la Vérole par* Pierre Péna *,
avec la décoction de Bardane.* Faute
d'avoir fait affez d'attention au fens
des mots Latins , & au rapport des
Pronoms relatifs employés dans cette
Période, on a cru que la Vérole ,
accompagnée d'ulcères aux jambes ,
avoit été guérie par les frictions mercurielles dans le malade de Baillou,
& la fièvre quarte dans Henri III,
par la décoction de Bardane ; au lieu
que les paroles du Texte difent manifeftement le contraire.

Il s'enfuit de-là que le témoignage
de Velschius, loin d'affoiblir l'autorité de Formy, confirme au contraire fon Obfervation. On ne peut
pas dire non plus (comme je fais que
quelqu'un l'a dit) , que Péna lui-
même dife le contraire , puifque ce
Médecin n'en a point parlé ; du moins
que je fache. Ainfi , il eft croyable
que le Virus Vérolique dont Henri III
fut infecté , lorfqu'à fon retour de
Pologne, il gagna à Venife une Gonorrhée Virulente , fe manifefta de
nouveau quelques années après , &
qu'alors, fuivant le rapport de Formy, Pierre Péna le réprima par la

F iij

décoction de Bardane. Je dis *le ré-prima*, parce que je ne crois pas que la décoction de cette racine soit capable d'extirper le Virus Vérolique, ni même qu'elle mérite d'être comparée en aucune façon avec la décoction de Guaiac ; quoi que puissent dire de sa vertu contre les Maladies Vénériennes, SIMON PAULLI (*a*) & GEORGE BAGLIVI (*b*) : sans parler de ce que bien d'autres Auteurs rapportent de la vertu anti-Vénérienne de la racine de Bardane.

9°. Enfin, les Ecrivains des Voyages faits sur les Côtes d'Amérique, prétendent presque tous unanimement, que la chair des grandes Tortues de Mer, qu'on trouve fréquemment sur les rivages & les Isles de l'Amérique, est excellente pour faire passer la Vérole. Ils disent effectivement, que, si un Vérolé ne prend point d'autre nourriture, il lui vient d'abord quantité de cloux par tout le corps, lesquels s'étant élevés en pointe, suppurent beaucoup ; ils s'imaginent que par ce moyen, dans l'es-

(*a*) *Quadriparti. Botanic. Cap. 3.*
(*b*) *Praxeos. Lib. 1. §. De Lue Venereâ.*

pace d'un mois , tout le Virus caché
dans le corps en eſt totalement chaſſé.
Ils ajoutent que ces écumeurs de mer
qu'on appelle *Flibuſtiers* , & qui infeſ-
tent les Côtes d'Amérique , ne ſe
guériſſent point autrement , toutes les
fois qu'ils ſe ſentent attaqués de cette
Maladie , qui leur eſt fort ordinaire.
Je me rappelle , à ce ſujet , que dans
le tems de la naiſſance du Mal Vénérien , la plûpart des Médecins recom-
mandoient la chair , la décoction , le
ſyrop , &c , de Vipères , & qu'ils employoient eux - mêmes ces remédes
comme des ſpécifiques admirables.
Mais j'en dis autant des uns que des
autres. On pourra peut-être me faire
croire que l'uſage de la chair de Tortue adoucit pour quelque tems la
cruelle violence de la Vérole ; mais
on ne me perſuadera jamais qu'il procure une guériſon parfaite. Car je ne
tiens aucun compte ni des expériences des Corſaires , ni des témoignages
des Voyageurs qu'on allègue , attendu
que je les regarde comme de mauvais
juges en fait de Médecine.

CHAPITRE VII.

De l'usage que l'on a fait du Mercure & des préparations Mercurielles dans le traitement de la Vérole , dans le tems qu'elle commença à paroître jusqu'à présent.

Description du mercure

LE *Mercure* ou *Vif-Argent* , est une substance métallique , mobile , fluide, très-pesante , prenant toujours une figure ronde ou presque ronde , d'un blanc tirant sur le bleu, & prompte à s'unir à l'or. Il y en a de deux sortes ; l'un *naturel* , qui se tire des mines en forme de Mercure coulant , & se nomme *Mercure Vierge* ; l'autre *artificiel* , que l'on sépare, par le feu, de la mine de Cinnabre , & qui s'appelle *Mercure revivifié du Cinnabre.* On trouve l'un & l'autre en divers endroits de l'Europe ; mais celui qu'on apporte d'Espagne & de Hongrie , passe pour le meilleur.

Les anciens l'ont regardé comme un poison.

Le Mercure , qui a été autrefois connu à ARISTOTE (*a*) , à son Dis-

(*a*) *Meteorologicor.* Lib. IV, Cap. 8.

ciple THÉOPHRASTE (*a*), sous le nom d'*argent fondu*, & à PLINE (*b*), sous le nom d'*argent vif*, a été long-tems banni de la Médecine, parce qu'on le croyoit vénéneux. C'est ainsi que DIOSCORIDE (*c*) a cru *qu'il étoit un poison mortel, si on l'avaloit, & qu'il rongeoit les intestins par sa pesanteur.* C'est ainsi que GALIEN (*d*) l'a mis au rang des poisons : quoiqu'à dire le vrai, ce jugement de GALIEN sur le Mercure, semble plutôt fondé sur le sentiment d'autrui, que sur le sien, puisqu'il avoue ailleurs (*e*), *qu'il n'a jamais fait aucun usage du Mercure, pour pouvoir juger s'il tue, étant pris intérieurement, ou appliqué extérieurement.* C'est ainsi enfin que tous les Médecins des siécles postérieurs l'ont proscrit, après GALIEN & DIOS-CORIDE, comme on peut voir dans

---

(*a*) Lib. *De Lapidibus.*

(*b*) *Histor. Natural.* Lib. XXXIII, Cap. 6.

(*c*) *De Medicinali Materiâ.* Lib. V, Cap. 110, & *Alexipharm.* Cap. 28.

(*d*) *De simplic. Medicam. Facult.* Lib. IV, Cap. 19, & Lib. V, Cap. 19, & in 6. *Epidem. Comment.* 6, *Text.* 6.

(*e*) *Ibid.* Lib. 9, Cap. 3, Art. 32.

ORIBASE (*a*), dans PAUL d'*Ægine* (*b*), dans AETIUS (*c*), & dans ACTUARIUS (*d*).

Les Médecins Arabes l'ont employé extérieurement.

Les Médecins Arabes ont été les premiers qui aient ofé employer le Mercure extérieurement, foit pour détruire les poux, comme l'employoient RHASIS (*e*), SERAPION (*f*), AVICENNE (*g*) & ISAAC (*h*), dans les Ouvrages defquels on trouve un onguent de Mercure, foit contre les poux, foit pour guérir la galle, les dartres & les autres maladies de la peau ; & c'eft ainfi qu'AVICENNE, SÉRAPION (*i*) & MESUÉ (*k*) l'employoient pour la galle, l'*impetigo* ou la gratelle, & la maladie de la peau qu'ils appelloient *gros phlegme*.

(*a*) *Medic. Collectan.* Lib. XIII, au mot Ὑδράργυρος.

(*b*) *De Re Medicâ*, Lib. V, Cap. 62, & Lib. VII, au mot Ὑδράργυρος.

(*c*) *Tetrabibl.* 1, *Serm.* 1, Cap. 1, & *Tetrab.* 4, *Serm.* 1, Cap. 79.

(*d*) *Method. Medendi*, Lib. V, Cap. 12, &c.

(*e*) Lib. IX, ad ALMANSOR.

(*f*) Lib. *De Simplic. Medic.* Cap. 385.

(*g*) Lib. 2, Tract. 2, Cap. 47.

(*h*) Lib. IV, Pract. Cap. 9.

(*i*) Dans les endroits qu'on vient de citer.

(*k*) *Antidotar. Diftinction.* 114.

Presque tous les Médecins qui ont vécu en Europe avant le renouvelle-ment des Belles-Lettres, se sont servi du Mercure pour deux usages, à l'imitation des Arabes. On trouve des onguens Mercuriels ordonnés contre les poux, par PIERRE HISPANI, célébre Médecin, qui fut créé Pape en 1276, & prit le nom de JEAN XXI (a); par GUILLAUME VARIGNANA, qui pratiqua avec honneur la Médecine à Gènes vers l'an 1300 (b); par BERNARD GORDON, qui enseigna avec réputation à Montpellier en 1305 (c); par GUY DE CHAULIAC, Chapelain & Médecin des Papes CLÉMENT VI, & URBAIN V, depuis l'an 1348, jusqu'à l'an 1363 (d); par VALESCUS DE TARANTA, qui professa la Médecine à Montpellier en 1418 (e).

Ils ont été suivis en cela de presque tous les Médecins Européens des siécles suivans.

C'est ainsi que ROGER DE PARME,

(a) Thesaurus Pauperum, Cap. 4, de Pediculis & Lendibus.

(b) Secretor. Sublimium. Tractat. 3, Cap. 9.

(c) Lilii Particul. 2, Cap. 9.

(d) Chirurgiæ magnæ Tractat. 6. Doctrin. 1, Cap. 3, sur la fin.

(e) Philonii. Lib. VII, Cap. 74.

Médecin, vers l'an 1250 (*a*); ROL-
LAND CAPELLUTUS, Médecin,
vers l'an 1268 (*b*); PIERRE HIS-
PANI, qui étant Pape, se nomma
JEAN XXI (*c*); THÉODORIC, Médecin célebre, vers l'an 1280, qui
étant entré dans l'Ordre des Freres-
Prêcheurs, fut fait Evêque de Cer-
vie (*d*); ARNAUD DE VILLENEUVE,
vers l'an 1300 (*e*); GUILLAUME VA-
RIGNANA, environ vers le même
tems (*f*); BERNARD GORDON,
en 1305 (*g*); GUY DE CHAULIAC,
en 1363 (*h*); VALESCUS DE TA-
RANTA, en 1418 (*i*), &c, ont em-

(*a*) *Chirurgiæ*, Lib. 1, Cap. 42. *De Mor-
phœâ albâ.*

(*b*) *Chirurgiæ*, Lib. 1, Cap. 15. *De Rimâ,
seu Ruffâ Capitis.*

(*c*) *Thesaurus Pauperum*, Cap. 3. *De Pustulis & Scabie Capitis*, & Cap. 76. *De Curatione Scabiei.*

(*d*) *Chirurgiæ*. Lib. III, Cap. 49. *De Malo
mortuo.*

(*e*) *Medic.* Pract. Lib. 2, Cap. 43. *De Scabie seu Pruritu.*

(*f*) *Secretorum sublimium,* Tract. 3, Cap. 1.

(*g*) *Lilii Particul.* 1, Cap. 24, Rubric. 1,
& Cap. 25.

(*h*) *Chirurgiæ Magnæ*, Tract. 6, Doct. 1,
Cap. 3, Rubric. 1, 2 & 4.

(*i*) *Philonii*, Lib. 7, Cap. 35 & 36.

ployé des onguens mercuriels contre la Galle, & les diverſes eſpéces de Galles, telles que le *Malum-Mortuum*, le *Phlegma ſalſum*, & l'*Aſaphati*.

Entre les onguens mercuriels qui étoient le plus en vogue dans ce tems-là, un des plus fameux fut *l'Onguent Saraſin*, ainſi appellé ſans doute, parce qu'on le tenoit des Arabes ou ou Saraſins. On en trouve la formule ſuivante dans G u y d e C h a u - l i a c (*a*).

Prenez d'Euphorbe & de Litharge, de chacun ſix onces;

De Staphiſaigre, une once & demie,

De Mercure, trois onces;

De graiſſe d'un vieux cochon, douze onces.

Incorporez le tout enſemble dans un mortier, & faites - en un onguent, dont le malade ſe frottera une fois la ſemaine.

Comme cet onguent contenoit un neuviéme de mercure, il devoit, par ſon application ſur la peau, cauſer ſouvent la ſalivation; & il paroît effecti-

____

(*a*) A l'endroit cité.

vement que PIERRE HISPANI, THÉODORIC & GUY DE CHAULIAC ont fu qu'il pouvoit produire cet effet, puifque d'un côté les deux derniers avertiffent en termes exprès, que *ce liniment fait fortir des fuperfluités par la bouche, en faifant baver, & en faifant fuer fous les aiffelles*, & que GUY DE CHAULIAC ajoute, que *le mercure nuit aux principaux membres, aux dents & aux gencives*: c'eft pourquoi il propofe différens gargarifmes pour garantir le dedans de la bouche; & que de l'autre, PIERRE HISPANI, après avoir propofé fon *Onguent Sarafin*, qui contient un huitiéme de vif-argent, & qu'il appelle *un onguent précieux pour la Galle*, dont il dit *avoir éprouvé l'efficacité*, continue ainfi : (a) « Le malade fe » frottera de cet onguent depuis le » coude jufqu'à trois droigts de dif- » tance de la main, & depuis le

____

(a) Dans fon *Tréfor des Pauvres*, Chap. 76, où il parle du *traitement de la Galle*. Je tire ce paffage de l'Edition de Lyon, de l'an 1525; car les Editions poftérieures de ce Livre font moins fideles, attendu qu'elles ont été différemment altérées & corrompues par les Editeurs.

» deffus du genou jufqu'à égale dif-
» tance du pied. Cela doit fe faire
» au Soleil ou devant le feu, après
» neuf heures. Et fi vous voyez que
» le phlegme monte jufqu'à exciter
» le vomiffement, ou un gonflement
» des parties fupérieures, ceffez de
» frotter : finon, continuez jufqu'au
» feptiéme jour ». Quant à Théodoric & Guy de Chauliac, je crois
que ces deux Auteurs font les premiers qui aient obfervé la falivation,
nouvelle efpéce d'évacuation, dont,
à mon avis, aucun Médecin plus ancien n'a parlé, à l'exception, peut-
être, d'Alsaharavius, & dont la découverte a été pourtant d'une grande
utilité dans la Médecine.

J'ai cru néceffaire d'entrer dans ce détail ; parce qu'il eft certain que c'eft de là qu'on a pris, par voie d'a-nalogie, la méthode d'employer le mercure pour le traitement de la Vé-role, dont on fe fert aujourd'hui. Comme les Médecins qui vivoient dans le tems que la Vérole parut, favoient que ceux qui les avoient précédés, avoient employé depuis long-tems, & qu'ils employoient eux-mêmes tous les jours, avec fuc-

cès , les onguens mercuriels pour
l'*impetigo* ou la gratelle, les dartres ,
la galle , le phlegme salé , le mal-
mort , & les autres maladies de la
peau , rien n'étoit plus naturel que
de se persuader qu'ils pouvoient s'en
servir aussi pour traiter cette maladie
nouvelle , dont les principaux & les
plus ordinaires symptômes étoient
alors des pustules & des ulcères malins , qui gâtoient la peau ; ce qui faisoit croire qu'elle différoit peu de la
galle , des dartres, du mal-mort , &c.
En quoi ils ont sagement suivi l'avis
de CELSE, qui, *dans sa Préface* ,
conseille au Médecin « de ne point
» s'amuser à chercher dans sa tête
» des remédes inconnus, s'il survient
» quelque mal qu'il ne connoisse pas ;
» mais d'examiner de quelle maladie
» il approche le plus , & de tenter
» des remédes semblables à ceux qui
» ont guéri plusieurs fois un mal ap-
» prochant ; ce qui est le moyen de
» trouver du secours par analogie ».

Je pourrois appuyer cette conjecture du témoignage exprès de célebres Médecins, qui, la plûpart, ont vu
les commencemens du Mal Vénérien ;
comme de GASPARD TORRELLA,

en 1500 (*a*) ; de Wendelin Hock, en 1502 (*b*) ; de Jacques Catanée du *Lac-Marcin*, en 1505 (*c*) ; de Jean Benoît, vers l'an 1510 (*d*) ; de Jean Manard, vers l'an 1520 (*e*) ; de Gabriel Falloppe, en 1560 (*f*), &c. Mais je crois qu'il suffira de citer Jean de Vigo, savant Chirurgien, qui vivoit dans les commencemens du Mal Vénérien, & qui, vers l'an 1514, écrivit sur cette maladie un Traité, où il parle ainsi en propres termes (*g*) : *Tout ce qu'on a trouvé de bon pour la guérison de la Vérole, tant dans les remédes particuliers, que dans les généraux, (croyez moi, j'en ai l'expérience) vient de* Théodoric (*h*), *&* d'Arnaud de Villeneuve (*i*).

Il faut qu'on ait employé le mercure en onguent pour la Vérole, Employé en onguens dès les premiers

_____

(*a*) Dialog. *De Dolore in Pudendagrâ.*
(*b*) *De Morbo Gallico*, Cap. 15.
(*c*) *De Morbo Gallico*, Cap. 7.
(*d*) *De Morbo Gallico*, Cap. 4.
(*e*) *Epiſtolâ ad* Michaelem Santanam, *Chirurgum.*
(*f*) *De Morbo Gallico*, Cap. 76.
(*g*) *Practicæ*, Lib. v. *De Morbo Gallico*, Cap. 3.
(*h*) Capitul. *De malo mortuo.*
(*i*) Capitul. *De Curâ Scabiei.*

dès les premiers commencemens de la maladie, puisque JEAN WEIDMANN, dans son *Livre des Puftules & du Mal François* ; CORADIN GILINI, dans son *Opufcule de la Vérole*, & GASPARD TORRELLA, dans son *Traité du Mal Vénérien*, en 1497 ; SÉBASTIEN AQUILANUS, dans son *Traité de la Maladie Françoife*, en 1498 ; ANTOINE BENIVENIO, dans son *Livre des Caufes cachées des Maladies*, & WENDELIN HOCK, dans son *Livre de la Mentagre*, en 1502 ; JACQUES CATANÉE, dans son *Traité de la Vérole*, en 1505 ; JEAN VOCHS, dans son *Traité de la Pefte de l'année 1507, & de fa Cure*, en 1508 ; JEAN ALMENAR, dans son *petit Livre de la Maladie Vénérienne*, en 1510 ; mais principalement ANGELO BOLOGNINI, Docteur en Médecine & Profeffeur en Chirurgie dans l'Univerfité de Bologne, dans son *Traité des onguens*, Chap. 6, en 1506, louent & propofent divers onguens mercuriels.

C'eft pourquoi j'ai peine à croire que JEAN BERENGER DE CARPI, improprement nommé JEAN CARPUS, Médecin, & Profeffeur de Chirurgie

à Pavie, ait le premier inventé l'u-
fage du Mercure pour traiter la Vérole, ou qu'il ait pratiqué lui feul cette
méthode, comme le dit FALLOPPE (a).
Mais je crois bien que lui & JEAN DE
VIGO, fon contemporain, en ont été
les principaux promoteurs ; puifqu'en
l'employant ils traiterent & guérirent
parfaitement un grand nombre de
malades, & qu'ils acquirent beaucoup
de réputation & de bien. FALLOPPE
affure d'un côté (b), que JEAN DE
CARPI *devint fi riche par ce feul moyen,
qu'il laiffa au Duc de Ferrare, par fon
teftament, 400000 écus, outre l'argent non-monnoyé.* Et JEAN DE VIGO
rapporte, pour ce qui le regarde (c),
*qu'il avoit mille fois éprouvé un cérat
(mercuriel) de fa façon, & qu'il en
avoit tiré beaucoup d'honneur & de
profit.*

Dans les commencemens, les Médecins n'employerent le mercure en
onguent, qu'avec beaucoup de précautions, après beaucoup de préparations, & en très-petite dofe ; parce

Mais en très-
petite dofe,
& avec beau-
coup de pré-
caution.

____

(a) *De Morbo Gallico*, Cap. 76.
(b) Dans l'endroit qu'on vient de citer.
(c) Pract. Lib. v, Cap. 2.

qu'ils craignoient un reméde qui n'é-
toit pas encore affez connu. Ainfi,
dans l'onguent propofé par TOR-
RELLA, à peine y a t-il un quarantiéme de mercure ; dans ceux de GI-
LINI & d'AQUILANUS, il en entre
au plus un quinziéme ou un quator-
ziéme ; & dans ceux de WINDELIN
HOCK, un huitiéme. Certainement
c'étoit-là trop peu de mercure. On auroit pu augmenter cette dofe dans la
fuite, avec le fecours de l'expérience
(comme il eft certain qu'on l'a augmentée), & parvenir ainfi peu-à-
peu à la dofe convenable. Mais les
Empiriques, dont rien n'égale la témérité & l'imprudence, gâterent tout
par leur précipitation. Ils donnerent
le mercure en friction, fans avoir fait
précéder aucun des remédes généraux ; & voyant que les Médecins
qui l'employoient en trop petite dofe,
l'employoient le plus fouvent fans
fuccès, ils tomberent dans un excès
oppofé, & accablerent les malades
par des frictions fi fortes, & fi pré-
cipitées, que plufieurs en périffoient,
& que ceux qui avoient affez de force
ou affez de bonheur pour réfifter à la
violence du reméde, fe trouvoient

épuisés par la salivation, la diarrhée, les ulcères à la bouche, & l'inflammation de la tête, étoient maigres, défaits, exténués, perdoient les dents & l'usage libre de la parole, avoient la bouche bridée, & ne recouvroient la santé qu'après bien du tems, & après des souffrances longues & inexprimables.

De-là vient que les Médecins s'élevèrent avec tant de vivacité contre les Charlatans, qui étoient les auteurs de tant de malheureux accidens. *Que ceux*, disoit GILINI (*a*), *qui se fient à des ignorans, tels que les Barbiers, les Cordonniers, les avetiers & sur-tout ces Coureurs, qui sont de véritables bourreaux du genre humain .... qui sans évacuer l'humeur Vérolique, prétendent guérir cette maladie par les seuls topiques, prennent garde à ce qu'ils font ... Les Droguistes*, disoit TORRELLA (*b*), *les Herboristes, toutes sortes d'Artisans, de vagabonds & d'imposteurs, se vantent en ce tems-ci de guérir parfaitement la Vérole. Comme ils ne savent rien, ils ne doutent de*

Cette méthode fut bientôt décriée par l'imprudence des Empiriques, contre lesquels les Médecins s'élevèrent.

____

(*a*) Dans l'endroit cité ci-dessus.
(*b*) Dialog. *De Dolore in Pudendagrâ.*

rien, & promettent des merveilles. On croiroit, à les entendre, qu'ils vont ressusciter les morts ; mais ces belles espérances sont bientôt terminées par une mort soudaine & imprévue.

Et ce fut avec raison, selon de Hutten.

Les déclamations des Médecins contre les Empiriques de leur tems, ne paroîtront pas outrées, s'il faut s'en rapporter au récit que fait DE HUTTEN, des terribles accidens qui arrivoient aux malades traités par le mercure, & dont il avoit fait lui-même l'épreuve ; puisqu'il avoit eu durant neuf ans la Vérole, & qu'il avoit été traité onze fois par les frictions. « Ils faisoient, dit-il (a), avec un » liniment composé de différentes dro- » gues, des onctions sur les jointures » des bras & des jambes. Quelques uns » en faisoient sur l'épine du dos & sur » le cou ; quelques autres, sur les » tempes & sur le nombril ; d'autres » sur tout le corps. Aux uns, on n'em- » ployoit ce reméde qu'une fois le » jour ; aux autres, deux fois ; à quel- » ques uns on ne le répétoit que de » trois en trois, ou de quatre en quatre

____

(a) *De Morbi Gallici Curatione per administrationem Ligni Guaiaci, Cap. 4.*

» jours. On tenoit les malades , pen-
» dant vingt ou trente jours, & quel-
» quefois davantage , enfermés dans
» une étuve , où l'on entretenoit con-
» tinuellement une très-grande cha-
» leur. Après les avoir frottés d'on-
» guent, on les mettoit au lit ; & les
» ayant bien couverts , on les faifoit
» fuer. Pour lui , à peine eut-il été
» frotté deux fois , qu'il tomba dans
» une langueur extrême. L'onguent
» opéroit avec tant de force , que le
» Mal. , qui occupoit la furface du
» corps , étoit repouffé fur l'eftomac ,
» d'où il fe portoit au cerveau , &
» caufoit une fi abondante falivation ,
» qu'on étoit en danger de perdre les
» dents , fi l'on n'avoit pas attention
» de prévenir ces accidens. Le go-
» fier , la langue & le palais s'ulcé-
» roient ; les gencives s'enfloient ; les
» dents branloient ; il couloit de la
» bouche , fans relâche , une bave
» très puante , capable d'infecter tout
» ce qu'elle touchoit , & qui produi-
» foit des ulcères dans le dedans des
» lèvres & des joues. Toute la maifon
» fe reffentoit de la mauvaife odeur.
» Et cette maniere de traiter la Vé-
» role étoit fi cruelle , que plufieurs

» aïmoient mieux mourir, que de
» guérir par ce moyen. Ce n'eſt pas
» que beaucoup fuſſent guéris. A peine
» de cent y en avoit-il un ; encore
» retomboit-il le plus ſouvent, au
» bout de quelques jours…. Ce qu'il y
» avoit de plus déplorable dans l'u-
» ſage des frictions, (continue le
» même Auteur) c'eſt que ceux qui
» les employoient, ne ſavoient point
» la Médecine. Ce n'étoient pas *ſeu-*
» *lement des Chirurgiens*, qui s'en mê-
» loient ; mais des gens dont tout le
» mérite étoit une effronterie ſans bor-
» nes, & qui employoient ſans aucune
» ſorte de ſcience, ce qu'ils avoient
» vu mettre en uſage ſur d'autres ma-
» lades, ou ce qu'ils avoient vu em-
» ployer ſur eux-mémes. Ils ſe ſer-
» voient d'un même onguent pour
» tous les malades, & en faiſoient,
» comme on dit, une ſelle à tous
» chevaux. S'il ſurvenoit quelque ac-
» cident, ils ne ſavoient comment y
» remédier. Le Public étoit aſſez aveu-
» glé, & les Médecins aſſez foibles,
» pour laiſſer ces ſcélérats dans la poſ-
» ſeſſion d'entreprendre tout ce qu'ils
» vouloient : ainſi, n'obſervant point
» d'autre régle que celle de tourmen-
» ter

» ter impitoyablement les malades,
» ils les traitoient tous indifférem-
» ment de la même façon, fans au-
» cun égard, ni à l'âge, ni au tem-
» pérament. Ces prétendus guérif-
» feurs ne s'embarraffoient pas d'éva-
» cuer par les felles l'humeur véroli-
» que, & n'avoient aucun foin d'af-
» fujettir à un régime convenable. Les
» chofes en venoient enfin à ce point,
» que les malades ayant les dents ébran-
» lées, ne pouvoient plus s'en fervir.
» Comme leur bouche n'étoit qu'un
» ulcère puant, & que leur eftomac
» étoit affoibli, ils n'avoient point
» d'appétit ; & quoiqu'ils fuffent tour-
» mentés d'une foif intolérable, leur
» eftomac ne pouvoit s'accommoder
» d'aucune forte de boiffon. Plufieurs
» étoient attaqués de vertiges ; quel-
» ques-uns, de folie. Ils étoient faifis
» d'un tremblement aux mains, aux
» pieds, & par tout le corps ; & ils
» étoient expofés à un bégayement,
» quelquefois incurable. J'en ai vu mou-
» rir plufieurs au milieu du traitement;
» & je fais que trois payfans malades,
» ayant été enfermés, par un de ces
» Empiriques, dans une étuve fort
» chaude, où ils demeurerent néan-

<table><tr><td>Tome II</td><td>G</td></tr></table>

» moins patiemment , dans l'espé-
» rance d'être guéris , périrent misé-
» rablement par la violence de la cha-
» leur , qui les épuisa peu-à-peu. J'en
» ai vu d'autres suffoqués par le gon-
» flement de la gorge , & d'autres
» qui ont péri par une difficulté d'u-
» riner. Très-peu ont recouvré leur
» santé ; encore ce n'a été qu'après
» les dangers , les souffrances & les
» maux dont j'ai parlé ».

C'est pour-quoi le Guai-ac , la Squi-ne , la Salse-pareille , & le Sassafras , furent reçus pendant quel-que temps avec empres-sement.

Il n'est donc pas étonnant que le Guaiac & le Bois Saint , apportés en Europe en 1517 , que la racine de Squine , apportée en 1535 , celle de Salse-pareille , apportée environ vers le même tems , & le Sassafras apporté peu de tems après , ayent été reçus , avec tant d'empressement , comme de merveilleux spécifiques : car on croyoit qu'ils délivreroient d'un cruel mal , & d'un reméde pire que le mal. Mais que les espérances des hommes sont trompeuses ! On connut bien-tôt qu'il y avoit plusieurs Véroles si mauvaises , ou si invétérées , que tous ces remédes étrangers n'étoient pas capables de les détruire , & qu'elles ne cédoient qu'aux frictions mercu-rielles bien administrées. Ainsi, AL-

PHONSE FERRY assuroit (*a*), en 1538, qu'*il falloit en venir aux frictions* (mercurielles) *après qu'on avoit essayé deux ou trois fois inutilement le Bois St.* Ainsi, FALLOPPE rapportoit (*b*) en 1560, *qu'il avoit vu un jeune homme, qu'un empirique guérit de la Vérole par le moyen du mercure, après qu'on avoit employé sans succès tous les remédes étrangers. C'est pourquoi* (continue-t-il) *je me sers du mercure dans les Véroles rébelles & désespérées, sur-tout lorsque j'ai essayé auparavant tous les autres moyens.*

L'expérience ayant donc fait mieux connoître la vertu du Guaiac, de la Squine, &c ; & le peu que l'on devoit en attendre pour la guérison parfaite de la Vérole, ces remédes perdirent de leur réputation de jour en jour, & les Médecins, faute d'autres secours, furent contraints d'en revenir aux frictions mercurielles, qu'ils avoient, durant quelque tems, presque abandonnées. C'est ce qu'ANTOINE FRA-CANTIANO (*c*) avoue de bonne foi.

Mais il fal-
lut enfin re-
venir aux
frictions mer-
curielles.

(*a*) Lib. *De Ligno Sancto*, Cap. 6.
(*b*) Tract. *De Morbo Gallico*, Cap. 67.
(*c*) Lib. *De Morbo Gallico*. Ce Livre parut en 1564.

Une autre maniere de traiter le Mal (dit-il), c'eft d'employer les onctions mercurielles. Quoiqu'elles paroiffent le guérir quelquefois, on les avoit néanmoins abandonnées, comme un reméde trop violent & trop dangereux ; mais la Maladie s'étant rendue difficile & opiniâtre, beaucoup de Médecins très-habiles ont été obligés d'y revenir il y a deux ans.

Depuis ce tems-là, tous les Médecins de l'Europe ont regardé le mercure, & toutes les préparations mercurielles, comme des remédes fûrs pour extirper la Vérole ; ils fe font fervi fur-tout des frictions mercurielles qu'ils ont employées avec plus de ménagement qu'on ne faifoit, mais auffi avec plus de fuccès. Quant aux décoctions de Guaiac, de Squine, de Salfe-pareille & de Saffafras, on ne les emploie plus que pour les Maladies Vénériennes locales, commençantes, légères, ou, tout au plus, pour les Véroles compliquées avec les Ecrouelles ou avec le Scorbut, comme on verra dans la fuite ; & on ne les emploie jamais dans ce dernier cas, qu'après avoir fait précéder les remédes mercuriels.

On se servit du Mercure en deux manieres ; extérieurement , en fric-tions ; ou appliqué de quelque maniere que ce fût ; & intérieurement , en le faisant prendre par la bouche.

Double usa-
ge du Mercu-
re extérieur,
& intérieur.

Premiérement. L'usage extérieur du Mercure est plus ancien que la Vérole en Europe , & n'a été appliqué à la cure de cette Maladie , que par ana-logie , ainsi que nous l'avons dit ci-dessus. Les Anciens suivoient , dans l'administration de ce reméde , une méthode bien différente de celle qu'on suit aujourd'hui.

I. Il y avoit autrefois quatre ma-nières d'employer le Mercure exté-rieurement ; savoir , en onguent ou liniment ; en emplâtre ou cérat ; en parfum , & enfin en lavage.

Usage exté-
rieur de qua-
tre sortes.

1°. La base de l'onguent ou lini-ment , étoit du Mercure éteint , à la dose d'un sixiéme ou d'un huitiéme du tout. Pour empêcher que la qualité froide qu'on lui attribuoit , ne cau-fât aux nerfs un engourdissement , ou un relâchement , on y joignoit quan-tité d'autres drogues chaudes , atté-nuantes , raréfiantes , incisives , &c ; comme des graisses de porc , d'oie , d'ours , &c ; des moëlles ou du beur-

En onguent
ou liniment.

re ; des huiles de Camomille, d'A-
neth , de Laurier , de Rue , de
Maſtich , de Renard , de Vers de
terre & de Pétrole ; du Cyclamen ,
de l'Ariſtoloche , de la Staphyſaigre ;
des racines de Zédoaire , d'Yèble ,
d'Aunée, de Bryone & d'Iris de Florence ; du Pyrèthre , du Gingem-
bre , du Bdellium , de l'Euphorbe ,
de la Gomme Ammoniac, de l'Aloès,
du Styrax , du Maſtich, de la Litharge , du Soufre vif , du Tartre rouge,
des Cendres de Sarment, de la Thériaque , &c. Le nombre & la doſe
de toutes ces drogues varioient ſuivant le beſoin. Après les avoir bien
pilées & mêlées , on les réduiſoit
en forme d'onguent ou de liniment ,
dont ont frottoit chaudement les jointures des membres , & les membres
mêmes , juſqu'aux aiſſelles ou aux
aînes, & même tout le corps, s'abſte-
nant ſeulement de frotter les parties
qu'ils appelloient *principales* ; ſavoir,
le ventre, la poitrine & la tête : on
réitéroit pluſieurs fois ces frictions ,
juſqu'à ce qu'il parût des ſignes évidens de ſalivation.

En emplâtre ou cérat,   2°. La matiere de l'emplâtre ou
cérat mercuriel , étoit la même que

celle de l'onguent ; avec cette feule différence , qu'il y avoit moins de graiffe , & que ce moins de graiffe étoit fuppléé par une pareille quan-tité de cire , afin de donner à l'em-plâtre une confiftance convenable.

Dès l'an 1506 , Agelo Bolo-gnini , Docteur en Médecine , & Profeffeur de Chirurgie dans l'Uni-verfité de Bologne , avoit propofé dans fon *Livre des Onguens* , Chap. 6, la préparation & l'adminiftration du cérat mercuriel , dont il avoit vanté l'utilité. Mais un des plus fameux & des plus en ufage autrefois , étoit ce-lui que décrit Jean de Vigo (*a*) , dont il vante beaucoup la vertu , & qu'il dit avoir éprouvé mille fois. On en trouve la Formule dans toutes les Pharmacopées , fous le nom d'*Em-plâtre de* Vigo ; mais on y augmente ordinairement la quantité du Mercure jufqu'au quadruple , & on l'appelle *Onguent au quadruple de Mercure*. On étendoit cet emplâtre ou cérat fur de la peau , & on en couvroit les jointures des membres , les membres mêmes , & tout le corps , excepté

____

(*a*) *Practicæ fuæ copiofæ* , Lib. 5 , Cap. 2.

(comme on a dit de l'onguent) le ventre, la poitrine & la tête ; & on ne l'ôtoit que quand on voyoit paroître des fignes d'une falivation prochaine. D'autres Médecins plus timides, ou plus circonfpects, formoient avec l'emplâtre mercuriel une *ceinture* large de trois ou quatre doigts, pour en ceindre les reins du malade ; ou des *braffelets* qu'ils lioient autour des poignets, des coudes & des genoux ; ou des *femelles*, qu'ils attachoient aux plantes des pieds.

En parfum. 3°. Les parfums fe compofoient de même avec du Mercure éteint avec la falive ou la Térébenthine, ou bien avec du Cinnabre, & d'autres chofes graffes & huileufes, propres à s'enflammer, à brûler long-tems, & à jetter de la fumée. Mais nous ne prefferons point ici cette queftion, nous réfervant à la traiter plus au long dans les Chapitres fuivans, de peur qu'on ne nous accufe d'avoir touché trop légérement un reméde, fur la vertu duquel bien des gens publient aujourd'hui tant de merveilles.

Et en lavage. 4°. Le premier, que je fache, qui ait fait mention des lavages mercuriels, eft AUGIER FERRIER. Voici

comme il en parle dans son *Traité
de la Vérole*, Liv. 1, Chap. 13. « On
» les compofoit de drogues deflicca-
» tives, raréfiantes, difcuffives, &
» de Mercure fublimé » (c'eft-à-dire,
de fublimé corrofif, dont on faifoit
diffoudre deux onces dans cinq ou fix
livres d'eaux diftillées). » C'étoit la
» coutume de laver & de frotter de
» ces fortes de lavages dans un lieu
» chaud, toutes les parties du corps,
» excepté la tête, la poitrine, l'efto-
» mac, & fous les aiffelles ; & cela
» pendant dix jours, une, deux, ou
» trois fois le jour, fuivant les forces
» du malade, & autres circonftances.
» Durant tout ce tems-là, on ne lui
» permettoit point de fortir de fa
» chambre. Par-là les gencives fe
» pourriffoient & s'ulcéroient, com-
» me dans les cas de liniment & de
» parfum ; ce qui indiquoit la fin du
» traitement. Après l'ablution & le
» frottement, on tâchoit de le faire
» fuer dans fon lit, en lui appliquant
» des cailloux bien chauds aux pieds :
» car, fans la fueur, on ne faifoit rien
» qui vaille ». Il eft conftant que depuis ce tems-là, ces mêmes lotions
ont été vantées & employées par

G v

beaucoup de Médecins, tels qu'An-
TOINE-GONTHIER BILLICHI, dans
ſes *Obſervations & Paradoxes de Chymie Médicinale*, Liv. 2, Chap. 14,
pag. 171; JEAN HARTMANN, dans
ſa *Pratique Chymico-Médicale*, p. 334;
ETIENNE BLANCARD, dans ſes
Inſtitutions Chirurgicales, Partie 3,
Chap. 46, pag. 529; THÉODORE
TURQUET DE MAYERNE, dans ſon
Traité de la Vérole, Art. 2, qui pratiquoit cette méthode, ſous la forme
de lavement de pieds; enfin FELIX
PLATER, dans le *troiſiéme Tome de
ſa Pratique*, Livre 1, Chapitre 14,
pag. 452, lequel ne ſe contente pas
de diſſoudre du Sublimé corroſif dans
une très-petite quantité d'eau, ce qui
eſt dangereux; mais y ajoute même
de l'Arſenic, ce qui eſt encore pire.

Changemens arrivés dans les trois pre-mieres ma-nieres d'em-ployer le Mercure ex-térieurement.   II. Mais l'expérience & l'application de ceux qui ſont venus depuis,
ont beaucoup ſervi à corriger & à
rectifier ces méthodes.

1°. L'uſage de couvrir tout le
corps d'emplâtres, pour exciter la
ſalivation, eſt ceſſé depuis long-tems;
parce que la peau devenoit par-là,
chaude, rouge, éryſipélateuſe & couverte de puſtules, avec démangeai-

son, ce qui fatiguoit beaucoup le malade ; mais principalement parce que le Mercure étant trop embarraffé dans la cire & dans les autres matieres tenaces, dont l'emplâtre étoit compofé, n'agiffoit que lentement, & ne pouvoit guère exciter une falivation fuffifante. On ne laiffe pas pourtant d'appliquer encore aujourd'hui ces mêmes emplâtres, en certains endroits particuliers du corps, quand il eft queftion de réfoudre des tumeurs dures, des skirrhes, des ganglions, des *nodus*, des exoftofes, ou de diffiper des douleurs vénériennes fixes.

2°. On a ceffé auffi depuis long-tems d'employer les parfums, parce qu'ils réduifoient les malades dans un état déplorable, les épuifoient par des fueurs inutiles, n'excitoient le plus fouvent qu'une falivation infuffifante, & nuifoient extrêmement aux poumons & à la tête, quand on la tenoit renfermée dans l'*archet*, comme on le pratiquoit ordinairement. Mais il en fera parlé plus en détail dans le Chapitre fuivant.

3°. C'eft ainfi que les lotions ou lavemens de pieds, faits d'une diffolution de Sublimé corrofif, ou d'Arfenic dans des eaux diftillées, font depuis long-tems bannis de la Pratique; & je ne crois pas qu'il y ait perfonne à préfent, qui ofât éprouver ces fortes de remédes. Et je n'en fuis point furpris; car d'un côté, une fi petite quantité de Mercure qui s'introduit par cette voie dans le corps, n'eft guère en état de rien faire fur le Virus Vérolique; & de l'autre, on court les plus grands rifques. D'abord il eft à craindre que la peau étant rongée ne s'ulcère; mais ce qui eft encore plus fâcheux, que les poifons répandus fur la peau ne pénérrent dans l'intérieur, & que s'étant mélés avec le fang, ils n'y faffent du ravage.

4°. Enfin le liniment ou l'onguent mercuriel, qui eft maintenant feul en ufage pour exciter la falivation, fe prépare depuis long-temps plus fimplement qu'autrefois; c'eft-à-dire, qu'on en a banni ce fatras inutile, & même nuifible, de drogues échauffantes & incifives, & qu'on emploie uniquement le Mercure bien pur; &, s'il eft poffible, révivifié du Cinnabre, éteint avec la falive, ou avec très peu de Térébenthine, & exactement mélé avec de la graiffe de porc, récente & non falée. La proportion du Mercure à la graiffe peut être différente, fuivant l'intention du Médecin ; mais, pour l'ordinaire, on met parties égales de mercure & de graiffe, ou bien un tiers de Mercure fur deux tiers de graiffe.

C'eft aujourd'hui le fentiment de prefque tous les Médecins, que les frictions mercurielles doivent être plus rares, ou plus fréquentes, plus nombreufes, ou moins nombreufes, fuivant l'âge, le tempérament & les forces du malade, la nature, la violence & la durée de la maladie, la qualité ou la véhémence des accidens qui y font joints. Dans certains cas, il faut donner des frictions chaque jour, afin d'exciter une falivation copieufe * ; dans d'autres, de deux en deux, de trois en trois, ou de quatre en quatre jours, afin que la falivation foit légere ; dans quelques-uns, de huit en huit jours feulement, afin qu'il n'y ait point du tout de falivation : il y en a même où il faut purger de temps en temps, s'il paroît des signes de salivation, afin de la prévenir ou de l'arrêter, dès le commencement, en déterminant la matiere par les selles.

Elles ont été connues des anciens. Ces mêmes précautions n'étoient pas inconnues autrefois aux Médecins habiles ; comme il paroît par ce qu'on trouve, sur ce sujet, dans Wendelin Hock, en 1502 (*a*) ; dans Jean Almenar, en 1512 (*b*) ; dans Pierre Maynard, en 1518 (*c*) ; dans Jacques de Bethencourt, en 1527 (*d*) ; dans Nicolas Massa, en 1532 (*e*) ; dans Jean Paschal, en 1534 (*f*) ; dans Louis Lobera, en 1544 (*g*) ; dans Antoine-Musa Brassavole, en 1551 (*h*) ; dans Thierry de Hery, en 1552 (*i*) ;

(*a*) *De Mentagrâ*, Cap. 15.

(*b*) *De Morbo Gallico*, Cap. 4 & 6.

(*c*) *De Morbo Gallico*, Cap. 3.

(*d*) *Nova pænitentialis Quadragesima*, Cap. *De Curatione in specie.*

(*e*) *De Morbo Gallico*, Lib. iv, Cap. 2 & 4.

(*f*) Lib. *De Morbo Composito*, Cap. 6.

(*g*) *De Morbo Gallico*, Cap. 11.

(*h*) *De examine omnium Looch*, &c. ubi *De Morbo Gallico.*

(*i*) *Méthode Curatoire de la Maladie Vénérienne*, pag. 117 de mon Edition.

dans AMATUS LUSITANUS, en 1556 (a);
dans GUILLAUME RONDELET , en
1560 (b); dans LÉONARD BOTAL,
en 1563 (c); dans GEORGE DOR-
DON, en 1568 (d); dans AMBROISE
PARÉ, en 1575 (e); dans JULIEN
PAULMIER en 1578 (f); dans JEAN
WIER, en 1580 (g); dans JEAN
ZECCHIUS, en 1586 (h); dans JÉ-
RÔME MERCURIAL, en 1587 (i);
dans LUC GHINI, en 1589 (k);
dans PIERRE DE TORREZ, en 1600(l);
dans JEAN HARTMANN, en 1611 (m);
enfin dans LOUIS SEPTAL, en

(a) Centur. *V*, Curat. 22.

(b) *De Morbo Italico* , Cap. *De Un-
guentis.*

(c) *De Lue Venereâ* , Cap. 17.

(d) Lib. 2. *De Morbo Gallico*, Cap. 1.

(e) Oper. *Chirurgicor.* Lib. XIX, ubi *De
Lue Venereâ* , Cap. 12.

(f) Lib. *De Hidrargyro* , Cap. 7.

(g) *De Morbis incognitis* , Lib. III , ubi
De Morbo Gallico, §. 18.

(h) *De Morbo Gallico* , Cap. 20.

(i) *De Morbo Gallico* , Cap. 6.

(k) *De Morbi Neapolitani curandi ratione.*

(l) Lib. *De la enfermedad de las Bu-
bas.*

(m) *Praxis Chimiatrica.*

1614 (*a*). Tous ces Auteurs ordonnent de ne faire les frictions, que de trois en trois, ou quatre en quatre jours, de peur d'exciter la falivation, & de l'arrêter par des purgatifs, fi elle eft trop abondante, quelquefois même dès qu'elle paroît. J'ai jugé à propos de les paffer ici tous en revue, afin de réfoudre cette queftion une fois pour toutes.

Le Mercure fe prenoit intérieurement feulement en deux manieres.

Secondement. On commença un peu plus tard à employer le Mercure intérieurement : & ce qui en détournoit, c'étoit fans doute l'autorité des Anciens, qui avoient prononcé, d'un ton décifif, que le Mercure *pris intérieurement, étoit pernicieux, & perçoit les inteftins, par fa pefanteur.* Mais l'expérience ayant enfin détrompé de cette erreur, on s'accoutuma peu à peu à donner le Mercure intérieurement, en plufieurs manieres.

Savoir, fous la forme de précipité rouge, ou de poudre rouge de Jean de Vigo.

I. On commença de l'employer, préparé en *précipité rouge*, c'eft-à-dire, diffous dans l'eau-forte, évaporé jufqu'à ficcité, calciné & ré-

----

(*a*) *Caution. Medicar. Lib. VII , Cap. De Morbo Gallico.*

duit en poudre rouge. Cette préparation se trouve décrite dans la *Chirurgie* de JEAN DE VIGO, vers l'an
1514 (*a*) : mais DE VIGO n'ignoroit
pas que ce reméde étoit fort âcre &
fort corrosif ; il avouoit qu'il falloit
le mettre au rang des remédes phagédéniques, propres à consumer les
chairs fongueuses des ulcères, &
même au rang des phagédéniques les
plus forts.

On aura sujet d'être étonné qu'a-
près un tel aveu, JEAN DE VIGO ait
ordonné cette poudre intérieurement
contre la peste (*b*), comme un *reméde
admirable & excellent*, à la dose de
trois ou quatre grains, mélée avec de
la Thériaque ; & même qu'il l'ait proposée (*c*) pour la colique, comme
un secret qu'il tenoit *d'une personne
digne de foi*, à la dose de deux grains,
mêlée avec un scrupule de *Diacymi-
num*, ou avec une demi-once de *Phi-
lonium Persicum*. Je suis persuadé que
cette opinion de l'utilité de la poudre

(*a*) *Antidotar. seu* Lib. VIII, Practicæ,
Cap. 13.
(*b*) *Chirurgiæ Compend.* Lib. v.
(*c*) *Ibid. & Copios.* Lib. 2, Cap. 20.

de Mercure dans la colique, est venue originairement de PAUL D'ÆGINE, qui assure (*a*) que le vif-argent *est un poison, & qu'on ne s'en sert point dans la Médecine; mais qu'après l'avoir brûlé, calciné, & mêlé avec d'autres drogues, quelques-uns le donnent intérieurement dans la colique, & dans la passion iliaque.* Mais à dire vrai, cette poudre n'étoit guère propre à donner de la réputation au Mercure : car, comme c'est un purgatif corrosif, dont l'opération est très violente & dangereuse, l'usage de ce reméde étoit plutôt capable d'entretenir les anciennes préventions, que de les dissiper.

On ignore quel fut le succès qu'eut JEAN DE VIGO de l'usage de cette poudre rouge dans la peste & dans la colique, supposé qu'il l'ait jamais employée. Il est sûr, du moins, qu'il ne s'en est jamais servi intérieurement dans aucune Maladie Vénérienne ; mais seulement extérieurement (*b*); pour les pustules ou chancres de la verge, de la même façon qu'on s'en sert encore aujourdhui.

____

(*a*) Lib. VII. *De Re Medicâ.*
(*b*) *Copios.* Lib. V, Cap. I.

Nicolas Massa recommanda l'usage de la même poudre, vers l'an 1532. Il se glorifie (a) de la tenir, non pas de Jean de Vigo, mais d'*un certain vieillard Alchymiste*. Il prétend qu'elle mérite le nom de *poudre Angélique*, *à cause des effets merveilleux & angéliques qu'elle a dans la Maladie Vénérienne......Car* (ajoute-t-il) *ce reméde n'a pas de pareil ; il cicatrise parfaitement, comme je l'ai souvent expérimenté, & il est excellent dans les ulcères malins de la verge*. On voit, par ces paroles, que Nicolas Massa, de même que Jean de Vigo, n'employoit le Mercure précipité-rouge qu'extérieurement.

Pierre-André Matthiole est le premier, que je sache, ou peut-être le seul, entre les anciens Médecins, qui, vers l'an 1535 (b), ait osé donner intérieurement cette poudre ; mais il vouloit qu'elle fût auparavant bien lavée dans des eaux distillées de plantain & d'oseille, & desséchée pendant quelque tems par le feu : *Car* (disoit-il) *cette poudre étant prise au-*

______

(a) *De Morbo Gallico*, Tract. 6, Cap. 6.
(b) Opuscul. *De Morbo Gallico*.

dedans, *pourroit caufer de grands défordres*, *fi elle n'étoit pas bien préparée.* Avec ces précautions, MATTHIOLE donnoit cette poudre en pilules, jufqu'à cinq grains ; & il affuroit que l'ufage de ce reméde diffiperoit bientôt *les douleurs véroliques*, *en évacuant la pituite & la bile noire par le vomiffement & par les felles.* Il propofoit encore le même reméde comme très-efficace contre la pefte, la fièvre quarte opiniâtre, la maladie hypochondriaque, la colique & la paffion iliaque.

Mais MATTHIOLE ne fut en cela fuivi d'aucun Médecin ; au contraire, plufieurs l'en blâmerent, comme JÉRÔME FRACASTOR, en 1546 (*a*) ; GABRIEL FALLOPPE, en 1560 (*b*) ; ALEXANDRE-TRAJAN PETRONIO, en 1565 (*c*) ; MICHEL-JEAN PASCHAL, en 1566 (*d*) ; JULIEN PAULMIER, en 1578 (*e*).

II. Au précipité-rouge fuccéda le *Mercure crud*, qui entroit autrefois dans la compofition des fameufes *pi-*

Et en forme naturelle, dans les Pilules de Barbe-rouffe.

(*a*) Lib. III. *De Morbis Contagiofis*, Cap. 10.
(*b*) Tract. *De Morbo Gallico*, Cap. 79.
(*c*) Lib. VI. *De Morbo Gallico*, Cap. 23.
(*d*) Opufc. *De Morbo Gallico*.
(*e*) Lib. *De Hydrargyro*, Cap. 6, &c.

lules mercurièlles de Barberousse, ainsi dites, à ce que je crois, parce que Chairedin Barberousse, Roi d'Alger, Capitan-Bacha de Turquie, & contemporain de François I, Roi de France, s'en étoit servi. Il paroît, en effet, par le témoignage de Pierre de Bayro, Médecin de Charles II, Duc de Savoye (*a*), que la recette de ces pilules avoit été apportée de Turquie. Voici quelle en étoit la composition, selon ce Médecin :

Prenez du Mercure crud, vingt-cinq gros ;

De la Rhubarbe choisie, dix gros ;

Du Diagrède, trois gros ;

Du Musc & de l'Ambre gris, de chacun un gros ;

De la Farine de Froment, deux gros.

Mêlez le tout avec du Suc de Limons ; formez-en des pilules de la grosseur d'un pois, & donnez-en une chaque jour, une heure avant le souper.

De Bayro rapporte que *ces pilules*

______

(*a*) *Enrichid. De medendis Corporis Affectibus.* Cap. *De Doloribus Musculorum ex Morbo Gallico genitis.* Cet Ouvrage parut vers l'an 1540.

avoient eu un succès merveilleux dans quelques Vérolés couverts d'ulcères & de nodus. Néanmoins il ne diſſimule pas que *le premier d'entre les Chrétiens qui avoit uſé de ces pilules, étoit tombé mort ſubitement ſur le Pont d'Avignon*, où de BAYRO s'étoit retiré en 1537, à l'occaſion de la guerre du Roi de France contre le Duc de Savoye, ſon Souverain. Mais ce malheur ne pouvoit point être attribué à l'uſage de ces pilules ; puiſque chacune contenoit à peine quatre grains de Mercure. Cependant je ne m'étonne pas que la prévention le leur ait fait attribuer ; puiſque RONDELET, qui propoſe les mêmes pilules avec quelque légere différence, dit (*a*) que *ſi ceux qui ont uſé de ce reméde, venoient à être attaqués, dix ans après, de quelque maladie, on ne manqueroit pas de l'attribuer au reméde.*

Aujourd'hui il ſe prend en pluſieurs manieres depuis les nouvelles découvertes chymiques. III. Au reſte, tout ce qui regarde l'uſage interne du Mercure & des remédes mercuriels, a été depuis perfectionné par les découvertes chymiques, dont la Pharmacie a été enrichie ; & l'on a maintenant pluſieurs

______

(*a*) Tract. *De Morbo Italico.*

excellentes préparations mercurielles, dont on peut se servir sans craindre, si le Médecin l'approuve.

1°. Le *Mercure sublimé doux*, autrement l'*Aquila-Alba*, qui pris pendant quelque tems, depuis douze jusqu'à vingt ou vingt-quatre grains, purifie le sang, détruit le virus, lâche le ventre, & cause la salivation.

2°. La *Panacée mercurielle*, qui se donne depuis quinze jusqu'à trente grains. Elle ne lâche point le ventre, si elle est préparée comme il faut ; mais, si l'on en continue l'usage, elle excite la salivation.

L'*Æthiops minéral* commun, qui se prépare en broyant le Mercure avec le Soufre, dans un mortier de marbre, ou, ce qui vaut mieux, en le mêlant avec le Soufre fondu. La dose en est depuis quinze grains jusqu'à trente. Il ne purge point, & même il ne produit le plus souvent, aucune salivation, sur tout s'il est préparé sans feu ; parce que les particules mercurielles, qui sont alors assez mal unies avec le Soufre, se réunissent facilement entr'elles, par la chaleur de l'estomac, & forment des gouttes, que leur grosseur & leur pesanteur empêchent de pénétrer dans les veines lactées.

4°. D'autres *Æthiops minéraux* en grand nombre, qu'on prépare avec le Mercure broyé long-tems, mêlé & éteint avec des matieres graffes, réfineufes ou gommeufes. On donne à ces *Æthiops* différens noms pompeux, fuivant la différente qualité du reméde qu'on y ajoute. On les appelle, par exemple, *Mercure alkalifé*, quand le Mercure eft mêlé avec la poudre d'écailles d'huîtres ; *Mercure antiphthifique*, quand il eft mêlé avec le Baume du Pérou fec ; *Mercure antifcorbutique*, quand il eft mêlé avec la Gomme de Guaiac ; *Mercure-vif doux*, quand il eft mêlé avec la Manne; *Mercure diurétique*, quand il eft mêlé avec la Gomme de Genièvre, ou avec la Gomme Ammoniac; *Mercure purgatif*, quand il eft mêlé avec la Scammonée ou la Réfine de Jalap, &c. Mais la vertu de ces préparations ne répond point ordinairement à l'idée que l'on en a : car les particules mercurielles, foiblement liées par ces différentes matieres, fe révivifient d'elles-mêmes dans l'eftomac, & forment de groffes gouttes, dont il n'y en a que peu qui puiffent entrer dans le fang,

fuppofé

suppofé qu'il y en entre quelques-unes.

5°. Le *Mercure violet*, ou le Mercure fublimé de l'Æthiops minéral préparé avec le feu, & mêlé avec parties égales de Sel Ammoniac. La dofe en eft depuis vingt grains jufqu'à trente. Il eft plus doux, & en même tems plus pénétrant que l'Æthiops minéral.

6°. Le *Mercure précipité blanc*, qui eft un Mercure diffous dans l'eau-forte ou l'efprit de nitre, précipité par l'eau falée, & lavé foigneufement avec de l'eau tiéde. Ce reméde eft efficace & affez fûr. Si on le mêle avec quatre fois autant de fucre, & qu'on le donne à la dofe de fix, neuf ou douze grains, il lâche le ventre, &, pour l'ordinaire, fait doucement vomir.

7°. La *Tifane fudorifique* ordinaire, faite avec le Guaiac, la Salfe-pareille, la Squine, &c; dans laquelle on diffout une dofe convenable de Mercure doux, ou de Panacée mercurielle. L'expérience a appris que, contre l'opinion commune, ces fortes de préparations mercurielles fe diffolvent entiérement, par l'ébullition, dans la tifane & dans les autres liquides aqueux; pourvu qu'on broye de nouveau fur le porphyre ce qui refte fans

Tome II.   H

s'être diſſous, & qui en fait les deux tiers, & qu'on le faſſe bouillir derechef dans la même tiſane, réitérant de même pluſieurs fois, s'il le faut.

8°. La *ſolution de Mercure par défaillance*, qui ſe fait en employant uniquement le Sel Ammoniac, & qui eſt tranſparente comme l'eau. La préparation en ſera expliquée ci-deſſous (*a*). On peut, ſans craindre, donner intérieurement cette ſolution ; parce qu'elle n'a rien de corroſif, ni même rien de trop âcre ; mais ordinairement elle n'a que peu ou point d'effet, parce qu'elle ne contient qu'une très-petite quantité de Mercure, qui même peut-être n'entre pas toute dans le ſang.

IV. Je ne ſais ſi entre les remédes propres à guérir les Maladies Vénériennes, on peut compter grand nombre de ſecrets, magnifiquement vantés par des Charlatans & des Opérateurs, afin de tromper le Peuple ; car la plupart de ces ſecrets, ou n'ont aucune vertu, & par conſéquent ne méritent pas même le nom de remédes, ou (ce qui eſt pire) ſont corroſifs &

Sans parler des ſecrets vantés par des Charlatans.

____

(*a*) Liv. IV, Chapitre dernier.

dangereux, & par conséquent des espèces de poisons. Au reste, comme il
y a différentes sortes de Charlatans,
sur-tout à Paris, où ils se rendent en
foule de tous côtés, il y a aussi différentes sortes de secrets, dont ils se
glorifient. S'il y en a entre ceux-là
quelques-uns qui soient utiles, & qui
aient quelque vertu, (ce qui est très-
rare) ils sont connus depuis long-
tems, & ils se trouvent dans tous les
Ouvrages des Médecins ; mais, pour
qu'on ne les connoisse pas, les Charlatans ont soin de les déguiser. Les autres ne sont que des remédes mal ima-
ginés, & souvent même dangereux &
nuisibles. Voici la plupart de ceux qui
sont venus à ma connoissance.

1°. Plusieurs *Panacées mercurielles*,
qui sont préparées, ou que l'on dit être
préparées avec plus de travail ; mais
qui n'ont rien de préférable à la *Panacée* commune. Les plus vantées sont,
1°. la *Panacée solaire* & *lunaire de*
MICHEL DE LA VIGNE, Médecin du
Roi, que FRÉDERIC HOFFMAN a
louée (*a*). 2°. la *Panacée de* N. DE

____

(*a*) *Pharmacopææ Medico-Chymicæ*, Lib. III,
Cap. 15, §. 22.

H ij

LA BRUNE, qui eſt décrite par GER-VAIS UÇAY, Docteur en Médecine de Touloufe (*a*), & par JEAN DE-VAUX, Chirurgien de Paris (*b*). On donnera à la fin du quatriéme Li-vre, la préparation de ces deux Pa-nacées (*c*).

2°. La *ſolution du Cinnabre*, ou de Mercure Précipité rouge , dans un Menſtrue corroſif, ou dans l'Eau-forte corrigée. Tel eſt cet Eſprit , qu'on nomme à Paris *les Gouttes du Général* DE LA MOTTE, & dont on prépare une teinture d'un beau rouge éclatant. On en met quelques gouttes dans un vé-hicule aqueux, par exemple, dans une infuſion de thé , & l'on en uſe chaque jour pendant un mois ou deux : ce qui n'eſt point dangereux, que je ſache ; mais auſſi ce qui ne produit aucun effet.

3°. Pluſieurs préparations mercu-rielles fort âcres ; comme le *Mercure Précipité rouge* ; le *Précipité jaune*, au-trement *Turbith minéral* ; le *Précipité verd*, l'*Arcane Corallin*, l'*Hercule de*

(*a*) Traité de la Maladie Vénérienne , à la fin.
(*b*) Tome III de l'Abrégé de la Méde-cine pratique d'ALLEN.
(*c*) Chapitre dernier.

Bovius (*a*) *ou l'Or de vie de* Hart-mann, &c., qui ne font jamais capables de détruire la Vérole ; mais qui font toujours dangereufes, à caufe de leur qualité corrofive , cauftique & vénéneufe, & qui produifent fouvent des douleurs d'entrailles , des inflammations, des rongemens , des fuper-purgations par haut & par bas , des maux de cœur , des convulfions & des fyncopes mortelles , à moins qu'on ne les employe dans des fujets robuftes , & avec grande précaution.

4°. Le *Précipité rouge folaire*, préparé par lui-même & fans menftrue, tel qu'il eft décrit par Gervais Uçay (*b*), & dont on donnera plus bas la préparation (*c*). Quoique ce remede agiffe un peu plus doucement que le Précipité rouge ordinaire, il n'eft pas pour cela fans danger.

5°. Quelques *Eaux mercurielles*,

______

(*a*) Ainfi nommé, à ce que je crois, de Thomas Bovius, Empirique de Vérone, qui , fur la fin du feiziéme fiécle, compofa en Italien, un Livre intitulé : *Il Flagello dei Medici Rationali.*

(*b*) Traité de la Maladie Vénérienne , Chap. 8.

(*c*) Livre IV, Chapitre dernier.

H iij

qui se préparent de deux manieres.
1°. On met infuser dans huit onces de
décoction d'orge ou d'avoine, huit,
dix ou douze grains de Solution de
Sublimé-corrosif, & on fait avaler
cette dissolution au malade, pendant
quelques jours ; pratique détestable
que ne craignent pas de commettre
quelques Charlatans de Londres, s'il
en faut croire RICHARD WISEMAN (*a*),
& DANIEL TURNER (*b*). 2°. On
verse une demi-once, ou même une ou
deux onces de Solution de Mercure,
faite dans l'Esprit de Nitre, dans deux
livres de tisane sudorifique, que l'on
fait boire aux malades, le matin à
jeun ; pratique presque aussi mauvaise
que la précédente, & que commettoit
néanmoins un certain Chirurgien de
Paris, suivant le rapport de JEAN
DEVAUX (*c*), autre Chirurgien de
la même Ville.

(*a*) *Treatise of Lues Venerea*, Chap. 3,
pag. 10.

(*b*) *Dissertation on the Venereal Disease*,
pag. 99.

(*c*) Dans les *Préceptes généraux*, qu'il
a mis à la fin de l'Abrégé de toute la Médecine pratique de J. ALLEN, traduite du Latin en François, en 1718.

CHAPITRE VIII.

Comment, & avec quel succès les Fumigations mercurielles ont été autrefois employées dans le traitement de la Vérole.

CE n'est pas d'aujourd'hui qu'on emploie en Médecine les parfums pour la cure de plusieurs Maladies : car l'on sait que cette méthode a été recommandée & pratiquée par HIPPOCRATE pour l'Esquinancie, *au second Livre des Maladies* en général ; pour les Fleurs-blanches, dans son *second Livre des Maladies des Femmes*, pour différens vices de la matrice, dans l'endroit où il parle *de la Stérilité & de la Nature des Femmes* ; pour provoquer les ordinaires, *Aphorisme* 28, *Sect.* 5 ; pour connoître d'avance la future conception, *Aphorisme* 59, *Section* 5 ; & non-seulement par HIPPOCRATE, mais encore par CELSE, pour les douleurs de nerfs, *Liv. III, Chap.* 27, *Art.* 2 ; pour la douleur de la Vulve, *Liv. IV, Chapitre* 20 ; pour la piquure du

Ancien usage des parfums pour la cure de plusieurs Maladies.

H iv

Scorpion, *Liv. v*, *Chap.* 27, *Art.* 5 ; pour la Cataracte, *Liv. vi*, *Chap.* 6 ; par GALIEN, pour le Skirrhe, *Liv. II de la Méthode de guérir*, adreſſée à *Glaucon*, *Chap.* 6 ; pour exciter les Régles, *Comment.* 5, *ſur l'Aphoriſme* 28 ; pour connoître la fécondité, *au même endroit ſur l'Aphoriſme* 59 ; pour la difficulté de reſpirer, *Liv.* 1 *des Remédes aiſés*, *Chap.* 9. Enfin, par tous les Médecins poſtérieurs, Grecs, Latins, Arabes, & même Chrétiens, qui ont vécu en Europe juſqu'à l'année 1480.

On les a employés enſuite dans le traitement de la Vérole. Mais c'eſt une pratique moderne d'employer les parfums pour traiter la Vérole, parce que cette Maladie eſt nouvelle en Europe. Cependant on a mis en uſage les fumigations, auſſi bien que les frictions mercurielles, dès la naiſſance du Mal Vénérien, de ſorte que ces deux remédes ſont comptés avec raiſon parmi les plus anciens, ou du moins parmi ceux qui ſont beaucoup plus anciens que la décoction de Guaiac, & que toutes les préparations mercurielles qu'on prend intérieurement.

Médecins qui ont fait mention les Entre les plus anciens Auteurs qui ont traité de la Vérole, je trouve que les premiers qui ayent fait mention des fumigations pour la curation de cette Maladie, font Angelo Bolo-gnini, Profeffeur de Chirurgie dans l'Univerfité de Bologne, en 1506 ; & Jacques Catanée *du Lac-Marcin*, Médecin de Gènes, qui floriffoit vers le mêmè tems. Le premier , après avoir expliqué tout ce qui concerne les onctions mercurielles, fe fait cette queftion *au Chap. 6 de fon Livre des Onguens* : « favoir , s'il fe trouve » d'autres remédes dont l'application » caufe pareillement la falivation ? » A quoi il répond, que oui ; mais » que ce ne font pourtant pas des » remédes dénués de Mercure , par » exemple , les fuffumigations ». Le fecond expofe beaucoup plus nette-ment & la matiere des fumigations, & la maniere de les employer. « Il y » a (dit-il dans fon *Traité de la Vérole,* » *Chap. 9.*) certains Praticiens, qui, » dans le traitement des Vérolés , fe » fervent, au lieu d'emplâtres mercu- » riels, des parfums de Cinnabre, lef- » quels font compofés de vif-argent & » de foufre , & qui par-là font quel- » quefois des cures admirables ».

Au refte, perfonne n'a mieux décrit

cette méthode que NICOLAS MASSA, qui, dans le *cinquiéme Livre* de son Traité *du Mal de Naples*, s'est attaché uniquement à donner différentes formules de parfums, à proposer des manieres particulieres de parfumer, & à relever les merveilleux avantages de la suffumigation. Il prétend néanmoins, & avec raison, que *cette maniere de traiter la Vérole avec les parfums de Cinnabre, n'est point une invention des Modernes ; mais qu'on l'a prise des Anciens par voie d'analogie, parce que quelques-uns d'eux s'en servoient dans la Galle rebelle.*

Depuis MASSA, de tous les Auteurs qui ont traité de la Maladie Vénérienne, à peine y en a-t-il eu un seul de réputation qui n'ait fait mention expresse des fumigations. Il est du moins constant que PIERRE - ANDRÉ MATTHIOLE en a traité spécialement dans son *Opuscule de la Vérole*, en 1535 ; ainsi que JÉRÔME FRACASTOR, *au troisiéme Livre des Maladies contagieuses*, Chap. 10. en 1546 ; VIDUS VIDIUS, *de la Curation en général*, Part. 2, Sect. 2, Liv. III, Chap. 14, en 1550 ; AUGIER FERRIER, *de la Vérole*, Liv. 1, Chap. 10

& 14, en 1557; GUILLAUME RON-
DELET, *du Mal de Naples* sur la fin,
& GABRIEL FALLOPPE, *du Mal
François*, Chap. 69 & 75, en 1560;
LÉONARD BOTAL, *de la Maladie Vé-
nérienne*, Chapitre 24, en 1563;
ALEXANDRE-TRAJAN PETRONIO,
de la Vérole, Liv. VI, Chap. 18 &
21, en 1565; GEORGE DORDON,
de la Curation du Mal Vénérien,
Traité 3, en 1568; JÉRÔME MER-
CURIAL, *de la Vérole*, Chapitre 6,
en 1587; LUCAS GHINI, *du Mal de
Naples*, en 1589; JÉRÔME CAPI-
VACCIO, *de la Maladie Vénérienne*,
en 1590; AURLL MINADOUS, *de la
Virulence Vérolique*, en 1596; HER-
CULE SAXONIA, *de la Vérole*,
Chap. 39, en 1597; ALEXANDRE
MASSARIAS, dans sa *Pratique de Mé-
decine*, Liv. VI, en 1598; ANDRÉ
CÉSALPIN, dans son *Traité de la Mé-
decine*, Liv. IV, Chap. 8, en 1602;
EUSTACHE RUDIUS, *de la Maladie
Vénérienne*, Chap. 13, en 1604,
sans parler des autres moins célébres,
que je n'ai ni le loisir, ni la volónté
de citer ici chacun en particulier.

En général, il y avoit deux sortes *Deux sortes
de fumigations, les unes bénignes de fumigations.*

H vj

& les autres malignes, suivant la qualité des drogues, dont elles étoient compofées. Les premieres l'étoient de matieres graffes & huileufes, capables de rendre beaucoup de fumée, étant jettées fur les charbons, ou de ranimer les efprits par la douceur des odeurs. On faifoit grand cas pour l'une ou pour l'autre de ces deux qualités. 1°. Entre les Réfines & les Gommes, de l'Encens, de l'Oliban, du Maftich, de l Aloès, de la Myrrhe, du Styrax, du Benjoin, de l'Opopanax, du Succin, du Sandarach des Arabes, autrement de la Gomme de Genèvrier, de la Gomme Animé, de la Gomme de Lierre, du Ladanum, de la Gomme Ammoniac, &c. 2°. Entre les Aromates, de la Canelle, de la Noix Mufcade, du Macis, du Gérofle, du Spica Nard, de la Noix de Galle Mufquée, de Schénanthe, des Bayes de Laurier & de Genièvre, des feuilles de Marjolaine, &c. 3°. Parmi les Bois naturellement gras, du Bois d'Aloès, du Bois de Genièvre, du Bois de Pin, du Buis, de tous les Santaux, &c.

Quant aux dernieres, elles différoient des premieres, en ce qu'outre les matieres, dont on vient de parler, elles contenoient encore d'autres drogues, qui étoient des poisons, comme le Sandarach des Grecs ou l'Arsenic rouge, & l'Orpiment ou Réagal, autrement l'Arsenic jaune ou Citrin (a); ou bien, qui passoient dans ce tems-là pour des poisons, comme le Cinnabre factice ou artificiel. Je sais que dans la suite la Chymie nous ayant procuré diverses préparations mercurielles, certains Praticiens se sont avisés d'ajouter à ces parfums, le Précipité rouge, le Turbith minéral, & même le Sublimé corrosif, dont la qualité âcre & vénéneuse n'est que trop connue; mais du moins une si folle témérité a-t-elle été fort rare. Du reste, pour exciter une fumée plus forte & plus odorante, supposé qu'on n'employât pas à la fois toutes les matieres ci-dessus mentionnées, on mêloit pour

---

(a) C'est ainsi qu'autrefois on employoit dans les parfums, l'Arsenic & l'Orpiment, pour purifier l'air des maisons pestiférées; & même plusieurs personnes les recommandent encore aujourd'hui pour cet usage. Voyez FRANÇOIS RANCHIN, *Traité de la Peste*, *Part.* 3, *Chap.* 16.

le moins ensemble les plus grasses &
les plus odoriférantes, comme l'Encens, le Mastich, l'Aloès hépatique,
la Gomme de Genèvrier, le Styrax
sec, le Ladanum, le Succin, la Noix
Muscade, &c.

Leur prépa-
ration.
Quand on avoit choisi les drogues,
par rapport à la Maladie ou aux indications, on les piloit séparément
pour les réduire en poudre très-fine.
Ensuite on les mêloit ensemble pour
les employer de deux façons; 1°. en
forme de poudre, dont on répandoit
quelques pincées sur les charbons; ce
qui néanmoins étoit rare, parce que
la poudre étant trop séche, n'entretenoit point le feu, & ne fumoit pas
assez long-tems. 2°. En forme de pastilles, de trochisques, de tablettes, &c.
Pour cet effet, on incorporoit les
matieres avec la Térébenthine ou le
Styrax liquide, & l'on mettoit une
ou deux pastilles sur les charbons
ardens.

La maniere
de s'en servir.
Ensuite, toutes les fois qu'on ju-
geoit à propos d'employer les suffumigations, on commençoit par saigner le malade, & par faire usage
des altérans & des purgatifs, pour
tempérer les humeurs. Après quoi

l'on échauffoit un cabinet bien clos pour servir d'étuve, où l'on dressoit une espéce de pavillon, nommé communément l'*Archet*. C'étoit-là qu'on plaçoit le malade nûd, ou en camisole, assis ou debout, la tête couverte ou découverte, suivant ses forces. On mettoit à ses pieds un réchaud plein de braise, & par un trou fait exprès, on y jettoit à diverses reprises quelques trochisques ou tablettes de parfum ; en sorte que le malade demeuroit exposé depuis les pieds qu'à la tête, à la fumée qui s'en exhaloit, jusqu'à ce qu'il suât abondamment. Si par hasard on voyoit que que le malade fût prêt à se trouver mal, on tâchoit de prévenir la défaillance dont il étoit menacé, en lui faisant mettre la bouche à un trou pratiqué à cette intention, ou respirer un air pur & frais, par un tuyau, dont le bout sortoit en dehors.

On tenoit le malade plus ou moins long tems sous l'Archet, selon le degré du mal, la violence des symptômes, & l'état des forces. FALLOPPE raconte, dans son *Traité de la Vérole*, Chap. 72, que de son tems on faisoit le plus souvent durer la

fumigation *pendant une heure entiere,
ou une demi-heure, ou pendant un quart
ou trois quarts d'heure, selon que le malade pouvoit le souffrir.* Mais je crois
qu'une si grande patience étoit fort
rare, & il me paroît absolument impossible de l'entendre des suffumigations, qu'on appelloit malignes. Le
malade n'étoit pas plutôt tiré de-là,
qu'on le mettoit dans un lit bassiné,
& on le couvroit bien, pour le faire
suer abondamment durant une heure
ou deux. Après quoi l'ayant essuyé,
on lui donnoit un verre de vin à boire,
& au bout de deux heures on lui servoit à manger.

*Leur ma-
niere d'agir.*   On pratiquoit d'ordinaire ces sortes de fumigations tous les jours, ou
seulement de trois en trois, ou de
quatre en quatre jours, eu égard à la
violence de la maladie, ou à l'état
des forces : & on les réitéroit six,
sept, huit à neuf fois, jusqu'à ce que
la salivation ou le flux de ventre parût, ou que les symptômes de la maladie disparussent entiérement. Enfin,
l'on procuroit, par ce moyen, une
évacuation différente dans les différens sujets, mais triple dans la plupart, au rapport de FALLOPPE,

*à l'endroit déja cité, Chap. 70. Car,
1°, les fumigations, dit cet Auteur,
lâchoient le ventre, comme feroit un
purgatif. 2°. Elles évacuoient presque
toujours par la voie des poumons & du
gosier, c'est-à-dire, par les crachats
& la salivation, & cela communément
pendant sept ou huit jours, dans l'espace desquels le malade crachoit un
plein bassin chaque jour ; ce qui alloit à
six ou à dix livres. 3°. Elles excitoient
une sueur des plus abondantes.*

Les plus anciens Médecins avouoient, Précautions
1°. « que cette maniere de traiter la qu'il faut y
» Vérole, pouvoit être nuisible aux apporter.
» parties nobles ; que même les ma-
» lades tomboient souvent dans des
» récidives, & dans de fâcheuses ma-
» ladies compliquées avec le Mal Vé-
» nérien, comme l'Asthme, la Toux,
» l'Hydropisie & le Marasme : qu'ainsi
» l'on ne devoit s'en servir que dans
» des Véroles invétérées & rebelles à
» tout autre reméde, & pour des per-
» sonnes d'une forte complexion, en
» observant exactement la constitu-
» tion de l'air, & les autres choses
» non-naturelles ».

2°. C'est pour cela qu'ils avertis-
soient « d'éviter cette pratique dans

» les sujets Asthmatiques, ou Hecti-
» ques, ou Fébricitans, dans lesquels
» la bile prédomine, ou qui sont d'un
» tempérament naturellement foible
» ou affoibli par la Maladie ».

3°. Ils ordonnoient en conséquen-
ce « de préparer avant tout, le ma-
» lade, en cas qu'on voulût le traiter
» par les fumigations, avec la même
» attention que si c'étoit pour lui
» donner les frictions, en le pur-
» geant doucement, en fortifiant son
» estomac, en le saignant, s'il le
» falloit, en lui appliquant les ven-
» touses, & en faisant usage des cor-
» diaux, tant intérieurement qu'ex-
» térieurement, tels que sont les con-
» fections préparées avec les pierres
» précieuses, & les épithèmes ».

Eloges des fumigations. Mais en employant ces précautions, ils attestent que beaucoup de malades, à qui non-seulement la décoction de Guaiac, mais même les frictions mercurielles n'avoient servi de rien, ont été guéris par les fumigations.

C'est ainsi que NICOLAS MASSA dit dans son *Traité du Mal de Naples*, Liv. v, Chap. 2 ; « avoir guéri
» entr'autres avec les suffumigations,

» deux perſonnes , à qui les autres
» remédes n'avoient rien fait , qui
» avoient paſſé pluſieurs fois par les
» frictions , ſans aucune ſalivation ,
» & qui étoient encore jeunes. Il ne
» diſcontinua point les fumigations
» juſqu'à la réſolution de toutes les
» tumeurs , ayant toujours égard à la
» force du tempérament ». Le même
Auteur raconte *à l'endroit cité* , Ch. 3 ;
« que ſouvent il n'a pû guérir cer-
» tains Vérolés par le moyen des fric-
» tions , & qu'un jour voyant que les
» onctions qu'il avoit faites , avoient
» été ſans effet , il paſſa aux fumiga-
» tions. Parmi ces malades (continue-
» t-il) il y avoit un jeune homme ,
» âgé de vingt ans , nommé Domi-
» nique de Confinio de Saint
» Pierre , à qui pluſieurs Empi-
» riques , Barbiers & Femmelettes
» avoient inutilement donné quantité
» de frictions. Son Mal , bien loin de
» guérir , étoit au contraire devenu
» d'une ſi grande malignité , que tout
» le goſier & le palais étoient infec-
» tés d'ulcères d'un mauvais caractere ,
» qui l'empêchoient de parler. Il ne
» pouvoit manger ni boire qu'avec
» une extrême difficulté. Il étoit

» obligé de refter couché dans fon
» lit, ayant les bras & les jambes con-
» vulfivement retirés, de façon que
» pour fes befoins, deux domeftiques
» le portoient ; & quand il vouloit
» manger, il falloit que quelqu'un lui
» mît fon manger dans la bouche. Ou-
» tre cela, fon corps étoit couvert
» d'ulcères & de tumeurs dures, ac-
» compagnées de douleurs aux join-
» tures, qui ne lui permettoient guère
» de dormir, & caufoient une af-
» freufe confomption de tout le corps.
» Ce qu'il y avoit de plus fâcheux,
» c'eft qu'avec tous ces accidens, il
» avoit toujours la fièvre. Et comme
» ma mere (ajoute MASSA) me prioit
» fouvent de tâcher de le guérir, s'il
» y avoit moyen ; je l'entrepris. Après
» lui avoir laiffé le tems de reprendre
» des forces, je commençai par lui
» frotter les jointures des jambes &
» des bras ; cependant, quoique je
» lui euffe donné plufieurs frictions,
» les ulcères ne fe confolidoient point,
» & les tumeurs ne pouvoient fe ré-
» foudre. C'eft pourquoi je me dé-
» terminai à en procurer la réfolution
» au moyen des fumigations. Voici
» comme je m'y pris : le foir je frot-

» tois les jointures , & le matin je le
» parfumois fous l'Archet. Je conti-
» nuai ainfi durant plufieurs jours ,
» & les ulcères fe trouvoient prefque
» confolidés ; mais les forces étant
» abattues , je le laiffai en repos pen-
» dant un mois & demi , avec de
» bonnes nourritures & un bon régi-
» me. Enfuite je recommençai à le
» frotter & à le parfumer , comme
» j'ai déja dit , & cela s'étant exécuté
» durant quinze jours de fuite , il fut
» guéri ».

C'eft ainfi que GUILLAUME RON-
DELET fe glorifie , *à la fin* de fon
Traité du Mal de Naples, d'avoir guéri
par le moyen des fumigations « un
» ulcère Vérolique du nez , que ni
» les Médecins d'Italie , ni ceux de la
» Cour , ni ceux de Montpellier , n'a-
» voient pu guérir ». Il s'applaudit
au même endroit « au fujet d'un
» Gentilhomme , qui avoit été pen-
» dant fix mois à Lyon , entre les
» mains des Médecins & des Chirur-
» giens , fans qu'aucun reméde joint
» à la diète , eût pû le guérir , & qu'il
» délivra d'un ulcère en quatre jours
» de fuffumigation ; en forte qu'avant
» d'arriver chez lui , où il n'y avoit

» que pour quatre jours de chemin
» il se trouva parfaitement guéri ».

Enfin, c'est ainsi que GABRIEL FAL-
LOPPE, *au Chap.* 69 de son *Traité de
la Maladie Vénérienne*, rapporte que
dans une ophthalmie Vérolique, avec
inflammation de la conjonctive &
& exulcération de la cornée. « Il se
» servit souvent de cautères, de dé-
» coctions & d'autres remédes ; mais
» en vain, puisque les symptômes per-
» sistoient dans leur force ; qu'ainsi il
» en étoit venu aux fumigations, &
» que ses malades en avoient été
» guéris ». Il avoue bonnement au
même endroit, qu'entr'autres, « un
» Notaire fut le premier qui lui donna
» inutilement bien de la peine, mal-
» gré tous ses remédes, & qu'une
» femme guérit ensuite par la fumiga-
» tion ».

Mais enfin les fumigations, pour
être efficaces, devoient contenir beaucoup d'Arsenic, tant rouge que jaune,
& même il y en avoit d'assez mal-
avisés, ou plutôt d'assez fous, pour
oser y ajouter un peu de Précipité
rouge, de Turbith minéral, ou de
Sublimé corrosif. Il ne faut donc
pas s'étonner, 1°. si cette pratique

étoit souvent meurtriere , non-feulement pour les vieillards , & les perfonnes foibles , cakectiques , poumoniques , valétudinaires ; mais même pour les jeunes gens , & les perfonnes robuftes , fortes & les mieux conftituées , dont les vifcères étoient vigoureux, les poumons fains , & le cerveau en bon état.

2°. Si les Médecins qui l'approuvoient le plus , & qui en vantoient les heureux fuccès, n'en ont pas nié eux-mêmes les rifques. « Le traite- » ment de la Vérole (dit MASSA , » à l'endroit déja cité) par la voie » des fumigations , n'eft pas tellement » fûr qu'il n'y ait rien à craindre. » C'eft un reméde (dit RONDELET , » au même endroit allégué ci deffus,) » qui demande de la vigueur , parce » qu'il eft fort dangereux. La fumi- » gation (dit FALLOPPE à l'endroit » déja cité ,) n'eft que trop fouvent » fujette à de fâcheux inconvéniens, » & un tel traitement n'eft pas trop » fûr. C'eft pourquoi j'ai toujours » jugé à propos de l'éviter autant qu'il » eft poffible ; car il eft très-mauvais » & mortel à quelques-uns.

3°. Si prefque tous les autres Au-

teurs l'ont condamné beaucoup plus
ouvertement. C'eſt ainſi que JEAN
BENOÎT atteſte très-affirmativement,
au Chap. 4 de ſon *Traité de la Vérole :*
« que les ſuffumigations des empiri-
» ques ſont des poiſons très-puiſſans,
» dont il a vu lui-même que la fumée
» avoit fait périr un fameux peintre
» de Bologne, & tomber une femme
» en apopléxie ». C'eſt ainſi que BE-
NOÎT VICTORI, dans ſon *Traité de
la Maladie Vénérienne,* Chap. 7, penſe
« qu'il faut éviter la fumigation ,
» comme un ennemi mortel ; attendu
» qu'il s'en exhale des vapeurs véné-
» neuſes, qui entrant par la bouche
» dans les poumons, où elles ſéjour-
» nent, ôtent la reſpiration par leur
» qualité aſtringente , & étranglent
» tout-à coup le patient. Ces mêmes
» vapeurs pénetrent pareillement par
» le nez juſqu'au cerveau , & bou-
» chent tellement les organes de la
» faculté animale , que pluſieurs en
» perdent le ſentiment & le mouve-
» ment ; ce qui les fait très-aiſément
» tomber en épilepſie & en apoplé-
» xie , en convulſion & en para-
» lyſie ». C'eſt ainſi qu'AUGIER
FERRIER dit , dans ſon *Traité de la
Vérole ,*

Vérole, Liv. 1, Chap. 14, « que
» la fumigation eſt un très-mauvais
» reméde, dont la plupart des Mé-
» decins prudens & habiles n'ont ja-
» mais oſé ſe ſervir pour tout le
» corps ». C'eſt ainſi qu'ANTOINE-
MUSA BRASSAVOLE, dans ſon *Livre*
de la Maladie Vénérienne, raconte
« qu'il a vu un homme que la fu-
» mée qui lui montoit à la tête, fit
» tomber d'abord en apopléxie, & in-
» continent après tout roide mort.
» Voilà pourquoi il ne veut point
» que les malades ſoient parfumés,
» qu'ils ne mettent la tête hors de
» l'archet ». C'eſt ainſi qu'ALEXAN-
DRE-TRAJAN PETRONIO conſeille,
dans ſon *Traité de la Vérole*, Liv. VI,
Chap. 20, « de ne jamais employer
» les parfums, que la Maladie ne
» ſoit invétérée, qu'il n'y ait point
» d'autre reſſource, que le Mal ne
» ſoit preſque déſeſpéré, & qu'enfin
» le malade, à force de ſouffrir, ne
» ſe ſoucie plus de vivre ou de mou-
» rir : car dans un danger ſi preſſant,
» il faut encore mieux eſſayer cette
» voie, que de n'y rien faire ». C'eſt
ainſi qu'EPHIPHANE FERDINAND,
dans ſes *cent Hiſtoires*, *Obſervat.* 17,

enseigne « que la méthode des fu-
» migations, avec lesquelles les Em-
» pyriques chassent la Vérole, est
» plus dangereuse que celle des fric-
» tions; que par conséquent il n'en
» faut user que très-rarement, &
» dans le cas d'une nécessité pressante,
» lorsqu'on aura épuisé toutes sortes
» de moyens sans réussite ». Enfin,
c'est ainsi que ZACUTUS LUSITANUS
assure, dans ses *Histoires de Pratique*,
Liv. II, Chap. 1, « que les fumiga-
» tions sont suspectes, & que plusieurs
» sont morts dans leur application ac-
» tuelle; que par conséquent il ne faut
» s'en servir, que quand tout le reste
» est inutile, parce qu'alors il vaut
» mieux dans une maladie désespérée
» user de quelque reméde, que de n'en
» faire aucun ».

Leur réfor-
mation.
Dans cette contrariété d'opinions
soutenues de part & d'autre par de
graves Auteurs, les plus sages Médecins ont bien compris qu'il falloit tenir un certain milieu, sans se laisser
prévenir pour une mauvaise pratique,
par les éloges des uns, ni détourner
d'une bonne, par les blâmes des autres. C'est pourquoi, tout bien examiné, & après avoir pesé des deux

côtés les heureux & les malheureux succès du reméde, on jugea d'un commun confentement, dont la principale gloire eft due à RONDELET, qu'il étoit dans les régles de la plus faine Thérapeutique :

I. D'exclure abfolument des parfums, non-feulement le Sublimé corrofif, mais auffi l'Arfenic & l'Orpiment, parce que la qualité vénéneufe de l'un & de l'autre étoit avérée. C'eft bien fait, à mon avis; cependant j'obferverai ici que le parfum d'Orpiment eft propofé & approuvé pour l'Afthme, & toutes les autres maladies du poumon, par GALIEN, dans fon *Traité des Remédes aifés*, Liv. 1, Chap. 9; par AVICENNE, *Liv. II, Traité 2, Chap.* 49; par RONDELET, dans fon *Traité des Médicamens externes, au Chapitre du Parfum*; par THÉODORE DE MAYERNE, dans fa *Pratique*, Traité 4, Chap. 6; & par un Médecin de Nîmes, anonyme, dont les obfervations fe trouvent à la fin de celles de LAZARE RIVIERE, *Obfervat.* 2.

II. De réferver uniquement le Cinnabre mercuriel, que l'on favoit par expérience fervir efficacement à la guérison de la Maladie Vénérienne, sans aucun inconvénient. CATANÉE & MASSA avoient déja bien senti l'utilité du Cinnabre, employé seul en parfum.

III. De renoncer à ce fatras de remédes qu'on y ajoutoit sous le nom de *Correctifs*, vu qu'il n'y avoit plus rien de vénéneux dans les parfums.

I V. De ne mêler par conséquent avec le Cinnabre, que certaines choses, propres à rendre sur le feu beaucoup de fumée, & à corriger par leur agréable odeur la puanteur du Cinnabre.

V. De prendre ces sortes de choses, non au hasard ou pour la parade, mais suivant les indications ; par exemple, s'il falloit faire suer, du Benjoin, du Styrax rouge & Calamite, de la Noix Muscade, de l'Ambre jaune, &c. pour ouvrir les pores ; & s'il falloit guérir des ulcères, de la Myrrhe, du Mastich, de l'Oliban, de l'Opopanax, du Ladanum, du Bois d'Aloès, du Bois de Genèvrier, &c, pour dessécher & déterger.

VI. De réitérer pour la plupart les parfums tous les jours, pendant un certain tems, selon les forces des malades, & l'opiniâtreté de la maladie, jusqu'à la salivation ; mais si le malade ne pouvoit, à cause de sa foiblesse, en supporter l'usage sans interruption, de ne les employer que par intervalles, comme c'étoit depuis long-tems la coutume dans l'administration des frictions.

VII. De purger même avec un purgatif doux, de trois en trois fumigations, les malades qui seroient d'une complexion délicate, pour rabattre la violence de la salivation, en détournant l'humeur du gosier vers les intestins ; ce que nous avons remarqué avoir été depuis long-tems en usage dans les frictions mercurielle.

C'est ainsi que la méthode des fumigations, rappellée aux Loix de la Médecine Pratique, devint plus sûre ; ce qui la mit en peu de tems si en vogue, qu'elle approcha le plus de la méthode des frictions ; mais pourtant d'assez loin, dès qu'on eût reconnu, par l'expérience, qui est la vraie pierre de touche de la vertu des remèdes :

Frictions préférables aux fumigations, quoique réformées.

1°. Que la premiere étoit bien moins efficace que la seconde, attendu que les malades guéris par cette voie, *récidivoient souvent*, suivant le témoignage

Raisons de préférence.

de MASSA ; & que *rarement fe trou-
voit-il des Vérolés*, au rapport de BRAS-
SAVOLE, *qui fuffent entiérement guéris
par la fumigation ; mais qu'ils retom-
boient prefque tous, quoique les uns
plutôt, & les autres plus tard.*

2°. Que la fumigation étoit beaucoup moins univerfelle, puifqu'elle
ne convenoit qu'à des jeunes gens,
ou qu'à des perfonnes robuftes & vi-
goureufes, qui avoient les poumons
fains, un fort tempérament, les vifcères en bon état, & un âge encore
floriffant, au lieu que les frictions étant
adminiftrées fuivant les régles de
l'art, conviennent également à prefque tous les malades, de tout fexe,
de tout âge, de tout tempérament.

3°. Qu'elle étoit beaucoup moins
fûre, parce que la fumée qui s'exhaloit du Cinnabre, nuifoit d'ordinaire
aux poumons, accabloit le cerveau,
faifoit du mal aux yeux, précipitoit la
chûte des dents, & excitoit tout au
moins des fueurs ou des diarrhées
très-confidérables ; inconvéniens qui
arrivent rarement dans les frictions.

4°. Enfin, qu'elle étoit bien moins
commode, parce que les malades enfermés à l'étroit dans l'archet, comme

dans un cachot, y avoient à soutenir le poids d'une chaleur brûlante, & que ne respirant qu'un air enflammé, ils étoient inondés de sueur : que dumoins elle n'étoit en aucune façon plus commode ; & en effet, sans m'étendre ici sur les prérogatives connues des frictions, on ne peut pas nier qu'il ne faille de part & d'autre dévorer les mêmes ennuis, les mêmes dégoûts, les mêmes incommodités de préparation, de curation, de crachement, de flux de ventre.

Faut-il donc s'étonner si la méthode des frictions a tenu bon, tandis que la méthode des fumigations a été rejettée ? La premiere étant sûre, efficace, parfaite, est devenue de jour en jour plus agréable, plus commune, plus usitée. Que dis-je ? elle est de toutes les méthodes la plus agréable, la plus commune, la plus usitée, & la seule qui soit en usage aujourd'hui : au lieu que la derniere étant négligée, employée plus rarement de jour en jour, diffamée par son inefficacité, par ses dangers, & même par la seule infection du cachot, est tombée peu à peu dans un tel oubli, que lorsque la premiere Edition de cet Ouvrage pa-

I iv

rut en 1736, j'ose assurer que, depuis quatre-vingts ans, à peine y avoit-
il eu un seul malade, du moins en
France, qui se fût fait traiter par les
fumigations. Ce qu'il y a de certain,
c'est qu'alors il n'y avoit pas un Médecin en France, qui traitât la Vérole
par cette méthode.

CHAPITRE IX.

*Comment & avec quel succès les fu-
migations mercurielles ont été employées depuis peu pour guérir la
Vérole ?*

Nouveau,
Fumigateur
qui en impo-
se au Peuple
crédule.

LA méthode des fumigations étoit
depuis long-tems hors d'usage, comme nous avons dit dans le Chapitre
précédent, lorsqu'un nommé Char-
bonnier, qui avoit été ci-devant
Huissier du Parlement d'Aix en Provence, vint à Paris, où se rend tout
ce qu'il y a de Charlatans au monde.
Je ne sais pas trop par quel hasard,
& sous quel Maître, un homme qui
n'avoit pas la moindre teinture de
Médecine, a pu connoître la vertu
& l'usage des fumigations, qu'on ne

pratiquoit plus il y avoit long-tems : mais il eſt conſtant qu'il en avoit fait auparavant quelques expériences en Provence, quoiqu'avec moins de ſuccès qu'il ne diſoit. Il ne fut pas plutôt arrivé, qu'il ſe mit à publier qu'il avoit trouvé une méthode de guérir la Vérole, toute nouvelle, courte, facile, efficace, ſans danger, ſans aucun inconvénient ; à ſe vanter d'avoir guéri quantité de perſonnes ; à produire des témoins, qui s'offroient de plein gré, ſoit qu'il les eût guéris, ou plutôt qu'il les eût gagnés pour le préconiſer, comme font tous les jours les Charlatans ; à remplir de ſes magnifiques promeſſes, tout les quartiers de Paris ; à attirer dans ſon parti *une ſéquelle de joueurs d'inſtrumens, de gueux, de farceurs, de coquins & d'autres gens ſemblables* ; enfin, à profiter de la ſtupidité du vulgaire, qui eſt par-tout ſottement crédule & avide de nouveautés, ſur-tout à Paris, pour ſe mettre bien dans l'eſprit de pluſieurs.

Il étoit de l'intérêt de l'Etat qu'on fût à quoi s'en tenir ſur la vertu des fumigations, pour ne pas livrer la vie des Citoyens aux attentats d'un

Charlatan, si elles étoient nuisibles, ni rejetter mal-à-propos un reméde, qui étant manié par des mains habiles, pourroit avoir son utilité, au cas qu'elles fussent profitables. C'est pourquoi les Magistrats jugerent qu'il falloit s'assûrer des effets du reméde, par des épreuves réitérées publiquement, en présence des Médecins députés de la Faculté de Paris, à laquelle il appartenoit d'en décider, pour en être témoins oculaires & véridiques, & en même tems juges équitables des avantages qui pourroient en résulter.

La premiere épreuve se fit à l'Hôtel Royal des Invalides, en présence du Médecin & du Chirurgien qui y sont préposés pour prendre soin des Infirmeries. Je me souviens bien que le Médecin releva beaucoup les heureux succès de ce premier essai, comme s'ils avoient démontré l'excellence des fumigations ; mais je me souviens aussi que le Chirurgien lui fit plusieurs objections, qui en rabattoient beaucoup, & qui ne paroissoient pas aisées à réfuter. Quoi qu'il en soit, on dit que les Actes dépositaires du fait ont disparu, ou qu'ils reſtent cachés ; ce qui fait qu'on ne peut pas juger à laquelle des deux parties ils ſont favorables, & juſqu'à quel point ils le ſont : auſſi n'en eſt-il pas beſoin.

Des autres expériences, dont l'événement eſt connu de tout le monde : la *premiere* fut faite à Biceſtre, en préſence des Médecins députés de la Faculté de Paris, mais qui n'y ont aſſiſté que deux fois, ſavoir, une premiere fois pour porter leur jugement touchant le degré du Mal, au commencement, & une ſeconde fois pour décider de la guériſon, quand le traitement fut achevé : ce qui fut cauſe qu'ils ne purent avoir connoiſſance des remédes employés dans l'intervalle, & des effets des remédes, ni des récidives qui arriverent à quelques-uns de ces malades, après la derniere viſite.

La *ſeconde* épreuve fut faite dans le même Hôtel, ſur douze autres hommes, en préſence de pluſieurs autres Médecins, députés pareillement de la Faculté de Paris, leſquels viſiterent les malades pluſieurs fois chaque ſemaine, pour veiller à l'adminiſtration des fumigations, & examiner la ſuite

des effets qui en proviendroient ; &
même, pour rendre la chofe plus claire,
ils firent féparer les convalefcens de
la compagnie des autres , durant quelques mois , dans la vue de s'affûrer
par-là , s'ils demeurerent tout ce tems-
là exempts de rechûte.

La *troifiéme* épreuve s'y fit dans le
même tems fur douze femmes avec
les mêmes précautions, c'eft-à-dire,
qu'on les vifitoit plufieurs fois dans
le cours du traitement , & qu'après
le traitement complet , on les tenoit pendant quelques mois féparées
de tout commerce, afin de pouvoir
conftater la récidive , fi par hafard
il en furvenoit quelqu'une. J'ai lu avec
attention les Actes de tout ce qui
s'eft paffé dans ces trois épreuves , &
j'en ai recueilli fidèlement tous les
articles.

La *quatriéme* épreuve a été faite
fur différens malades , qui , pour fe
guérir de la Vérole , ont paffé par la
fumigation , foit de leur propre mouvement, foit à la follicitation d'autrui.
L'extrait que nous donnerons du fuccès de ces diverfes expériences , mettra en état de juger avec plus de
certitude , quel compte on doit te-

nir de la méthode des fumigations.

Mais auparavant il eſt bon de remarquer que la façon de parfumer
de notre fumigateur, étoit très-ex-
péditive. Il couvroit le malade tout
habillé, comme il étoit, avec les
couvertures qu'il trouvoit ſous ſa
main, mettant à ſes pieds un réchaud plein de braiſe, ſur laquelle il
jettoit quelques pincées d'une poudre
fine qui rendoit beaucoup de fumée.
Dans le commencement, lorſqu'il
étoit en Provence, il laiſſoit les yeux
& la bouche de ſes malades, expo-
ſés à la fumée; mais il avoit grand
tort; car il eſt arrivé de là plus d'une
fois, que leurs yeux étoient attaqués
d'une fâcheuſe Ophthalmie, & que
quelques dents leur tomboient. C'eſt
pourquoi s'étant mieux inſtruit par
l'expérience, il mettoit toujours, à
Paris, un bandeau ou un mouchoir
ſur la bouche & ſur les yeux, de
peur que la fumée ne portât préju-
dice à la cornée ou aux dents. Par ce
moyen, l'unique voie qui fut ouverte
à la fumée, étoit les narines, par
où elle entroit avec l'air dans l'inſpi-
ration, & dont elle irritoit ſi vivement, dans la plupart, la membrane

Méthode du nouveau Fumigateur.

interne, qui eft nerveufe, qu'elle excitoit des éternuemens forts & fréquens.

La durée de fes fuffumigations n'é-
toit point réglée ; mais il la varioit
différemment felon les forces, ou
la patience des malades : rarement
pourtant paffoit-elle quatre minutes,
& rarement alloit-elle à moins de
deux. C'étoit fa coutume, mais pas
toujours, après chaque fumigation,
de débarraffer le malade des couvertures qui l'enveloppoient, & des mou-
choirs qui lui couvroient la bouche
& les yeux, & de le mettre dans un
lit bien baffiné, pour le faire fuer
plus abondamment, fi la fueur vouloit venir. Du refte, le malade pendant tout le tems du traitement, étoit
libre fur la qualité & la quantité du
manger, fans être aftreint à aucune
diète.

Il avoit grand foin de cacher la
couleur, la nature & la préparation
de la poudre myftérieufe qu'il employoit, pour donner plus de poids
à fon prétendu fecret. Il avouoit qu'il
le tiroit du mercure, mais par une
opération longue & difficile, & par
un mélange de plufieurs autres ma-

tieres. Cependant je jurerois bien que
ce n'étoit uniquement que du Mercure réduit en poudre par une opération très-facile, c'eft-à-dire, éteint
avec quelque addition de parties ful-
phureufes, afin que fous cette forme
il s'envolât plus aifément en fumée.
Ces fortes de préparations que tout
le monde connoît, font au nombre
de trois ; favoir, le Mercure éteint
avec la Térébenthine, & réduit en
poudre noire ; l'Æthiops minéral tiré
du Mercure, & préparé avec le Soufre commun par le moyen du feu,
ou par la feule trituration ; enfin, le
Cinnabre qu'on tire du Mercure,
mêlé & fublimé avec le Soufre commun, & qui l'emporte fur les autres
par la fineffe de fes parties. Je ne
doute point qu'il n'ajoutât à fa préparation mercurielle, quelle qu'elle
fût, quelque parfum pris de Réfines
ou des Gommes, pour en corriger
l'odeur défagréable ; je m'étonne feulement qu'aucun des affiftans n'ait fenti
ce parfum. Au refte, il importe peu
que l'on y ait fait une pareille addition ou non, puifque la qualité anti-
Vénérienne de la fumigation, qui
eft la principale chofe, ne devenoit

pas meilleure en y ajoutant ces matieres odoriférantes, ni pire en les re-
tranchant.

I. Il s'enfuit donc de la *premiere* épreuve :

1°. Que de douze malades, dont le plus âgé n'avoit que quarante-trois ans, la plupart étoient atteints d'une Vérole légere, & pour ainfi dire du premier degré, puifque les princi-paux fymptômes de leur maladie, étoient des chancres au gland, des crêtes à l'anus, & quelques puftules difperfées fur l'habitude du corps.

2°. Que de ce nombre de malades, les Médecins n'en ont regardé que quatre comme guéris, de la guérifon complette defquels on n'a pas pû néan-moins s'affûrer avec affez de certitu-de, puifque l'on n'a réitéré aucune perquifition à ce fujet, après une trève de quelques mois.

3°. Qu'on en compte trois, dont le Mal n'a point été guéri, & que par cette raifon, l'on a cru affez mal-à-propos attaqués d'une autre Maladie que de la Vérole, quoique dans le com-mencement on en eût jugé autrement.

4°. Qu'il y en eut trois autres, en qui il refta des fignes très-certains de

Vérole, quoiqu'ils euffent été, comme on a dit, atteints d'un mal affez léger dans le commencement.

5°. Enfin, qu'il en eft mort deux dans le cours du traitement, quoiqu'ils fuffent très-peu malades dans le commencement.

II. Il s'enfuit de la *feconde* épreuve :

1°. Que les douze malades, dont le plus âgé avoit quarante-cinq ans, étoient atteints d'une Vérole légere, qui paffoit à peine le premier degré ; puifqu'elle étoit indiquée uniquement par des puftules, par des tumeurs des glandes inguinales, par des poireaux, par des chancres au prépuce & au gland, &c, fans ulcère du nez ou du palais, fans aucune carie des os, & fans aucune hyperoftofe.

2°. Que des douze, il n'y en a eu qu'un, qui n'a pas pû abfolument fupporter la fumigation, à caufe d'un danger éminent de fuffocation ; qu'à l'égard de tous les autres, on a réitéré les fumigations au moins huit, neuf & dix fois ; & même jufqu'à feize fois à l'égard de deux.

3°. Que le cours du traitement a été pour le moins de trente-neuf jours ; c'eft-à-dire, depuis le 12 de Juin 1737, jusqu'au 20 du mois de Juillet suivant ; & même plus long par rapport aux deux derniers malades.

4°. Que la curation a été difficile & laborieuse dans la plupart ; puisque la plupart ont souffert des sueurs, des diarrhées & la salivation.

5°. Que de dix malades parfumés, (car on n'en comptoit pas davantage, attendu qu'un des douze n'avoit pu supporter la fumigation , & qu'un autre s'étoit enfui de l'Hôpital) qui furent séparés pendant environ quatre mois , depuis le 15 de Septembre 1737, jusqu'au 7 du mois de Janvier suivant ; il est dit que cinq se trouverent quittes de tous accidens , & regardés comme guéris.

6°. Qu'un des dix est mort , quoique jeune & d'une forte complexion , & qu'il ne fût pas bien malade dans le commencement ; mais qui avoit souffert seize fumigations. Or, il est constant par l'ouverture du cadavre , qu'il est mort d'une inflammation & d'un abscès au lobe droit des poumons , avec une inflammation & une extravasation de sang au côté gauche du cervelet. Je sais bien que les Médecins jugerent que ce malade étoit mort d'une fièvre maligne , & qu'il ne falloit point attribuer fa mort aux fumigations : mais je fais auffi , à n'en point douter , que les Chirurgiens de l'Hôpital , qui étoient préfens, penferent tout autrement , & à mon avis , ils avoient raifon : car ne diroit-on pas que cette fièvre maligne & mortelle , qui eft furvenue fubitement au malade parfumé jufqu'à feize fois , eft venue tout exprès pour tirer le fumigateur d'intrigue.

7°. Qu'il y a lieu de foupçonner que le nommé SALLIN, qui fait le dixiéme , eft mort dans le cours du traitement , puifqu'il fe trouvoit dangereufement malade dans les vifites précédentes du 22 Octobre & du 19 Novembre 1737 , & qu'on n'en a fait aucune mention dans la derniere vifite du 7 Janvier 1738 , qui étoit décifive.

8°. Qu'il eft refté dans les autres , des fymptômes de Vérole manifeftes & pathognomoniques, qui étoient une preuve que la caufe du Mal n'étoit point du tout emportée , y compris le dixiéme , fuppofé qu'il n'en foit pas mort, quoiqu'il eût été feize fois parfumé.

III. Il s'enfuit de la *troisiéme* épreuve :

1°. Que toutes les douze malades choifies pour cette épreuve, avoient une Vérole légere, & qui paroît avoir été du premier degré , puifqu'elles n'avoient point d'autres fymptômes que des puftules, des poireaux, des fics , des condylômes , des gonorrhées, des bubons, des rhagades, &c.

2°. Que dans l'efpace de quarante jours ; favoir, depuis le 6 de Juin 1737, jufqu'au 15 du mois de Juillet fuivant , qu'on ceffa les fumigations , toutes ces femmes ont été parfumées neuf à dix fois ; & même une, entr'autres , treize fois , à l'exception de trois qui ne l'ont été que huit fois.

3°. Que dans toutes, la curation a été laborieufe & difficile , avec une falivation abondante, une grande ulcération de la bouche, une fâcheufe diarrhée ; & ce qu'il y a eu de particulier dans plufieurs, avec une douleur confidérable d'eftomac, des naufées dans deux ; des épreintes & de cruelles tranchées dans deux autres.

4°. Que les onze femmes qui reftoient, (attendu que la douziéme avoit obtenu fon congé) furent fé-

parées durant environ quatre mois,
depuis le 15 de Septembre 1737,
jufqu'au 7 du mois de Janvier fuivant, qu'elles furent vifitées pour la
derniere fois.

5°. Que pendant cet intervalle les
poireaux, les excroiffances, les crêtes, les fics, qui occupoient le fondement & les parties naturelles dès le
commencement de la curation, furent plufieurs fois coupés, & même
brûlés par l'application des caufti-
ques; & cela en cachette par l'ordre du fumigateur, qui n'agiffoit pas
de bonne foi; mais que nonobftant
la continuation des fumigations, ces
mêmes accidens reparurent bien vîte,
ou que le Mal empira.

6°. Que dans le traitement même
il a paru dans la plupart, de nouveaux fymptômes Véroliques, comme des crêtes au fondement, & ailleurs, de nouveaux poireaux aux nymphes, de nouvelles excroiffances char-
nues, des bubons & des puftules;
de-forte que la plupart devenoient plus
malades, en paffant par le reméde.

7°. Que de toutes les parfumées,
il n'y en a eu que deux au plus, qui
ayent été parfaitement guéries, fi ce-

pendant on doit les croire parfaitement guéries ; attendu que depuis huit mois elles avoient une gonorrhée toujours coulante, qui ne s'étoit pas encore arrêtée.

8°. Que les dix autres ont ressenti tout de même qu'auparavant les atteintes de la Vérole, manifestée par les poireaux, les crêtes, les excroissances & les pustules, qui ayant été plusieurs fois coupés & brûlés par l'application des caustiques, ont repoussé incontinent.

9°. Que le fumigateur ne laissa pas de s'applaudir dans tout le cours du traitement, de se vanter que toutes ses malades étoient guéries, & même de les présenter aux Médecins chacune en particulier, plus effrontément que si elles l'avoient réellement été, tandis qu'elles portoient encore toutes des marques caractéristiques de cette terrible maladie ; preuve convaincante de son ignorance ou de son impudence, ou pour mieux dire, de son ignorance & de son impudence tout ensemble, qui sont les deux qualités propres de la Charlatanerie.

IV. Il s'ensuit de la *quatriéme* épreuve :

1°. Que de trois malades, dont le premier & le fecond étoient âgés de trente-cinq ans, & le troifiéme de quarante-cinq, il n'y en avoit aucun dont le Mal fût fort confidérable; puifque dans chacun des trois il n'étoit indiqué que par les fymptômes propres d'une Vérole légere.

2°. Que la durée du traitement fut de trente-quatre jours dans le premier, de trente dans le fecond, de vingt-fept dans le troifiéme; & qu'ainfi elle ne fut pas plus courte dans chacun, que dans ceux à qui l'on adminiftre les frictions, fi même elle ne fut pas plus longue.

3°. Que dans le fecond & le troifiéme, la falivation fut auffi abondante & auffi laborieufe, qu'elle a coutume d'être dans les frictions mercurielles les plus complettes.

4°. Que dans ces trois malades la Vérole éluda tellement l'efficacité des fumigations, que bien loin qu'aucun en ait retiré le moindre avantage, il eft encore furvenu à chacun de nouveaux fymptômes Vénériens.

5°. Que même la chofe a très-mal tourné à l'égard du premier, vu qu'il eſt mort d'une Phthiſie cauſée par les ſuffumigations, maladie à laquelle il n'avoit jamais été ſujet.

Ainſi, en récapitulant ce que nous avons dit, le réſultat de toutes les épreuves ſe réduit aux conſéquences ſuivantes :

Premiérement, que parmi trente-ſept malades, ſur qui l'on a fait l'expérience des fumigations, il ne s'en eſt trouvé aucun qui fût infecté d'une Vérole bien conſidérable ; mais que la plupart n'avoient que des affections cutanées, qu'on ſait que les fumigations ſont capables de détruire, ſans pourtant déraciner la cauſe de la Maladie.

Secondement, que chacun de ces malades, en paſſant par la fumigation, a ſubi un traitement auſſi long, auſſi difficile, auſſi laborieux pour le moins, qu'a coutume d'être la curation de la Vérole par la voie des frictions mercurielles, s'il n'eſt pas même plus long, plus difficile, plus laborieux.

Troiſiémement, que par cette méthode, il en eſt mort au moins quatre, c'eſt-à-dire, un de neuf, à peu de choſe près ; ſavoir, deux dans le

premier

Réſultat de toutes les expériences.

premier essai, un dans le second, &
un dans le quatriéme, quoiqu'ils ne
fussent tous que légérement atteints
de la Maladie Vénérienne, & qu'ils
fussent à la fleur de leur âge, & d'une
forte complexion.

Quatriémement, que de ces trente-
sept malades qui ont été parfumés, il
y en a eu au moins vingt-deux, c'est-
à-dire, plus de la moitié, qui l'ont été
inutilement, puisqu'ils n'en ont tiré
aucun fruit, que du moins ils n'ont
point été du tout guéris.

Cinquiémement, que de ces trente-
sept, il y en a eu tout au plus onze,
c'est-à-dire, à peu près le tiers, qui
ont été regardés comme guéris ; mais
dont quelques-uns ont récidivé peu de
tems après, quoiqu'ils ne se fussent
point exposés aux risques d'une nouvelle contagion, s'étant abstenus soigneusement de tout commerce avec
les femmes, comme ils l'ont protesté
avec les plus grands sermens.

Maintenant qu'on compare ceci
avec ce qui a coûtume d'arriver dans
les frictions mercurielles, & j'ose af-
surer que par la méthode des frictions, pourvu qu'elles soient administrées dans les régles, c'est-à-dire, de la

Méthode des fumigations nullement comparable à la méthode des frictions.

maniere que nous dirons dans la fuite, de trente-fept malades, qui feroient dans un état femblable à celui des malades, dont il a été parlé ci deffus, il n'en mourroit pas un, & que tous généralement fe trouveroient parfaitement guéris fans danger de rechûte; & cela par un traitement, qui loin d'être plus long ou plus laborieux, eft plus court, plus facile, plus commode : fur quoi je fuis bien fûr que toutes les perfonnes qui font au fait de cette derniere méthode, fe rangeront de mon avis. D'où il paroît évidemment, qu'à juger les deux méthodes par la confrontation des fuccès dans un cas tout femblable, la méthode des fumigations n'eft nullement comparable à celle des frictions.

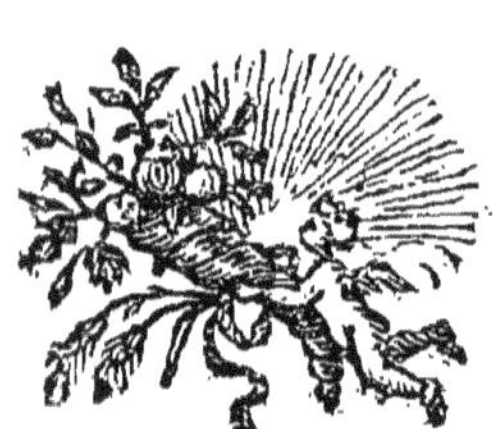

CHAPITRE X.

De la vertu du Mercure, & des préparations mercurielles, & de la cause de cette vertu.

L'EXPÉRIENCE a appris que le Mercure, soit qu'on le donne *intérieurement* (*a*), après l'avoir préparé par la Chymie, & en avoir fait des poudres, dont on peut user sans danger, soit qu'on l'applique *extérieurement* en forme de frictions, après l'avoir éteint & mêlé avec de la graisse, produit plusieurs effets différens qu'on n'auroit jamais devinés, à ce que je crois, par le seul raisonnement.

1°. Il attenue, il brise, il fond le sang & toutes les parties du sang, &, par ce moyen, il remédie efficacement à l'épaississement, tant de la partie rouge, que de la partie lymphatique du sang.

Effets du Mercure dans le corps humain.

(*a*) FERNEL savoit bien que le Mercure donné en friction, excitoit la salivation ; mais il ne savoit pas que pris intérieurement, il produisoit le même effet. *De la curation de la Vérole*, Chap. 7.

2°. Il parcourt tous les vaisseaux du corps, sanguins, lymphatiques, secrétoires, excrétoires, jusqu'aux plus petits ; il débarrasse ceux qui sont engorgés, il ouvre ceux qui sont obstrués, & il rétablit par conséquent dans tous la liberté de la circulation.

3°. Il rend le battement du cœur & des artères plus grand, plus fort, plus plein, & en même tems plus mol, plus égal, plus réglé ; en sorte que toutes les diastoles & toutes les systoles, sont respectivement uniformes pour la grandeur, pour la durée, pour la vitesse, pour l'intervalle, &c.

4°. Il augmente la sécrétion des humeurs qui se séparent d'avec le sang, principalement des humeurs séreuses ou lymphatiques, comme de l'urine, de la sueur, de la lymphe stomachale & intestinale, de la salive, &c.

5°. Il exerce sa principale action dans la bouche, dont le dedans devient chaud, rouge, douloureux, plein de boutons érysipélateux, de gersures ulcéreuses, de phlyctaines rongeantes, & de petits ulcères, dont le fond est plein d'une matiere blanchâtre, d'où vient un écoulement

abondant d'une falive épaiffe, vifqueufe, limpide, & femblable au
blanc-d'œuf : c'eft ce qu'on nomme
falivation.

6°. A mefure que cette falivation
augmente, toutes les autres fécrétions diminuent & font fupprimées,
fans en excepter même l'urine & la
tranfpiration, qui feroient certainement plus abondantes, s'il y avoit
moins de falivation, ou qu'il n'y en
eût point.

7°. Quelquefois le Mercure, quoiqu'employé d'une maniere convenable
& à la dofe requife, ne produit que
peu ou point de falivation, & n'affecte que peu ou point l'intérieur de
la bouche : mais cela eft rare ; & alors
toutes les autres fécrétions, ou pour
le moins, une ou deux autres fécrétions, font ordinairement plus abondantes, & fuppléent au défaut de la
falivation.

8°. Ainfi, foit que la falivation
vienne, ou qu'elle manque, le Mercure duement adminiftré réfout, dans
l'efpace d'un mois, les tumeurs des
parties, les ganglions, le *nodus*, les
tubercules, les exoftofes & les hypéroftofes ; diffipe les douleurs de

rhumatifme, de goutte & de fciatique, caufées par le Virus Vérolique ; guérit les puftules, les rhagades & les ulcères de la peau ; arrête la carie des os, & procure la génération du calus ; enfin purifie le fang de tout Virus Vérolique : ce qui eft le principal objet qu'on fe propofe.

Ce font-là des effets véritablement merveilleux, qu'on n'avoit jamais vûs dans la Médecine, & qu'on n'auroit pas dû, ce femble, attendre d'un corps fans goût & fans odeur, tel que le Mercure. Je crois néanmoins qu'il ne fera pas difficile de les expliquer méchaniquement, fi l'on confidere avec attention les propriétés fuivantes du Mercure, établies par l'expérience.

I. Le Mercure eft une fubftance métallique, fluide, mobile, pefante, capable d'être divifée en gouttes d'une petiteffe indéterminable, par les forces qui le preffent, le brifent & l'atténuent.

II. Chaque goutte féparée de Mercure, affecte naturellement la figure ronde ; & plus chacune de ces gouttes eft petite, plus auffi eft-elle ronde, ou du moins plus approche-t-elle de la figure ronde.

III. Ces gouttes ne peuvent se mê-ler presque avec aucune liqueur, & sur-tout avec le sang : d'où vient qu'on appelle ordinairement le Mercure *une eau qui ne mouille point.*

IV. En récompense, elles se joi-gnent très-facilement ensemble, & se réunissent en de plus grosses gouttes, si elles se touchent intimement entre elles seulement dans un point ; mais ces nouvelles gouttes peuvent aisé-ment se diviser derechef en des gout-tes plus petites , par quelque cause que ce soit.

V. De quelque petitesse qu'on sup-pose ces gouttes de Mercure , elles sont toujours environ quatorze fois plus pesantes, spécifiquement, qu'un pareil volume d'eau , & par consé-quent de sang.

Ces propositions sont comme au-tant de vérités , qui doivent servir à expliquer l'activité du Mercure. 1°. Par quelles voies , & en quelle quan-tité le Mercure entre dans le sang ? 2°. Par quelle propriété , y étant une fois entré, il corrige les engorgemens des vaisseaux & le vice du sang, en circulant ? 3°. Pourquoi, en altérant le sang , il se porte vers la tête

K iv

comme par choix ? Pourquoi il produit dans la bouche des ulcères fétides ? Et pourquoi il procure une salivation abondante & continuelle ?

Premiérement. Comme le Mercure s'employe en deux manieres, extérieurement en onguent, & intérieurement en poudre ou en pilules ; il y a aussi deux voies par où il entre dans le corps.

I. Le Mercure donné en frictions, peut aisément pénétrer en dedans. Nous avons vu plus haut (*a*) que toute la peau est percée d'une infinité de pores, qui, comme autant de conduits excrétoires, donnent issue aux écoulemens qui sortent sans cesse du corps vivant, & qui, comme autant d'entonnoirs, peuvent, par un mouvement contraire, donner entrée aux liquides qui sont appliqués à la surface du corps, pourvu qu'ils soient pressés par une force supérieure. Les petites gouttes de l'onguent mercuriel peuvent donc entrer facilement par ces pores, d'où elles peuvent ensuite, étant poussées par celles qui suivent immédiatement, pénétrer dans

Par quelles voies le Mercure, appliqué en friction, pénètre dans le corps.

____

(*a*) Chap. III de ce Livre.

les vaiſſeaux ſanguins capillaires, qui
ſont répandus en grand nombre dans
la peau ; ou (ce qui paroît plus conforme à l'économie animale) s'inſinuer dans les vaiſſeaux lymphatiques,
qui naiſſent des conduits excrétoires
de la peau, & être portées avec la
lymphe dans les veines.

L'introduction du liniment mer- Moyen de
curiel étant un effet *corrélatif*, qui dé- juger de la
pend en même temps des diſpoſitions quantité de
de la peau qui doit recevoir le Mer- Mercure qui
cure, & de celles du Mercure qui entre dans le
doit être reçu, il eſt néceſſaire de corps par les
faire attention aux unes & aux autres frictions.
de ces diſpoſitions, pour pouvoir juger ſûrement de la quantité du Mercure qui doit s'introduire dans le corps,
& de la viteſſe avec laquelle elle doit
s'introduire.

Du côté de la peau on doit faire
attention, 1°. à l'étendue de la partie
ſur laquelle ſe font les frictions : car
plus cette partie eſt étendue, plus elle
préſente de pores au Mercure qui doit
entrer.

2°. A la ténuité de la peau : car
plus elle eſt mince, plus ſes pores ſont
grands & nombreux.

3°. A la propreté de la peau : car

K v

plus elle eſt nette, plus ſes pores ſont libres.

4°. Enfin, à la chaleur de la partie : car plus la peau eſt raréfiée par la chaleur, plus ſes pores ſont ouverts.

Du côté du Mercure, il faut conſidérer, 1°. la quantité de Mercure qui entre dans l'onguent, & celle de l'onguent qu'on employe : car plus il y aura de Mercure ou d'onguent, plus il entrera, à choſes égales, de gouttes mercurielles dans le corps.

2°. La mobilité du Mercure qui eſt dans l'onguent : car le Mercure eſt d'autant plus propre à pénétrer, qu'il eſt plus pur & plus exempt de parties de plomb.

3°. Le degré de mouvement qui le pouſſe en-dedans : car il en entre davantage, à proportion que l'on frotte avec plus de force & plus longtems.

4°. Enfin, le ſéjour qu'il fait ſur la partie où il eſt appliqué : car plus on a ſoin de ne le pas eſſuyer, plus il entre de Mercure, le reſte étant ſuppoſé égal.

Toutes ces diſpoſitions de la peau

& du Mercure, peuvent varier & fe combiner en tant de manieres, qu'il ne faut pas s'étonner s'il en réfulte des effets fi différens, & fi une grande quantité d'onguent n'opere rien dans un fujet, tandis qu'une très - petite quantité excite dans un autre une copieufe & furprenante falivation : ce que j'ai voulu remarquer, afin qu'on juge avec combien de précautions les Médecins les plus expérimentés doivent adminiftrer un reméde, dont les effets peuvent varier par tant de caufes fi différentes.

II. Le Mercure pris intérieurement, en poudre ou en pilules, ne manque pas de routes pour entrer dans le fang. Ces routes, que tout le monde connoît, font les vaiffeaux chylifères, qui tranfportant des premieres voies dans le fang, la partie la plus pure & la plus douce des alimens, y tranfmettent en même tems les particules mercurielles qui s'y trouvent mêlées. *Par quelles voies le Mercure pris intérieurement paffe dans le fang.*

La quantité de Mercure, qui eft introduite de cette maniere, dépend, comme dans le cas précédent, de la difpofition des vaiffeaux qui reçoivent le Mercure, & de celle du Mer- *Comment on doit juger de la quantité qui entre par ces voies.*

K vj

cure même qui eſt reçu. Ainſi cette quantité ſera plus ou moins grande, d'un côté ; 1°. Suivant le nombre de vaiſſeaux chylifères ; 2°. Suivant la grandeur de leur calibre ; 3°. Suivant la force & la fréquence de leurs oſcillations : & de l'autre côté ; 1°. Suivant la quantité des parties mercurielles ; 2°. Suivant leur petiteſſe ; 3°. Suivant leur facilité à ſe mouvoir ; 4°. Suivant le degré d'impulſion qu'elles reçoivent de la contraction des tuniques des inteſtins.

C'eſt donc en faiſant attention à la combinaiſon différente de ces diſpoſitions, tant des veines lactées que du Mercure, qu'on doit eſtimer la qualité de Mercure qui peut entrer par-là dans le corps.

Le Mercure pris intérieurement, paſſe en moindre quantité dans le ſang, qu'étant appliqué au-dehors.

On regardera peut-être comme un paradoxe, ſi j'avance que le Mercure pris intérieurement, paſſe en moindre quantité & avec plus de peine dans le ſang, que ſi on l'applique au-dehors en forme d'onguent. Cependant rien n'eſt plus certain ni plus conforme à l'expérience. On trouvera même, ſi l'on y fait bien attention, que rien n'eſt plus d'accord avec la raiſon : car il y a pluſieurs obftacles qui s'oppofent à l'entrée des parties mercurielles, de la cavité des inteftins, dans les vaiffeaux chyli-fères; au lieu que rien n'empêche le Mercure appliqué en frictions, de pénétrer librement les pores de la peau.

1°. Les parties mercurielles ne peuvent fe mêler avec le chyle, & font beaucoup plus pefantes. Ainfi, comme elles fe précipitent en bas, elles ne fauroient enfiler aifément les veines lactées, fituées à la face fupérieure ou latérale des inteftins, d'où leur chûte les écarte; ni celles qui font placées à la face inférieure, parce qu'elles font affaiffées par la trop grande pefanteur du Mercure. De là vient que le Mercure crud, avalé jufqu'à la dofe de plufieurs livres, n'excite jamais de falivation; & que l'Æthiops minéral, donné en grande dofe, principalement s'il eft préparé fans feu, n'en excite que peu, & encore très-rarement.

2°. La plupart des préparations mercurielles font purgatives. Ainfi, en accélérant, par leur irritation, le mouvement périftaltique des inteftins, elles font néceffairement pouffées en-

bas avec tant de précipitation, qu'elles n'ont pas le tems de s'infinuer
abondamment dans les vaiffeaux du
chyle : de-là vient que le Mercure
doux n'excite ordinairement que peu
de falivation.

La Panacée eft de toutes les préparations mercurielles la plus capable de fe mêler avec le fang : elle eft
la plus légere, elle n'a aucune vertu
purgative, & par conféquent elle doit
paffer dans le fang en plus grande
quantité qu'aucune autre, & caufer
une falivation plus copieufe : auffi eft-
elle le plus en ufage. Sa vertu néanmoins n'approche pas de celle de l'onguent mercuriel. En effet, demi-once
de Mercure appliquée en onguent, fait
plus faliver, & fait faliver avec moins
d'irritation, qu'une pareille quantité
de Mercure réduite en Panacée, &
donnée en plufieurs dofes. Cette différence entre l'ufage intérieur & l'u-
fage extérieur du même reméde, a
de quoi furprendre, & n'a pas été
encore affez obfervée, à ce que je
crois.

Secondement. Par quelque voie que
les particules mercurielles pénètrent
dans le corps, elles font bientôt por-

tées au cœur par les veines ou les vaisseaux lymphatiques, & delà étant poussées dans les artères & distribuées dans les parties par la circulation , elles commencent d'agir de la maniere qui suit.

I. Etant agitées par la contraction & la dilatation du cœur & des artères, elles sont tellement mêlées & confondues avec le sang , qu'elles se distribuent uniformément avec lui jusques dans les plus petits rameaux artériels, & dans toutes les parties où ces rameaux vont se répandre.

Effets primitifs du Mercure.

II. Les parties de térébenthine & de graisse étant fondues , par la chaleur du sang , le Mercure reprend son état naturel , & forme une infinité de petites gouttes rondes , lisses & semblables à de la rosée ; de la même façon qu'on le voit se révivifier lorsqu'on fait fondre l'onguent mercuriel à une chaleur douce.

III. Les préparations mercurielles se débarrassant des pointes salines dont elles sont armées , reprennent pareillement leur premiere forme ; mais plus difficilement , plus lentement , & moins parfaitement que les gouttes de l'onguent (*a*) ; parce qu'el-

---

(*a*) De-là il paroît clairement que le Mercure ne fait jamais mieux son effet, que quand ses particules imperceptibles s'infinuent dans les vaisseaux, légérement embarrassées dans peu de graisse, & par-là en état de se réduire sans peine en gouttelettes très-subtiles, parfaitement rondes, qui circulent librement dans le sang comme une rosée des plus fines. Je laisse donc à Messieurs les Chymistes à examiner, pourquoi ils tourmentent inutilement les molécules du Mercure par tant de tortures, dissolution, calcination, précipitation, sublimation, &c ; pourquoi ils les embarrassent de tant de parties sulphureuses, dans leurs préparations de Cinnabre ; pourquoi ils les impregnent & les arment de tant de sels caustiques & pernicieux, dans leurs précipités & leurs sublimés ; en un mot, pourquoi ils les marient avec tant de chaux âcres de métaux, dans leurs Précipités de Vénus, Solaires & autres ; dans l'intention de faire perdre aux particules mercurielles leur forme naturelle, d'où dépend toute la vertu du reméde, & qui est la cause singuliere, pour ne pas dire unique, des effets du Mercure. Ce qu'il y a de vrai, c'est que par ce moyen, si l'on ne compose pas des drogues qui approchent du poison, ce qui est bien à craindre, on fait au moins des remédes beaucoup moins efficaces pour la curation de la Vérole, vu que ces sortes d'additions sont autant d'obstacles à l'efficacité naturelle des parties mercurielles.

les font plus intimement pénétrées de ces pointes falines.

IV. Les gouttes mercurielles mêlées avec le fang qui eft pouffé dans l'aorte par la contraction du cœur, en fortent avec la même viteffe que lui ; mais comme elles font quatorze fois plus pefantes que les gouttes de fang de même volume, la quantité de leur mouvement eft auffi quatorze fois plus grande.

V. Les gouttes de Mercure & de fang de même volume & de même furface, perdent, à mefure qu'elles circulent, une partie du mouvement qu'elles ont reçu d'abord ; & comme leur fuperficie eft égale, par la fuppofition, elles en perdent également. Mais les quantités de mouvement étant inégales des deux côtés, fi l'on ôte de part & d'autre les quantités égales qu'il s'en perd, il arrivera que la raifon de la quantité de mouvement qui reftera dans les gouttes mercurielles, par rapport à celle qui doit refter dans les gouttes de fang, augmentera fucceffivement à chaque inftant. Ainfi la viteffe des gouttes mercurielles, qui d'abord étoit la même que celle des gouttes de fang, doit augmenter de même à chaque inftant.

VI. Cette différence entre la viteffe des gouttes de Mercure & celle des gouttes de fang, ne peut jamais être plus grande que lorfque les gouttes de fang fe meuvent avec le plus de lenteur, comme dans les derniers vaiffeaux capillaires, où il eft certain que le fang circule très-lentement.

VII. Ainfi le choc des gouttes de Mercure, qui, dans le premier inftant & dans le tronc de l'aorte, n'étoit que quatorze fois plus grand que celui des gouttes de fang d'un pareil volume, pendant que leur viteffe étoit la même, fe trouvera plus de cent fois plus grand dans les derniers rameaux des artères capillaires, par la raifon que la viteffe des gouttes mercurielles, qui a moins diminué proportionnellement à chaque inftant que celle des gouttes égales de fang, fe trouvera là beaucoup plus grande que la viteffe de ces gouttes.

VIII. Les gouttes mercurielles agiffent, à la maniere d'un corps folide, fur tout ce qu'elles rencontrent dans le cours de la circulation, & par conféquent avec d'autant plus de force que leur maſſe eſt plus grande. C'eſt pourquoi , à proportion que pluſieurs petites gouttes réunies enſemble formeront de plus groſſes gouttes , elles pouſſeront plus violemment tout ce qui s'oppoſera à leur paſſage.

On peut tirer de-là les conſéquences ſuivantes. Effets ſecondaires.

I. Que les gouttes mercurielles , en circulant avec les humeurs , pénétreront , à raiſon de leur diviſibilité , juſques dans les plus petits vaiſſeaux , de quelque genre qu'ils ſoient.

II. Qu'elles pénétreront auſſi dans les vaiſſeaux obſtrués où le ſang ne ſauroit pénetrer ; pourvu que la réſiſtance que ces vaiſſeaux oppoſeront , ſoit inférieure à la force que le Mercure a par-deſſus le ſang.

III. Que ſi quelque vaiſſeau obſtrué oppoſe une trop grande réſiſtance , pluſieurs gouttes de Mercure , qui ſe feront arrêtées à l'entrée de ce vaiſſeau , s'étant réunies en une ſeule , agiront plus fortement ſur l'obſtacle qui leur réſiſte , & ſe feront enfin paſſage.

IV. Que les obstacles qui s'oppo-
soient au cours du sang, étant par ce
moyen forcés ou dissipés, tous les vaisseaux du corps, même les plus petits, laisseront un passage libre.

V. Que le sang, la lymphe, les
humeurs récrémentitielles & excrémentitielles, si elles sont trop épaisses & trop visqueuses, seront brisées
& atténuées par la pesanteur des gouttes de Mercure, & par la vitesse avec
laquelle elles se meuvent, principalement dans les vaisseaux capillaires;
& qu'ainsi toutes les liqueurs recou-
vreront peu-à-peu leur fluidité naturelle.

VI. Que par ce moyen, l'épaississement vicieux du sang, de la lymphe, des humeurs récrémentitielles
& excrémentitielles, sera sûrement,
efficacement & promptement cor-
rigé.

VII. Que les gouttes mercurielles
heurtant fortement les tuniques des
vaisseaux, en accéléreront & en aug-
menteront les oscillations, & rendront le pouls plus grand & plus
prompt.

VIII. Qu'ainsi toutes les liqueurs,
étant devenues plus fluides, & étant

poussées plus fortement par les oscillations des vaisseaux, circuleront avec
plus de rapidité, de facilité & de liberté; & par conséquent qu'il n'y
aura plus d'engorgement dans aucun
vaisseau.

IX. Que le sang étant brisé & atténué par la séparation de ses molécules, qui occuperont un plus grand
espace, sera raréfié plus ou moins,
à proportion de son épaississement,
ou de l'efficacité des gouttes mercurielles.

X. Qu'ainsi le pouls deviendra:
1°. plus grand & plus plein; parce
que le sang étant plus raréfié, les
artères feront plus remplies & plus
dilatées: 2°. plus fréquent, plus égal
& mieux réglé; parce que tous les
vaisseaux étant débarrassés, & réta-
blis dans leurs oscillations ordinaires, laisseront au sang un chemin facile & égal.

XI. Que toutes les sécrétions de-
viendront plus abondantes; 1°. Parce
que les humeurs feront plus fluides;
2°. Parce que tous les vaisseaux sécrétoires & excrétoires feront plus
débarrassés; 3°. Parce que le sang y
abordera plus rapidement & plus fré-

quemment ; 4°. Parce qu'il y abordera avec plus de force.

XII. Qu'ainsi le Virus Vénérien, quel qu'il soit, en quelque quantité qu'on le suppose dans le corps, & en quelqu'endroit qu'il se trouve niché, étant atténué, divisé & brisé par l'action réitérée des gouttes mercurielles, sera déraciné, détruit, & chassé au-dehors par tous les conduits excrétoires.

XIII. Que tous les liquides ayant ainsi recouvré leur fluidité, les vaisseaux, les pores, les canaux excrétoires étant débouchés, l'oscillation des fibres étant augmentée, la circulation des humeurs étant accélérée, & le Virus Vérolique étant détruit & chassé, c'est-à-dire, les causes antécédentes, conjointes, contenantes de la Maladie, étant détruites, les humeurs ne croupiront plus dans les parties ; & par conséquent les douleurs rhumatiques, goutteuses, rhumatiques-goutteuses, seront dissipées : les tumeurs contre nature, tant des parties molles que des parties osseuses, seront résoutes ; comme les ganglions, les *nodus*, les tumeurs gommeuses, les méliceris, les athérômes, les stéatômes, les skirrhes, les exostoses & les hypérostoses : les erosions & les ulcères des parties seront guéris ; comme les différentes espèces de dartres, les pustules, les ulcères, la carie : enfin, tous les symptômes de la Vérole disparoîtront en peu de tems.

Au reste, ce que nous disons des effets du Mercure, doit être pris avec quelque restriction : car l'action des gouttes mercurielles sur le sang, sur les vaisseaux, & sur les obstacles qu'elles rencontrent, étant limitée, doit aussi avoir un effet limité. Ainsi le Mercure peut bien emporter les obstructions, dissiper les engorgemens, & résoudre les tumeurs, lorsque la matiere qui les forme est encore molle, & capable de céder : mais on n'en doit pas attendre le même succès, quand elle est trop dure & trop compacte. D'où vient que les ganglions, les *nodus*, les skirrhes, les exostoses & les hypérostoses invétérées & trop dures, subsistent quelquefois après les frictions mercurielles, bien administrées, quoique le Virus Vénérien soit entiérement détruit.

Comment
le Mercure
excite la fa-
livation.

Troifiémement. Il refte maintenant à rendre raifon de la falivation , genre nouveau d'évacuation , & entiérement inconnu dans la Médecine avant l'ufage du Mercure, qui feul la produit , mais qui ne la produit pas toujours ; puifqu'on voit des malades qui ne peuvent jamais faliver, de quelque façon que l'on s'y prenne dans l'adminiftration de ce reméde. Ainfi, nous avons à réfoudre deux difficultés oppofées ; l'une, pourquoi le Mercure excite ordinairement la falivation ? L'autre, pourquoi il ne l'excite pas toujours ?

I. Nous avons dit ci-deffus que le Mercure augmentoit toutes les fécrétions. Il augmente donc auffi celle de la falive. Mais cela feul ne fuffit pas pour procurer une falivation , telle qu'elle arrive à ceux qui ont été frottés avec l'onguent mercuriel. Il faut encore que les caufes fuivantes y concourent.

Ainfi, 1°. entre les autres fécrétions , celles des humeurs lymphatiques ; favoir, de la falive & de l'humeur ftomachale & inteftinale , doit être plus copieufe ; parce que le fang étant attenué par le Mercure ,

fe

se résout presque tout en lymphe ou en humeur lymphatique.

2°. La sécrétion de la salive en particulier, doit être plus abondante que celle de l'humeur stomachale & intestinale ; parce que la salive étant évacuée par les crachats, à mesure qu'elle tombe dans la bouche, les vaisseaux sécrétoires & excrétoires des glandes salivales, se trouvent, par ce moyen, plus libres & plus ouverts que ceux de l'estomac & des intestins, lesquels sont pressés & embarrassés par une matiere qui s'y amasse & qui y séjourne, soit qu'elle ait été séparée auparavant par les glandes de ces parties, ou qu'elle y soit apportée d'ailleurs.

3°. Ainsi, tout considéré, la sécrétion de la salive doit être plus abondante que celle de toutes les autres humeurs, & produire un crachement fréquent & incommode, qui ne manque guère de survenir les premiers jours que l'on employe les frictions mercurielles, & qui est le prélude ordinaire de la salivation.

4°. Cette salive abondante, qui aborde continuellement à la bouche par l'action du Mercure, & qui dans les Vérolés est virulente, au lieu que dans les personnes parfaitement saines, elle est presque insipide, venant à se glisser dans les petites ouvertures des vaisseaux muqueux, dont l'intérieur de la bouche est parsemé, communique à la mucosité qu'ils renferment, une acrimonie vicieuse par où cette mucosité ronge insensiblement ses propres réservoirs. D'où vient que dans les endroits les plus fournis de ces sortes de réservoirs, comme les lèvres, le dedans des joues, les gencives, le palais, le fond du gosier, & sur-tout les côtés de la langue, il y a d'abord chaleur, rougeur, tumeur, & enfin plusieurs différens ulcères, qui, en s'étendant, rongent ces parties.

5°. La douleur qui accompagne toujours l'ulcération des parties, & qui augmente de tems en tems, par l'abord d'une salive plus âcre, par le mouvement de la langue, par la rencontre des dents, & par le frottement des alimens liquides ou solides, excite, par les loix de la sympathie, des oscillations plus fortes & plus promptes dans les vaisseaux, & dans les fibres des glandes salivales, parotides, maxillaires, ranines, &c. Ce qui fait couler un ruisseau continuel & abondant, d'une salive épaisse, gluante & limpide. C'est ainsi que le poivre mis sur la langue, excite la salive, & que la fumée excite les larmes. C'est par-là que la salivation dure jusqu'à ce que les ulcères de la bouche soient guéris, ou d'eux-mêmes, ou par les remédes.

6°. A mesure que la salivation augmente, presque toutes les autres sécrétions diminuent nécessairement, & même sont quelquefois supprimées : car à mesure que le sang fournit plus de salive, il est moins en état de fournir d'autres humeurs. J'en excepte seulement les sécrétions de l'urine & de la transpiration, qui ne laissent pas néanmoins de souffrir ordinairement une diminution considérable.

II. Il arrive rarement, mais cependant il arrive quelquefois, comme l'expérience l'apprend, que le Mercure, quoiqu'administré de la manière & à la dose la plus convenable, semble être privé d'une partie de son action ; & que trompant l'attente des Médecins & des malades, il ne produit point d'ulcères dans la bouche,

L ij

ou n'en produit que de légers, de fu-
perficiels, & en petit nombre, & n'excite point de falivation, ou n'en excite qu'une très-légere, qui reſſemble
plus à un crachement qu'à une véritable falivation. Il eſt furprenant qu'un
reméde, dont les effets font pour l'ordinaire ſi violens, demeure quelquefois ſi tranquille dans le corps. Cela
doit venir, autant que j'en puis juger,
de quelqu'une des caufes fuivantes.

1°. De ce que la peau eſt trop ferrée, trop compacte, trop pleine de
vaiſſeaux fort gonflés, & par conféquent trop peu pénétrable au Mercure, qui n'entre qu'en très-petite
quantité.

2°. De ce que le fang eſt naturellement trop fec, & ne peut, malgré
l'action du Mercure, fournir que fort
peu de lymphe; ce qui ne fauroit entretenir la falivation.

3°. De ce que quelqu'autre évacuation; par exemple, la fueur, l'u-
rine, les felles, &c, fe trouve naturellement, par hafard, ou par l'action
de quelque reméde, plus abondante
qu'à l'ordinaire : d'où il arrive que la
lymphe fe portant d'un autre côté,
où elle trouve une route plus libre &

plus facile, la falivation doit en être diminuée, & même fupprimée.

4°. De ce que les glandes falivales fe trouvent ferrées, preffées, compactes, dures & skirrheufes, foit naturellement, foit par accident, & par conféquent ne laiffent paffer la lymphe falivale que difficilement & lentement.

5°. De ce que la falive qui arrofe la bouche, eft fi épaiffe, fi graffe & fi vifqueufe, & fes fels fi fort embarraffés par la qualité naturelle ou accidentelle du fang, qu'elle n'a aucune âcreté, même pendant l'action du Mercure; & par conféquent, qu'elle ne peut point ronger les vaiffeaux muqueux de la bouche.

6°. De ce que les orifices de ces vaiffeaux font trop étroits pour s'imbiber du Virus contenu dans la falive, ou s'en imbibent en fi petite quantité, que ces vaiffeaux ne fauroient en être endommagés.

7°. De ce que la fympathie ordinaire entre l'intérieur de la bouche & les glandes falivales, manque dans ces fujets, ou fe trouve trop foible : car, de cette maniere, l'irritation & l'exulcération de la bouche ne feront

L iij

point fuivies de falivation. Cette bizarrerie, que nous admettons dans les fympathies, paroîtra peut-être étrange : mais il faut confidérer que les fympathies n'ont point de loix déterminées , & qu'elles varient dans les différens fujets. D'où vient que le même émétique , la même fumée , le même fternutatoire , &c , produifent des effets fi différens fur l'eftomac , les yeux, le nez des différens fujets.

Le Mercure guérit parfaitement la Vérole, fans falivation. Au refte, l'expérience, qui eft au-deffus de tous les raifonnemens, a depuis long-tems appris aux Médecins, que le Mercure, lors même qu'il ne fait point faliver, produit néanmoins dans le fang , pourvu qu'il y foit entré en fuffifante quantité , les mêmes effets que s'il avoit excité une falivation réguliere , & qu'il ne laiffe pas d'extirper radicalement la Vérole *.

* Faut-il un aveu plus formel pour faire convenir que la falivation eft un effet accidentel , qu'on doit faire en forte d'éviter , par tous les moyens poffibles ? *Voyez* le Paralléle des différentes méthodes de traiter la Maladie Vénérienne, chez CAVELIER, rue Saint-Jacques , au Lys d'Or.

CHAPITRE XI.

De la Méthode la plus facile, la plus sûre, & la plus efficace de traiter le Mal Vénérien.

CE n'est pas assez d'avoir rapporté les diverses Méthodes employées jusqu'ici dans le traitement du Mal Vénérien, il faut encore examiner le mérite de chacune, &, après avoir pesé leurs avantages & leurs inconvéniens respectifs, marquer en peu de mots celle qui paroît être la meilleure & la plus sûre.

J'ai déja dit plus haut (*a*), que ces Méthodes étoient au nombre de trois; savoir, 1°. celle que les Médecins suivirent dans les premiers tems de la Maladie : 2°. L'usage des bois & des racines sudorifiques : 3°. L'usage du Mercure & des préparations mercurielles. Quant à la premiere Méthode, il n'en est pas seulement question : car je ne pense pas que personne croye aujourd'hui, qu'une Ma-

____

(*a*) Chapitre VI.

L iv

ladie auffi indomptable que la Vérole, & fi fort au-deffus des remédes ordinaires, puiffe céder à des
remédes qui n'auroient pas la force
de détruire une galle un peu confidérable.

Il ne s'agit donc que de favoir
laquelle des deux dernieres Méthodes eft la meilleure? Si c'eft l'ufage
des bois & des racines fudorifiques,
ou celui du Mercure & des remédes
mercuriels? Et, fuppofé que le Mercure l'emporte, il faudra encore examiner quelle eft la meilleure maniere
& la plus efficace d'employer le Mercure, & par conféquent celle qu'on
doit préférer?

Premiérement. Je ne m'étonne pas
que dans le feiziéme fiecle, les bois
aient été communément préférés au
Mercure. On étoit encore rempli
alors des anciens préjugés contre ce
minéral, & on ne connoiffoit pas
affez la vraie méthode de l'employer.
C'eft pourquoi on le donnoit, tantôt en trop petite quantité, & avec
trop de lenteur; ce qui le rendoit
ordinairement inutile: tantôt en trop
grande dofe, & avec trop de précipitation; ce qui avoit prefque tou-

jours des suites funestes. Ajoutez que le Guaiac, la Squine, la Salse-pareille, & le Saffafras étoient alors des remédes nouveaux, & extrêmement vantés, quoique sans beaucoup de fondement; & que la nouveauté a un attrait merveilleux pour la plûpart des hommes, qui tous se laissent entraîner par les applaudissemens publics.

I. De-là, ces anciennes déclamations contre le Mercure, & ceux qui l'employoient; telles que nous les voyons dans GASPARD TORRELLA (a), en 1499; dans JEAN-BAPTISTE DE MONTÉ ou MONTANUS (b); en 1550; dans BENOÎT VICTORI (c), en 1551; dans JEAN FERNEL (d), en 1556; dans GABRIEL FALLOPPE (e), en 1560; dans DOMINIQUE LÉON (f), en 1562; dans BERNARDIN TOMI-

Le Mercure a été autrefois condamné par plusieurs.

(a) Dialog. *De Dolore in Pudendagrâ.*
(b) Tract. *De Morbo Gallico.*
(c) Lib. *De Morbo Gallico*, Cap. 7.
(d) Dans tous ses Ouvrages, mais surtout dans celui qui a pour titre : *De Luis Venereæ Curatione*, aux Chapitres 6 & 7.
(e) Tract. *De Morbo Gallico*, Cap. 75.
(f) *Method. curandi Febres, Tumoresque præter naturam.*

L v

MITANO (*a*), en 1563; dans JULIEN PAULMIER (*b*), en 1578; dans JEAN-BAPTISTE SILVATICUS (*c*), en 1590; dans AURELE MINADOUS (*d*), en 1596, &c.

Cependant le Mercure ne manqua pas même en ce tems-là de Panégyristes. Tels furent JEAN BENOÎT (*e*), en 1510; JÉRÔME FRACASTOR (*f*), en 1530; JEAN PASCHALÉ (*g*), en 1534; PIERRE FERRY (*h*), en 1537; ANTOINE-MUSA BRASSAVOLE (*i*), en 1551; AUGIER FERRIER (*k*), en 1553; ANTOINE FRACANTIANO (*l*), en 1563; ALEXANDRE-TRAJAN PETRONIO (*m*), en 1565; PROSPER BORGARUCCIO (*n*), en 1566; MI-

Il a aussi été loué par plusieurs.

(*a*) *De Morbo Gallico*, Lib. II, Cap. 13.
(*b*) Lib. *De Hydrargyro*, Cap. 6.
(*c*) *Controversiarum Medicar.* 34.
(*d*) Lib. *De Virulentiâ Venereâ*, Cap. 39.
(*e*) Lib. *De Morbo Gallico*, Cap. 4.
(*f*) *Syphilidos*, Liv. II, sur la fin.
(*g*) Lib. *De Morbo Gallico*, Cap. 6.
(*h*) *De Ligno Sancto*, Lib. 1, Cap. 6.
(*i*) Lib. *De Morbo Gallico*.
(*k*) Lib. 1. *De Pudendagrâ*, Cap. 11.
(*l*) Lib. *De Morbo Gallico*.
(*m*) *De Morbo Gallico*, Libro VI, Capite 7.
(*n*) *Methodi de Morbo Gallico*, Capite 13.

CHEL·JEAN PASCHAL (*a*), en la même
année, &c.

Mais je crois qu'il faut s'arréter aux
Auteurs suivans ; savoir, à NICOLAS
MASSA (*b*), qui, en 1532, assure que
les onctions mercurielles, *quoique dé-*
sapprouvées de plusieurs, sont néan-
moins, quand on les employe avec les
précautions & les attentions convena-
bles, un reméde immanquable pour la
Vérole; à LÉONARD BOTAL (*c*),
qui, en 1663, témoigne que *les re-*
médes dûement préparés avec le Mer-
cure, & dûement administrés, gué-
rissent admirablement le Mal Véné-
rien, en chassant par la transpiration
les humeurs subtiles, & qui sont près
de la peau, & par la bouche & les sel-
les, les humeurs visqueuses & canton-
nées au-dedans, & cela avec une promp-
titude & un succès merveilleux: à AN-
TOINE CHAUMETE, en 1564, qui,
après avoir avancé (*d*), que *ceux qui*
condamnent si fort l'usage du Mercure,

(*a*) Tract. *De Morbo Gallico.*
(*b*) *De Morbo Gallico,* Tract. 4, Cap. 1.
(*c*) *De Ratione Luis Venereæ curandæ,*
Cap. 17.
(*d*) *Method. Morbi Veneréi curandi,*
Cap. 5.

ne l'ont jamais employé, ou ne l'ont pas employé comme il faut, ajoute que, pour lui, il s'en est toujours bien trouvé, & qu'il *a guéri, par ce reméde, grand nombre de gens de Véroles invétérées* : à GUILLAUME RONDELET (*a*), qui, en 1560, parle de cette sorte : *On voit assez, par ce qui a été dit, que le Mercure est le véritable Antidote & le meilleur reméde de la Vérole, puisque, de quelque façon qu'on l'employe, il guérit cette Maladie* ; à AMBROISE PARÉ (*b*), qui, en 1575, dit que *la méthode des frictions est la plus utile & la plus assurée de toutes*, & qui ensuite (*c*) répéte ce que nous venons de citer de RONDELET ; savoir, que *le Mercure est le véritable Antidote de la Vérole, qu'étant donné à propos, il a une vertu admirable, & que, de quelque façon qu'on l'applique, il guérit cette Maladie, par la petitesse de ses parties, en desséchant, & en excitant des sueurs.*

Mais personne n'a plus vanté l'utilité du Mercure, qu'EPIPHANE FERDINAND, qui dit (*d*) avoir guéri, par

---

(*a*) *De Morbo Italico,* sur la fin.
(*b*) Liv. XIX, Chap. 9. de ses Œuvres.
(*c*) Chapitre 10.
(*d*) *Histor. sive Observ. & Cas. Hist.* 17.

l'ufage de ce reméde, cent cinquante Vérolés de tout âge & de tout fexe, de différent tempérament, & en différentes faifons de l'année, fans qu'il foit refté aucun fymptôme. Il rapporte auffi (*a*) qu'un autre Médecin, nommé Jean-Laurent Protopata, l'avoit affuré avec ferment d'avoir guéri très-heureufement, par l'onguent mercuriel, plus de mille Vérolés : d'où il conclut qu'il faut rendre graces à Dieu, de ce qu'il a permis la découverte d'un reméde fi efficace contre une fi grande Maladie.

II. Mais, quoique le Mercure femble l'avoir emporté autrefois, tant pour le nombre que pour le poids des fuffrages, il faut cependant avouer que durant tout le feiziéme fiecle, cette queftion demeura fort indécife, & qu'elle fut agitée de part & d'autre par de fort habiles gens. On doit pardonner tant d'incertitude à un fiecle dans lequel c'étoit un crime de s'éloigner tant foit peu des fentimens des Anciens, & de fe fervir d'un reméde qu'ils avoient condamné. Mais enfin, dans le fiecle dernier, l'expé-

Il eft depuis long-tems préféré à l'ufage des bois, conformément à l'expérience.

____

(*a*) *Ibidem.*

rience diffipa les préjugés , & fit voir évidemment, par une infinité d'exemples , que les bois fudorifiques étoient incapables de guérir la Vérole confirmée ; & qu'au contraire , le Mercure bien adminiftré étoit un reméde immanquable & très-efficace. Ainfi, tous les Médecins , même ceux qui étoient le plus obftinément livrés aux opinions des Anciens , furent contraints , bon gré , malgré , de rendre hommage à la vérité , & d'avouer unanimement que pour détruire parfaitement toute forte de Vérole , on doit toujours préférer le Mercure à l'ufage des bois.

Et à la raifon.   Ce fentiment eft encore appuyé du raifonnement , qui , dans la Médecine , n'eft rien lorfqu'il fe trouve feul ; mais qui étant accompagné de l'expérience , mérite toujours beaucoup d'attention. Car , 1°. comme les gouttes de décoction des bois , n'agiffent pas fur le fang par leur pefanteur , parce qu'elle n'excéde prefque pas celle des parties de fang , elles ne peuvent agir que par une autre qualité ; favoir , par leur configuration particuliere , c'eft-à-dire, qu'étant naturellement âcres , aromatiques , déterſives , & propres à fondre & à diſſiper les épaiſſiſſemens & les viſcoſités du ſang , elles corrigent & même détruiſent peu-à-peu le Virus Vérolique. Telle eſt , du conſentement de tout le monde , la ſeule maniere dont agit la décoction des bois. Mais de-là naiſſent pluſieurs inconvéniens : car les gouttes de la décoction doivent inſenſiblement ronger & miner les ſolides , & communiquer aux liquides une âcreté vicieuſe ; d'où s'enſuit l'amaigriſſement extrême , l'exténuation & la conſomption de tout le corps ; la chaleur , l'irritation & l'ulcération des poumons ; l'ardeur , la phlogoſe & l'inflammation du foie & des autres viſcères ; l'irritation & la phlogoſe des reins & de la veſſie , avec grande difficulté d'uriner ; dans les femmes , des regles trop abondantes ; enfin , toutes les incommodités qui ont coutume d'accompagner ou de ſuivre l'uſage des bois.

2°. Les gouttes de cette décoction ayant peu de force dans leur mouvement , à cauſe de leur peu de peſanteur , ne peuvent ſouvent pénétrer dans les vaiſſeaux ou dans les

glandes engorgées , ni par conséquent , corriger l'humeur épaisse &
vicieuse qui y croupit. De-là , un autre inconvénient encore plus considérable : c'est que si cette humeur ,
qui est infectée de longue main ,
vient par hazard , ou par la suite
du tems , à se fondre & à rentrer
dans le cours de la circulation, elle
produit souvent une nouvelle Vérole aussi fâcheuse que la premiere,
qui par-là ne se trouve point guérie.

Rien de semblable n'est à craindre de l'usage du Mercure : car ,
1°. n'ayant aucune acrimonie , il
ne sauroit, de lui-même , ni ronger
les solides , ni communiquer d'âcreté
aux liquides. Que si l'un ou l'autre
de ces mauvais effets se rencontre
quelquefois, ce n'est point le Mercure qui en est proprement la cause ; c'est uniquement la trop grande
acrimonie ou la virulence des humeurs, qu'on n'a pas eu assez de soin
de tempérer auparavant par des délayans & des adoucissans. On n'a en
tout que deux choses à appréhender du Mercure ; savoir , que par
son extrême pesanteur, il n'accable

les viſcères trops mols , & que par la violence de ſon mouvement , il ne rompe les tuniques trop diſtendues des vaiſſeaux. Mais il eſt aiſé de prévenir ces deux accidens , en déſempliſſant auparavant les vaiſſeaux par la ſaignée , en relâchant la tenſion des ſolides , par l'uſage des émolliens , en donnant le Mercure à petites doſes & à pluſieurs fois , &c. Mais on parlera ailleurs de ces précautions.

2°. Le Mercure , par ſa peſanteur , & par la rapidité de ſon mouvement , ouvre , pénetre & parcourt les plus petits vaiſſeaux obſtrués & inacceſſibles au ſang ; & , par ce moyen , *il détruit radicalement le Virus Vénérien*. Que s'il reſte quelques vaiſſeaux où il ne puiſſe pénétrer , tels que ceux des exoſtoſes fort dures , des tumeurs gommeuſes , des *Nodus* , &c ; ce qui néanmoins arrive rarement , il ne faut pas compter qu'aucun autre reméde plus foible ſoit jamais en état de les déboucher ; & par conſéquent , on doit les regarder comme des vaiſſeaux entiérement *oblitérés* , & l'humeur dont ils ſont farcis , comme une

humeur qui ne pourra jamais se résoudre, & de laquelle on n'a à craindre aucune récidive.

III. On sera peut-être surpris que
nous confondions indistinctement le
Guaiac avec les autres bois, & que
nous regardions maintenant comme
incapable de guérir la Vérole, un
reméde, qui autrefois, dans l'Isle Espagnole, a eu tant de vertu contre
cette Maladie.

Mais, 1°. cette ancienne vertu
du Guaiac n'est pas assez bien consta-
tée. Je sais, à la vérité, que quelques
Ecrivains (a) ont rapporté, que
les Habitans de l'Isle Espagnole employoient avec succès le Guaiac pour
la Vérole, & qu'ils enseignerent autrefois ce reméde aux Espagnols,
qui s'en servirent heureusement. Mais
il y a sujet de soupçonner que ces

Pourquoi le Guaiac fut autrefois si estimé, contre la Vero-le, dans l'Isle Espagnole ?

(a) ANTOINE-MUSA BRASSAVOLE, *Respons. ad Quæst.* ALEXANDRI FONTANÆ.

ULRICH DE HUTTEN, *De Morbi Gallici
Curatione per administrationem Ligni Guaiaci,*
Cap. 6.

GONSALVE FERNANDEZ D'OVIEDO, *Histoire Générale & Naturelle des Indes Occidentales*, écrite en Espagnol, Livre X,
Sect. 1, Chap. 2.

Ecrivains ont pris un adouciffement du Mal pour une guérifon radicale (*a*); & c'eft une faute dans laquelle font tombées auffi autrefois plufieurs perfonnes en Europe.

2°. Quand on avoueroit que le Guaiac guériffoit autrefois efficacement la Vérole, que s'enfuivroit-il? Ce bois nouvellement coupé, & par conféquent plein de fuc, ne pouvoit-il pas avoir dans l'ifle Efpagnole une vertu qu'il ne conferve pas en Europe, où il a perdu fon fuc, & où il eft comme éventé? C'eft ce que femble avoir fenti celui, qui le prémier introduifit en Europe l'ufage du Guaiac. Sur quoi, on peut voir ce qu'en dit Ulrich de Hutten (*b*).

3°. Ajoutez que la Vérole, qui en Europe ne céde point au Guaiac, pouvoit néanmoins lui céder dans l'Ifle Efpagnole, où elle eft naturellement plus douce & plus aifée à guérir, fuivant le témoignage de

---

(*a*) Sydenham témoigne, *Epiftol. Refponforiá* 2, que dans les Ifles Antilles on préféroit l'ufage du Mercure à celui du Guaiac.

(*b*) Dans l'endroit cité plus haut, Chapitre 6.

Gonsalve Hernandez d'O-
viedo (*a*), & de Falloppe (*b*).
On peut même, sur ce fait, confirmer
ce qu'ils disent, par des exemples : car
on sait qu'en Europe même la Vérole
est bien moins fâcheuse & bien plus facile à guérir dans les pays méridionaux,
que dans les pays septentrionaux.

4°. Enfin, qu'est-il besoin de tous
ces raisonnemens ? Ceux qui font
cette objection, esperent-ils qu'en al-
léguant un petit nombre d'expériences anciennes , mal assurées , ambi-
guës , & faites dans le nouveau monde , ils viendront à bout de rendre
douteuses une infinité d'expériences
certaines , qui se font dans le tems
présent , qui se font chaque jour ,
qui se font parmi nous , & qui prouvent évidemment contre la vertu du
Guaiac ?

Cas où le Guaiac est utile.   IV. Cependant , pour qu'il ne
semble pas que je veuille ôter au
Guaiac les louanges qu'il peut mériter , j'accorde volontiers , 1°. que
sa décoction , comme aussi celle de
Squine , de Salse - pareille , de Sas-

____

(*a*) Dans l'endroit qu'on vient de citer.
(*b*) Tract. *De Morbo Gallico*, Cap. 1.

fafras , &c. eſt utile dans les Maladies Vénériennes , locales & commençantes , comme dans la Gonorrhée , les Poulains , les Chancres ,
& les Poireaux , dans leſquelles le
Virus morbifique , qui eſt nouveau
& en petite quantité , peut ordinairement être détruit par la décoction des bois. Il faut cependant uſer
de précaution , pour ne pas l'employer témérairement dans des ſu-
jets maigres , ſecs , défaits , bilieux ,
ou dans ceux qui ont déja le poumon , les reins ou la veſſie mal affectés.

2°. Que cette décoction , employée avec les mêmes précautions ,
eſt très-utile pour diſſiper les douleurs véroliques qui peuvent reſter
après les frictions mercurielles , ſoit
qu'on l'ordonne ſeule , ou coupée
avec le lait de vache , ſuivant que
le tempérament du malade eſt plus
humide ou plus ſec, plus ſéreux ou
plus ſalé.

3°. Enfin , qu'elle eſt quelquefois
néceſſaire après les frictions dûement
adminiſtrées , quand la Vérole ſe
trouve compliquée avec les Ecrouelles ou avec le Scorbut , en telle ſorte

que les fymptômes dépendent de ces
deux caufes. Car le Mercure, qui
détruit puiffamment le Virus Vénérien, ne fait le plus fouvent aucune
impreffion fur le Virus Écrouelleux
ou Scorbutique. au lieu qu'ils cédent
heureufement tous deux à la décoction de Guaiac. C'eft ainfi que j'ai vu
des Vérolés attaqués en même tems
de Scorbut ou d'Ecrouelles, n'avoir
pû, malgré les frictions dûement adminiftrées, recouvrer une fanté parfaite, qu'après avoir ufé, durant un
mois, d'une pure décoction, tantôt
de Guaiac feul, tantôt de Guaiac
& des autres bois, avec certaines
plantes anti-écrouelleufes, ou anti-
fcorbutiques.

Je crois que l'obfervation rappor-
tée par M. BOERAAVE (*a*), regarde une Vérole écrouelleufe. Ce
grand homme, qui a fi bien mérité de
la Médecine par fes excellens Ecrits,
dignes de l'immortalité, parle d'un
certain *Malade, qui ayant été abandonné des Médecins, dont les remédes lui avoient été inutiles, auffi bien*

____

(*a*) Dans la Préface qu'il a mife à la tête
de l'Edition d'ALOYSIUS LUISINUS, faite à
Leyde, en 1728.

que les frictions mercurielles, fut néanmoins parfaitement guéri, en usant de
la décoction de Guaiac, suivant la
méthode décrite par DE HUTTEN (a).
Ce qui me fait soupçonner que la
Vérole dont il s'agit, étoit écrouelleuse, c'est principalement que, comme raconte le même M. BOERR-
HAAVE, *les os étoient tellement gâtés en divers endroits du corps, qu'il
tomba une articulation d'un doigt de
la main, & qu'on voyoit à la jambe
plusieurs endroits cariés.* Car, quoique cette carie des os ne soit pas
absolument propre à la Vérole
écrouelleuse, on trouve néanmoins,
par expérience, qu'elle s'y rencontre
plus souvent que dans aucune autre. Ainsi, il me paroît que l'observation de cet habile homme, ne
prouve nullement l'insuffisance du
Mercure pour détruire la Vérole (ce
qui seul est en question), mais uniquement son insuffisance pour guérir
les écrouelles & la cachexie écrouelleuse ; ce que personne ne révoque
en doute.

(a) Dans le Livre intitulé : *De Morbi
Gallici curatione per administrationem Ligni
Guaiaci.*

VI. Les autres objections que fait M. BOERHAAVE (*a*) contre la vertu du Mercure dans toute sorte de Vérole, sont considérables, quand ce ne seroit que par le nom de l'Auteur; mais elles ne sont pas sans replique. « Le Mercure (dit-il) mis en action » par la seule force vitale , guérit ce » Mal, en chassant, par son mouve- » ment , le Virus Vénérien. C'est » pourquoi il ne peut rien , lorsque » ce Virus est fixé dans des endroits » qui sont presque hors de la portée » de l'action du cœur & des artères. » De-là vient que le Mercure ne gué- » rit point la carie du *diploé* ; mais » qu'il se répand dans ses cellules os- » seuses vuides de moëlle , & y de- » meure sans mouvement. De - là » vient aussi que quand le Virus in- » fecte la moëlle des os , le Mercure » ne l'emporte qu'avec peine. Quant » aux Gonorrhées qui sont arrêtées » dans le seul tissu cellulaire de la » verge , lieu où la circulation des » humeurs ne se fait presque pas » sentir , le Mercure ne les guérit » jamais , tandis qu'en même tems il

______

(*a*) Dans la Préface que l'on vient de citer,

» détruit

» détruit entiérement la Vérole domi-
» nante. D'ailleurs il ne sauroit em-
» pêcher la chûte des os délicats qui
» ne sont revêtus que de simples mem-
» branes très-minces.... Mais il peut
» guérir parfaitement les Maladies Vé-
» nériennes, qui ont leur siége en des
» endroits où il se trouve des artè-
» res sanguines, séreuses, lymphati-
» ques & autres, dans lesquelles la
» circulation des liquides se fait avec
» une vitesse convenable, & qui peu-
» vent recevoir le Mercure dans leurs
» cavités, & le pousser fortement par
» leur contraction ». Jusqu'ici je n'ai
fait que transcrire M. BOERHAAVE.

Mais, 1°. tant que les parties les
plus éloignées du cœur vivent, c'est
à-dire, tant que l'oscillation des solides & le mouvement des liquides,
en quoi consiste la vie, s'y soutien-
nent, les particules mercurielles mêlées avec les liquides, & poussées
par la même force, y sont mues avec
plus de vitesse que les liquides eux-
mêmes, & y agissent avec une force
incomparablement plus grande que
les parties des liquides d'un pareil volume, par les raisons que nous avons
rapportées au Chapitre précédent,

Tome II.   M

& par conséquent, elles font, pendant tout ce tems-là, très-capables de brifer, d'atténuer & de diffoudre toutes les liqueurs croupiffantes, épaiffies & engorgées, dans quelqu'endroit du corps que ce foit, d'augmenter les ofcillations des folides; en un mot, d'enlever jufqu'aux moindres reftes du Virus, & de réparer fes mauvais effets lorfqu'il y a quelque moyen de les réparer. *Le Mercure peut donc*, préférablement à tout autre reméde, *détruire le Virus Vénérien* dans quelque partie qu'il foit fixé, pourvu que cette partie foit vivante, c'eft-à-dire, pourvu que *l'action du cœur & des artères arrive* jufques-là.

2°. Que fi, par la ceffation du mouvement des folides & des liquides, une partie du corps vient à n'avoir abfolument plus de vie, ou qu'elle ait été infenfiblement rongée par la carie, ou confumée par un abfcès, alors les particules mercurielles imperceptibles qui nagent dans les liqueurs, arrêtées dans cette partie, fe réuniffant enfemble, par le défaut d'impulfion, & tombant par leur propre poids, forment des gouttes

visibles , comme on l'observe dans
les cadavres des personnes qui sont
mortes après beaucoup de frictions
mercurielles. Aussi arrive-t-il souvent
qu'après plusieurs frictions , le Mercure s'amasse dans les os cariés , ou
bien dans les parties abscèdées ou ulcérées. C'est ce que témoignent Jean
Langius (a), Jean Fernel (b),
Gabriel Falloppe (c), & Alexandre-Trajan Petronio (d). Ainsi,
M. Boerhaave a raison de dire
que le Mercure *se répand dans les cellules du diploé carié, & y demeure sans
mouvement.*

3°. On donne ordinairement au
Mercure ainsi ramassé , une issue facile & nullement dangereuse , en em-
portant la carie , ou en ouvrant l'absc-
cès. Mais l'expérience , qui a détrompé des anciennes erreurs sur la
qualité prétendue vénéneuse du Mercure, a fait voir aussi depuis long-
tems , que quand même il resteroit
dans le corps, il n'y produiroit au-

____

(a) *Epistolar. Lib.* 1 , *Epist.* 43.
(b) *De Luis Venereæ Curatione*, Cap. 7.
(c) Tract. *De Morbo Gallico*, Cap. 6.
(d) Lib. vi. *De Morbo Gallico*, Cap. 1,

M ij

cun mauvais effet : *car il est* , selon M. BOERHAAVE lui-même (*a*) , *le moins âcre & le moins corrosif de tous les corps que l'on connoisse* ; c'est pourquoi , suivant ALEXANDRE-TRAJAN PETRONIO (*b*) , dont le sentiment est appuyé de l'expérience, *si après les frictions il reste du Mercure dans le corps , & que s'étant réuni il demeure fixé quelque part , il est aussi peu nuisible que le plomb qui se trouve arrêté dans quelque partie.*

4°. On ne sauroit faire un crime au Mercure , de ce qu'il *ne guérit pas la carie du diploé* ; de ce qu'il *n'emporte qu'avec peine le Virus qui infecte la moëlle des os* ; de ce qu'il *ne guérit jamais les Gonorrhées qui sont fixées au seul tissu cellulaire de la verge* : car, quoique ces symptômes dépendent du Virus Vénérien ; ils en dépendent de telle sorte, qu'ils ne laissent pas de subsister malgré la destruction du Virus. Ainsi , il est nécessaire de les traiter plus long-tems ; il faut que les os cariés s'exfolient , & qu'il s'y forme un cal ; il faut que les ulcères

---

(*a*) Dans l'endroit cité.
(*b*) *De Morbo Gallico* , Lib. VI , Cap. 3.

des proftates, des véficules féminaires, & du tiffu cellulaire de la verge
foient détergés & cicatrifés. C'eft affez
que le Mercure *détruife alors entiérement la Vérole dominante*, comme
M. BOERHAAVE en convient. En
effet, le Virus qui entretenoit les vices des folides, étant une fois anéanti,
la carie & tous les ulcères qui fub-
fifteront encore, & qui auparavant
étoient Véroliques, & fupérieurs aux
remédes, doivent prendre un meilleur caractère, & céder enfin aux
remédes ordinaires.

5°. On objecte, avec auffi peu
de fondement, contre le Mercure,
*qu'il n'empêche pas la chûte des os
délicats & revêtus de fimples membranes très - minces* ; favoir, du *vomer* & des lames intérieures du nez :
car, ou ces os font gâtés & cariés
dans toute leur fubftance (ce qui
arrive prefque toujours, à caufe de
leur délicateffe); & alors il eft auffi
impoffible de les rétablir & d'empêcher leur chûte, que de rendre la
vie à ce qui eft mort; ainfi, on auroit tort d'exiger du Mercure ce
qu'aucun reméde ne fauroit opérer,
& qui eft au-deffus des forces de la

M iij

nature. Ou bien ces os ne font cariés que d'un côté (ce qui eſt très-rare) ; & alors la partie cariée s'étant féparée, le reſte peut quelquefois fe conferver, & le Mercure y contribuera auſſi fûrement qu'aucun autre reméde; ainſi, rien ne diminue de ce côté-là fon mérite.

Sentiment de M Boerhaave, réfuté par deux exemples.

VII. Pour confirmer ce qui vient d'être dit, je n'ai qu'à rapporter les deux hiſtoires fuivantes. Si je le fais, ce n'eſt point du tout par vaine gloire, mais uniquement à deſſein de porter les perſonnes que l'autorité de M. BOERHAAVE feroit capable de féduire, à rendre plus de juſtice à l'efficacité du Mercure.

Le premier, d'un malade qui avoit l'os de la mâchoire fupérieure carié, près des dents molaires du côté droit.

Premiere Hiſtoire. Un Gentilhomme Efpagnol avoit gagné la Vérole dans fon Pays ; & comme il voyoit que la choſe preſſoit, il s'étoit mis entre les mains d'un Chirurgien, qui lui avoit donné les frictions à Barcelone. Un an après, fentant beaucoup de fymptômes véroliques qui fe renouvelloient, il partit pour Montpellier, où il eut recours à un Chirurgien qui le fit paſſer par le même reméde, mais avec auſſi peu de fuccès que la premiere fois. A dire vrai,

il paroît que les deux Chirurgiens ne
réuffirent fi mal, que parce que la
carie qui fe manifefta enfuite à l'os
maxillaire, y ayant d'abord travaillé
fourdement, étoit déja trop confirmée, pour céder à aucun reméde ;
en forte que le feul moyen de rap-
peller la partie à la vitalité, étoit l'exfoliation de l'os carié.

Le malade ainfi fruftré par deux
fois de fon attente, & craignant tout
pour lui, vint à Paris, comme à fa
derniere reffource, en 1737. Il y
confulta plufieurs Médecins de grande
réputation, & voulut bien me demander auffi mon avis. A peine pouvoit-il marcher, tant il étoit exténué, maigre, défait. Il avoit une
couleur livide, plombée ; du refte,
l'efprit vif & gai ; fans parler des
autres fymptômes légers, tels que
des douleurs de membres, des exoftofes dures comme des pierres, &c.
Il avoit toujours mal aux dents molaires de la mâchoire fupérieure du
côté droit. On y appercevoit à la
racine une tumeur, qui rendoit le
palais difforme du même côté, &
qui étant preffée, laiffoit fuinter quelques gouttes de fanie, comme par

autant de petites fiftules. La narine droite fentoit mauvais , & de tems en tems , il en découloit une mucofité femblable à du pus , & même purulente.

Je ne doutai nullement qu'il n'y eût en lui des reftes de Virus Vérolique ; mais je fus bientôt convaincu , en fondant la tumeur , que le côté droit de l'os maxillaire étoit dénué de fon périofte , & tout carié : que le mal de dents venoit delà ; que c'étoit-là ce qui entretenoit la tumeur opiniâtre du palais, & d'où la fanie diftilloit , ainfi que la mucofité purulente ; que le malade tiroit en fe mouchant de la narine droite. Sur le champ , je lui fignifiai que la chofe étoit férieufe , & qu'il falloit paffer pour la troifiéme fois par les friétions , mais avec plus de foin , plus de précaution , & pendant plus long-tems.

J'avoue que le bain m'embarraffoit d'abord. D'un côté , l'état du malade défait & prefque épuifé par les remédes , demandoit une longue préparation ; de l'autre , une carie trop long-tems négligée & fort dangereufe , à raifon du fiége qu'elle occupoit, ne souffroit guère de retardement. Il arriva par hasard, que le malade, après une saignée & une légere purgation, se trouva hors d'état de supporter le bain. Ainsi notre unique ressource étoit l'onguent mercuriel; aussi l'employai-je sans hésiter, avec parties égales de Mercure & de graisse de porc, à la dose de deux ou trois gros, & de loin à loin, en laissant cinq, six ou sept jours d'intervalle, de peur d'exciter la salivation que je craignois infiniment à cause de la carie, qui auroit pu empirer par une phlogose ou inflammation accidentelle.

Je frottai de la sorte le malade, avec environ cinq onces d'onguent mercuriel, durant six mois de suite; depuis le mois d'Octobre 1737, jusqu'au dernier jour de Mars de l'année suivante; & pendant tout ce tems-là, je ne lui accordai pour toute nourriture, que du lait, que son estomac digéroit à merveille. A peine éprouva-t-il le plus léger crachement; il se tint pourtant toujours au lit bien chaudement & de bon gré, ne pouvant pas marcher. Du reste, il se levoit tous les jours, & s'entretenoit avec fes amis.

Dès le commencement des frictions, je jugeai à propos de lui arracher toutes les dents qui branloient du côté droit, afin de mieux découvrir l'os carié. On fit auffi dans la même vue une incifion à la partie des gencives & du palais fituée fur la carie. On détacha enfuite de l'os maxillaire, plufieurs efquilles, qui formoient les alvéoles des dents arrachées.; & l'on fut obligé dans le cours du traitement, de réitérer l'opération toutes les fois que quelque fragment d'os vouloit fe détacher du refte; mais toujours avec dextérité, pour ne pas bleffer l'os fain, ni caufer d'hémorrhagie par la rupture de quelques vaiffeaux.

Au bout de deux ou trois mois, à force d'enlever des efquilles, la chair des gencives & du palais fembla revenir peu-à-peu fur l'os qui reftoit, & la mucofité du nez fe montrer infenfiblement moins purulente & moins fétide. Je crus néanmoins devoir infifter opiniâtrement fur les frictions, parce que les exemples que

j'avois du peu de fuccès des traitemens précédens , me rendoient plus
précautionné. Mais enfin voyant que
tout alloit très-bien , qu'il ne reftoit
aucun figne de carie , & que mon
malade , fans douleur , avoit repris de
l'embonpoint , je finis une curation
que j'avois fait durer fix mois. Après
l'avoir effuyé & purgé plufieurs fois ,
je lui confeillai d'aller prendre l'air à
la Campagne , dans un Village près
de Paris.

Il le fit , & s'en trouva bien : car
il y reprit des forces en peu de tems ,
par l'exercice. Il n'a plus , à la vérité ,
de dents molaires au côté droit de la
mâchoire fupérieure , & l'os maxillaire où elles tenoient , s'ouvre par une
longue fente dans le finus de la mâchoire du même côté , d'où il arrive
que quand la fente eft ouverte , la
voix devient auffi-tôt rauque , & qu'il
parle du nez : mais quand la fente
eft bouchée avec une petite éponge ,
la voix redevient , fur le champ , claire
& fonore. Du refte , il eft fort , vigoureux , alerte , gros & gras , de façon qu'il y a déja un an qu'il fait bien
toutes fes fonctions , & qu'il jouit
d'une parfaite fanté.

M vj

Le second, d'un autre malade, en qui l'os ethmoïde & la cloison du nez étoient atteints d'une carie considérable.

Seconde Histoire. Un jeune homme de qualité, avoit gagné la Vérole en Hollande ; & après bien des courses que je passe sous silence, il alla consulter M. BOERHAAVE. Il étoit tourmenté de douleurs vagues dans les membres ; une exostose douloureuse lui étoit survenue à la partie intérieure & inférieure du coude droit ; mais le plus grand mal étoit un ulcère malin, caché dans le fond du nez, avec carie des différentes appendices de l'os ethmoïde, dont il étoit déja tombé quelques esquilles.

M. BOERHAAVE lui prescrivit l'usage de la décoction de Guaiac avec la diete la plus exacte ; suivant la méthode qu'il a proposée dans sa Préface de la troisiéme Edition du Livre intitulé *Aphrodisiacus*, qui est une compilation de plusieurs Auteurs, qui ont écrit sur les Maux Vénériens. Le Malade fit avec grand soin usage de cette boisson pendant les trois mois de Février, de Mars & d'Avril 1738, jusques-là qu'étant devenu maigre, pâle & défait, il n'avoit plus la force de marcher, de parler, ni de continuer le remede. Cependant les douleurs s'étoient dissipées, l'exostose avoit diminué, la puanteur du nez étoit plus fupportable, & les narines jettoient moins de pus ; ce qui fit croire à M. BOERHAAVE que fon malade étoit parfaitement guéri. C'eft pourquoi il lui ordonna de reprendre peu-à-peu un train de vie ordinaire.

Au mois de Juin fuivant, ce jeune homme vint à Paris, & fe défiant de fa guérifon, il me confulta au mois de Juillet. Je l'examinai par-tout avec toute l'exactitude poffible. Il lui ref-toit au bras droit une groffeur qui étoit une fuite de l'exoftofe précé-dente, & lui caufoit une douleur four-de, quand on la comprimoit. Son nez fentoit très-mauvais, & rendoit tous les matins beaucoup de pus, mélé avec la mucofité ; il étoit rouge & enflé, & pour peu qu'on y touchât, il lui faifoit mal. Il tomboit de tems en tems différentes efquilles d'offelets cariés : la partie cartilagineufe de la cloifon du nez fubfiftoit toujours ; mais la partie offeufe, formée par l'os ethmoïde, s'étoit détachée par morceaux, étant confumée par la ca-rie ; & le fond du nez, qui naturelle-ment eft féparé en deux, & rempli de part & d'autre par les finus ethmoïdaux,

étoit devenu une caverne vuide &
commune.

Pouvoit-on balancer dans une chose
si manifeste ? Aussi déclarai-je sur le
champ au jeune homme qu'il n'étoit
pas guéri : que ce qu'il y avoit de
plus fâcheux , c'est que l'intérieur
des narines étoit attaqué d'un ulcère
malin , & d'une carie considérable ;
& que par conséquent il falloit sans
délai avoir recours aux frictions mercurielles , que je regardois comme le
seul reméde efficace.

Comme il n'ignoroit pas son état
présent , il se soumit à tout. Ayant
donc commencé par la saignée & la
purgation , j'insistai pendant un mois
& demi sur l'usage des Apozèmes
délayans , des Bains & des Eaux Mi-
nérales , afin de détremper le sang ,
de relâcher les parties , d'assouplir
les vaisseaux , & d'humecter tout le
corps. Enfin, le 15 de Septembre
1738 , je lui fis d'abord une friction avec un onguent , composé de
parties égales de mercure & de graisse
de porc , & durant trois mois de
suite, je répétai plusieurs fois les frictions à différens intervalles , en va-
riant la dose, qui étoit de deux , de

trois ou de quatre gros , suivant le cas. Je frottai ainsi à plusieurs reprises toutes les parties du corps , à l'exception de la poitrine & du bas-ventre ; en sorte que dans cet espace de tems , j'employai huit onces d'Onguent Mercuriel.

Je ne voulus pas exciter la salivation , de peur que l'inflammation de la bouche ne se communiquât au nez, qui étoit déja assez maltraité. Mais pendant tout le traitement j'entretins un crachement abondant , & par-là des gersures légeres & superficielles dans l'intérieur de la bouche , principalement à la jonction des deux mâchoires; mais toujours sans inflammation , ou du moins avec une inflamtion très-légere.

Le malade se tint durant ces trois mois bien chaudement au lit , sans néanmoins interrompre ses occupations accoutumées; mais s'appliquant tous les jours à la Musique , à la danse , &c. Il ne vécut pendant ce tems-là que de potage ou de ris au jus , avec des œufs frais , sur-tout de lait ou de bouillie. Enfin , il avoit bien soin de déterger son ulcère du nez , en reniflant tous les jours une fois ou deux, une légere décoction de Bugle, de Véronique, de Verge d'Or, &c.

Au bout d'un mois & demi, une esquille d'os carié assez considérable tomba d'elle-même sans douleur, sans hémorrhagie ; & depuis ce tems-là, tout alla mieux : l'écoulement du pus cessa ; le nez devint moins punais de jour en jour, moins enflé ; il recouvra sa couleur naturelle, & il se laissoit manier sans douleur.

Malgré tant de signes salutaires ; craignant d'en être la dupe, je crus qu'au lieu de cesser les frictions, il falloit doubler le tems du traitement, afin que s'il y avoit encore du Mal caché quelque part, il guérit à la longue. Mais enfin, au bout de trois mois, sûr d'une guérison parfaite, je n'allai pas plus loin ; & ayant bien essuyé le malade, je le purgeai trois ou quatre fois. Après quoi je lui permis de sortir au mois de Décembre, mais bien vêtu, & en se précautionnant, comme le demandoient le traitement passé, & la rigueur de l'hyver présent.

Tout dénotoit une guérison complette. Je ne voulus pourtant pas m'y

fier, tant parce qu'il pouvoit y avoir
encore quelque mal invétéré, caché
dans les recoins inacceſſibles des narines, que parce que j'avois toujours
devant les yeux l'exemple d'un homme beaucoup plus habile que moi,
qui y avoit été trompé. C'eſt pourquoi j'engageai le jeune homme à
demeurer plus long-tems avec moi,
afin que ſi le Mal étoit réellement
guéri, la réalité de la guériſon fût
pleinement conſtatée par la longueur
du tems : ſinon, qu'on pût du moins
en venir à bout par une autre cure
plus efficace. Il conſentit volontiers
à demeurer encore trois mois à Paris,
juſqu'à ce qu'enfin ſe ſentant parfaitement bien, & ſans danger de récidive, il partit plein de joie pour ſon
Pays.

De ces deux Hiſtoires, il s'enſuit, Conféquen-
1°. que par la méthode des frictions ces qu'on en
mercurielles, *on guérit bien le Mal Vé-* doit tirer.
nérien, *quoique le malade ne ſoit pas*
pâle comme un mort, *quoiqu'il ne ſoit*
pas entiérement exténué, *quoique pen-*
dant le traitement il ne ſoit pas nourri
d'alimens les moins gras, *quoiqu'on ne*
faſſe pas durer le traitement, *juſqu'à*
ce que toutes les humeurs graſſes ſoient

réduites en eau & chaffées du corps, *&* *qu'ainfi le Virus Vérolique qui s'y trouve mêlé, foit parfaitement emporté*, contre ce qu'a penfé M. BOERHAAVE: car ni l'un ni l'autre de nos deux malades n'eft *devenu pâle* ou *exténué* à la fuite des frictions employées efficacement; au contraire, le premier eft devenu plus replet dans le reméde même. Durant tout le traitement on leur a donné à tous deux pour toute nourriture *du lait*, qui doit être compté parmi *les alimens gras* : on n'a remarqué ni dans l'un ni dans l'autre une affez grande fonte d'humeurs pour avoir pû *être réduites en eau* ; du moins il n'y a eu aucune purgation , ni urine , ni tranfpiration , ni crachement ; en un mot , aucune évacuation furnaturelle , *capable de les chaffer & emporter parfaitement du corps infecté.* Et ce que je dis de ces deux malades, je le dis de mille autres qui ont été guéris par la même méthode & avec un pareil fuccès.

2°. Que les frictions mercurielles remédient plus fûrement que la décoction de Guaiac à la carie *des os les plus tendres*, *& qui ne font recouverts que de membranes fines* ; & que fi elles *ne ſauroient empêcher ces os tendres de tomber*, ce que ne ſauroit faire non-plus le Guaiac, lorſqu'ils ſont totalement gâtés, elles *laiſſent* du moins *étant duement adminiſtrées, tout le reſte en bon état, après avoir détaché par l'exfoliation, les oſſelets du nez & les eſquilles du palais* (*a*), contre l'opinion de M. Boerhaave. On le voit conſtamment par la lame de l'os de la mâchoire ſupérieure dans le premier malade, & par les appendices de l'os ethmoïde dans le ſecond, ainſi que par les oſſelets ſpongieux du nez, dont la carie confirmée a été réprimée efficacement par les ſeules frictions mercurielles (*b*).

Enfin, M. Boerhaave rend lui-

(*a*) C'eſt ainſi que M. Boerhaave parle de la Méthode de Hutten, touchant l'uſage de la décoction du Guaiac, qui n'a pourtant pas eu aſſez de vertu pour guérir le dernier malade.

(*b*) Voyez là-deſſus Guillaume Fabrice de Hilden, qui dans la *huitiéme Obſervation de la troiſiéme Centurie, & dans la quinziéme Obſervation de la ſixiéme Centurie*, rapporte qu'il a guéri très heureuſement par les onctions mercurielles, la carie de l'os maxillaire ſupérieur, après la chûte d'une eſquille de l'os carié.

même au Mercure un témoignage glo-
rieux, & auquel nous foufcrivons volontiers : car il avoue que *le Mercure*
peut guérir parfaitement les Maladies
Vénériennes, qui ont leur *fiége en*
des endroits où *il fe trouve des artères*
fanguines, féreufes, lymphatiques &
autres, dans lefquelles la circulation
des liquides fe fait avec une viteffe
convenable, qui peuvent recevoir le
Mercure dans leurs cavités, & le pouf-
fer fortement par leur contraction. Or,
dans toûs les endroits du corps, *il fe*
trouve des artères fanguines, féreufes
& lymphatiques. Dans toutes les artères, tandis qu'elles jouiffent du mouvement vital, *la circulation des liqui-*
des fe fait avec une viteffè convenable.
Toutes reçoivent librement le Mercure
dans leurs cavités, & le pouffent for-
tement par leur contraction. Il faut donc
conclure, fuivant M. BOERHAAVE,
que *le Mercure peut guérir parfaitement*
les Maladies Vénériennes dans tous les
endroits du corps, tandis qu'ils jouiffent de la vie ; & que par conféquent
fi le Mercure ne réuffit pas toujours,
comme cela arrive en effet quelquefois, ce n'eft pas qu'il foit incapable
par lui-même d'extirper la Vérole ;

c'eſt qu'il n'eſt pas également propre à détruire le Virus écrouel-leux ou ſcorbutique, qui ſe trouve alors, l'un ou l'autre, compliqué avec cette Maladie, & qui, pour être détruit, a beſoin, outre le Mercure, de remédes propres & particuliers.

CHAPITRE XII.

Lequel eſt le meilleur de l'uſage inté-rieur, ou de l'uſage extérieur du Mercure? Et entre les manieres d'em-ployer le Mercure extérieurement, quelle eſt la meilleure?

C'EST beaucoup d'avoir donné l'avantage au Mercure; mais ce n'eſt pas encore aſſez. Comme on peut l'employer en deux manières; ſavoir, intérieurement en pilules ou en pou-dre, & extérieurement en le faiſant pénétrer par les pores.

Premiérement. Il s'agit de décider laquelle de ces deux manieres eſt la plus avantageuſe? Cette nouvelle queſtion n'eſt pas moins importante que la précédente; mais elle eſt plus facile à réſoudre, & je crois qu'au

jugement de tous les gens de bon
fens, l'ufage extérieur du Mercure
doit l'emporter fur l'ufage intérieur;
& cela par plufieurs raifons.

I. Parce que les préparations mercurielles, hériffées comme elles font
de pointes acides, attaquent, piquent,
irritent, & par conféquent bleffent
& affoibliffent les tuniques de l'eftomac. D'où vient que les perfonnes
qui ont pris long-tems de ces fortes
de préparations, ont ordinairement
l'eftomac malade.

II. Parce que les préparations mercurielles ne pénétrent dans le fang par
les veines lactées, qu'en très-petite
quantité, par rapport à la dofe qu'on
en donne, comme on a vu dans le
Chapitre précédent, & par conféquent n'agiffent que peu & foiblement fur le fang & fur le Virus qui
y eft mêlé.

III. Parce que les particules mercurielles qui paffent dans le fang,
étant pénétrées bien avant de pointes falines, ne s'en débarraffent &
ne fe révivifient qu'avec peine, lentement, & en petite quantité, fuivant la doctrine expliquée au Chapitre précédent. Ainfi, elles font

bien moins en état d'atténuer le fang, & de combattre le Virus ; puifque, comme on a vu dans ce Chapitre , toute la vertu du Mercuie, dépend de fon extrême divifibilité, & de la rondeur de fes gouttes.

IV. Parce que ces particules mercurielles, tant qu'elles reftent fous la forme de poudre, ont une maffe & & une figure déterminées , & qu'ainfi elles ne peuvent ni fe réfoudre en corpufcules extrêmement petits, pour pénétrer dans les vaiffeaux les plus déliés , ni fe réunir en groffes gouttes , pour entraîner avec plus de force les engorgemens qui fe rencontrent dans les grands vaiffeaux. D'où il arrive qu'elles ne fauroient avoir aucune prife fur le Virus Vérolique, caché dans les recoins du corps les plus profonds, ni en avoir affez fur celui qui pourroit être plus fortement engagé dans les gros vaiffeaux.

V. Parce que ces particules mercurielles armées de pointes , en circulant avec le fang , piquottent & irritent les petits vaiffeaux des parties molles. Ce qui produit une chaleur, une irritation , une phlogofe, un éréthifme dans les poumons , le cerveau, l'estomac, le foie, les reins, la vessie, & même dans la matrice aux femmes.

VI. Parce que ces mêmes particules, en découlant dans la bouche avec la salive, piquottent & irritent les parties ulcérées par les pointes salines dont elles sont hérissées ; & par-là les enflamment davantage. Ce qui produit une salivation laborieuse & violente, une phlogose & une inflammation de la bouche, des ulcères plus profonds & plus malins, enfin une douleur plus cuisante.

Ainsi, d'un côté, les préparations mercurielles, prises intérieurement, blessent l'estomac, nuisent en plusieurs manieres au poumon & aux autres viscères, & par conséquent leur usage a toujours quelque mauvaise suite. De l'autre côté, elles ne corrigent point entiérement le sang, ne détruisent point, comme il faut, le Virus lorsqu'il est enraciné, & par conséquent ne peuvent guérir la Vérole invétérée. C'est pourquoi il n'est pas étonnant qu'on leur préfere l'usage extérieur du Mercure, dont on n'a rien de semblable à craindre, & dont on a au contraire tout à espé-

rer ;

rer ; puisque par là le Mercure entre dans le sang, 1°. sans blesser l'esto- mac, 2°. par un chemin libre & fa- cile, 3°. sous sa forme naturelle, 4°. exempt de toute acrimonie ; & qu'ainsi il ne peut manquer d'opérer efficacement, & sans produire de lui- même aucun mauvais effet.

Loin d'ici donc ces imposteurs, qui avec leurs panacées, leurs préci- pités, leurs magistères, leurs pilu- les, leurs poudres, leurs secrets, leurs élixirs & leurs teintures mercurielles, osent promettre une cure radicale de la Vérole confirmée ! Qu'ils cessent enfin de déshonorer la Médecine, & de rendre odieux, par l'abus détesta- ble qu'ils en font, d'excellens remé- des, qui étant bien appliqués, ont rendu & rendront encore la santé à beaucoup de gens. On voit par-là que je ne prétends pas condamner en aucune façon l'usage intérieur des pré- parations mercurielles. Au contraire, je les estime très-utiles ; pourvu qu'on les emploie dans les maladies où elles sont propres, & avec la méthode con- venable.

Dans quels cas conviennent les préparations mercurielles.

Dans les maladies où elles sont pro- pres ; savoir, 1°. dans les Maladies

Vénériennes commençantes & locales, comme la Gonorrhée, le Poulain, les Chancres, les Poireaux, &c; parce qu'on a sujet d'espérer qu'on pourra déraciner, par ces remédes, un Virus qui est en petite quantité & nouvellement transmis.

2°. Quand il s'agit, non de guérir une Vérole universelle & confirmée, mais d'en adoucir la violence, jusqu'à ce qu'on ait la commodité d'employer des remédes plus efficaces; & c'est ce que peuvent faire les préparations mercurielles.

Avec la méthode convenable; savoir, 1°. en s'abstenant des préparations qui opérent violemment, & par conséquent de presque tous les précipités mercuriels, d'autant qu'ils purgent excessivement par haut & par bas, bouleversent l'estomac, & souvent le rongent, produisent dans les solides des irritations convulsives, & causent aux liquides, en divers endroits du corps, des mouvemens irréguliers & toujours dangereux.

2°. En choisissant les préparations les plus douces, comme le *Mercure doux*, la *Panacée mercurielle*, l'*Æthiops minéral* préparé avec le feu,

Celles-ci agiſſent moins tumultueuſe-
ment, & par conſéquent moins dan-
gereuſement que les premieres, mais
n'agiſſent peut-être pas moins efficacement.

3°. En ne donnant pas même ces
préparations douces à une trop grande
doſe, trop long-tems, ou trop fréquemment, de crainte qu'elles ne nui-
ſent au poumon, à l'eſtomac, à la
veſſie, à la matrice, &c; mais gardant en cela une modération conforme aux regles de l'Art, & pro-
portionnée au tempérament, à l'état
& aux forces du malade, à la nature
& au degré de la maladie.

Au reſte, quelque précaution que
l'on prenne, il ne faut point s'ima-
giner que, même dans les cas ci-
deſſus mentionnés, l'uſage intérieur
du Mercure puiſſe jamais égaler l'u-
ſage extérieur; celui-ci étant toujours plus ſûr, plus efficace, & par
conſéquent, le reſte ſuppoſé égal,
toujours préférable, comme la raiſon
& l'expérience le démontrent.

Secondement. A meſure que nous
avançons, il ſe préſente des difficultés nouvelles. Le Mercure peut s'employer au-dehors de trois manieres

en parfums,
en emplâ-
tres ou en
onguens ?

en parfums , en cérats ou emplâtres , en linimens ou onguens : il
faut encore décider quelle méthode
est la plus aisée, la plus sûre, la plus
efficace , & par conséquent la meilleure ?

I. Il est clair, par ce qui a été dit
ci dessus (*a*) , que ce n'est pas celle
des parfums , non seulement des parfums âcres , vénéneux & mortels ;
savoir, de réagal ou d'orpiment , qui
sont avec raison condamnés de tout
le monde, comme pernicieux , & qui
depuis long-tems sont bannis de la
Médecine ; mais même , suivant le
Chapitre IX , des parfums les plus
doux , faits avec le cinnabre & l'encens , ou la résine , ou quelqu'autre
gomme innocente ; puisque les épreuves qui en ont été faites publiquement,
ont si mal réussi. Mais de peur qu'on
ne nous reproche d'avoir touché trop
légérement cette matiere , nous en
traiterons à fond dans le *Chapitre suivant.*

II. On doit porter le même jugement des cérats ou emplâtres mercuriels, suivant ce qui a été dit ci-dessus (*b*).

____

(*a*) Au Chap. VIII de ce Livre.
(*b*) Au Chap. VII.

Car, quoiqu'ils foient moins dangereux que les parfums, ils ont auffi
peu de vertu, & n'excitent pas mieux
la falivation ; d'autant que les particules mercurielles étant étroitement
retenues par les parties graffes & épaif-
fes des emplâtres, & n'étant point
mifes en mouvement par la friction,
mais uniquement par la chaleur du
corps, elles n'y entrent qu'en petite
quantité & lentement. De plus, ces
emplâtres incommodent les malades,
&, foit par leur trop grande âcreté,
foit par l'obftacle qu'ils mettent à la
tranfpiration, ils les échauffent, &
leur caufent des démangeaifons, des
boutons, des éryfipeles, & même
des cloux ; c'eft pourquoi l'ufage des
emplâtres fur tout le corps, a ceffé
depuis long-tems. Aujourd'hui on fe
contente de les appliquer fur quelques endroits particuliers, dans la vue
de réfoudre des tumeurs skirrheufes,
ou gommeufes, des exoftofes, &c.

III. La feule méthode qui foit facile & efficace, eft celle des linimens
ou onguens. On y met la quantité de
Mercure que l'on veut ; on les applique à la dofe que l'on juge à propos ; on réitére les frictions fuivant

le befoin ; ils n'excitent point dans la peau de chaleur mordicante , mais tout au plus une chaleur douce & paffagere ; les particules mercurielles y font peu embarraffées , elles fe dégagent aifément , & font pouffées bien avant par l'action du frottement , &c. Les onguens mercuriels font donc préférables , & effectivement préférés depuis long-tems , aux parfums & aux emplâtres , non-feulement pour la cure de la Vérole confirmée & univerfelle ; mais encore pour celle de toutes les Maladies Vénériennes locales ; c'eft-à-dire , de la Vérole particuliere & commençante.

Réfutation des raifons que M. Mead oppofe à la méthode des Frictions. Quoique cette queftion paroiffe pleinement décidée par les fuffrages unanimes des Médecins , & par des expériences fans replique , j'ai cru devoir examiner les objections que M. MEAD a faites par occafion contre les frictions mercurielles , dans le *troifiéme Traité de fon explication méchanique des Poifons.*

Ce célébre Médecin de Londres , ce grand homme, dont le nom eft fi connu dans la République des Lettres, tant par fes excellens écrits que par

ſes belles actions, me permettra de le
réfuter en ami. Je tâcherai, pour
illuſtrer la méthode des frictions, de
l'engager à penſer plus équitablement
de ſon mérite : car, comme rien ne
contribue plus à aſſurer l'excellence
d'un reméde que l'approbation des
Médecins célebres ; auſſi n'y a-t-il rien
qui nuiſe plus à ſa réputation, que de
n'être pas goûté de quelques fameux
Praticiens.

M. Mead, après avoir expliqué
la qualité vénéneuſe du Sublimé corroſif, & les différentes manieres de
rabattre la force d'un poiſon ſi prompt,
dit un mot en paſſant de l'uſage intérieur de quelques préparations mercurielles ; & il ajoute qu'*on en conclut
à juſte titre, que la méthode d'exciter la
ſalivation, par ces médicamens internes, eſt la plus ſûre, attendu que tous
les maux qu'ils cauſent, ſont pareillement
produits par l'uſage extérieur du Mercure, mais à un bien plus haut degré.*

Et pour le prouver, il allégue les
deux raiſons ſuivantes.

1°. « Parce que (dit-il) les globu-
» les mercuriels, étant bien armés de
» ſels dans les différentes préparations
» dont nous uſons intérieurement,

» pénétrent aisément dans le fond des
» organes sécrétoires , & que le sang
» s'en débarrasse par son propre poids;
» au lieu que dans toutes les onctions
» mercurielles , nous ne sommes ja-
» mais certains qu'il n'est point resté
» de particules mercurielles considé-
» rables , cachées dans les intersti-
» ces des fibres & des cellules os-
» seuses ».

2°. « Parce qu'en supputant la quan-
» tité de Mercure requise pour exciter
» la salivation , soit qu'on le donne
» intérieurement , ou bien en friction,
» il est évident que dans ce dernier
» cas, la dose est infiniment plus forte
» que dans le premier ; & que par
» conséquent les inconvéniens qui en
» résultent, sont dans la même pro-
» portion ».

Mais , à parler franchement , ces
raisons sont bien foibles ; car , 1°.
M. Mead fait un mérite aux préparations mercurielles , de ce qui les fait
justement blâmer de tous les autres
Médecins ; c'est-à-dire, de ce qu'elles
irritent les organes sécrétoires par les
sels âcres dont elles sont remplies.
En effet , elles produisent d'ordinaire par leur irritation des spasmes

& des éréthifmes : d'où il arrive que
la circulation du fang eft tantôt arrêtée, tantôt accélérée ; & que la fé-
crétion des humeurs eft tantôt plus,
tantôt moins abondante, avec un danger éminent de phlogofe, d'inflammation, d'abfcès, &c, du moins
fans aucun avantage pour les malades ; puifqu'on fait par expérience que
c'eft un moyen trop lent & trop peu
efficace d'attaquer & de détruire le
Virus Vérolique. Au contraire, les
gouttes de Mercure crud, qui fe
mêlent avec le fang, au moyen des
frictions, font incapables de produire
de pareils défordres dans le corps humain ; mais parcourant tous les vaiffeaux fans fracas, elles atténuent &
entraînent efficacement avec elles le
Virus, en quelque recoin qu'il fe
trouve cantonné, & qui plus eft,
très - paifiblement. C'eft pourquoi,
s'il eft permis de comparer les efpèces
de falivation, qu'on procure par ces
deux différentes méthodes, avec les
évacuations qu'excitent les différens
purgatifs, il paroît que la falivation
que procurent les préparations mercurielles prife intérieurement, reffemble parfaitement à la purgation cau-

fée par un reméde âcre & violent ,
laquelle eſt un peu abondante, labo-
rieuſe , incommode , accompagnée
d'épreintes , & jamais ſans danger
d'inflammation ou d'exulcération :
au lieu que la ſalivation qu'excitent
les frictions mercurielles , eſt toute
ſemblable à l'évacuation qu'un purgatif délayant & benin procure doucement, ſans tranchées, quoiqu'abondamment , & avec un ſoulagement
manifeſte du malade.

2°. Mais le même Auteur objecte,
que *dans toutes les onctions mercuriel-*
les , nous ne ſommes jamais ſûrs qu'il
ne ſoit point reſté des particules de
Mercure conſidérables cachées dans quelque coin. Je le crois ; je ſuis même
très - aſſuré qu'après les frictions il
reſte pluſieurs gouttes de Mercure
dans le ſang. Et ainſi il eſt du devoir d'un Médecin ſage d'évacuer
promptement, par des purgations répétées , autant qu'il ſera poſſible, ces
reſtes de Mercure, en avertiſſant les
malades de ſe garantir du froid pendant long-tems. Or, pourvu que ces
précautions ayent été obſervées ſuivant les regles de l'Art , je ne penſe
pas qu'il y ait rien à craindre, n'ayant

jamais vu ni entendu dire que les frictions ayent fait du tort à aucun malade, s'il a été purgé plusieurs fois avant que de sortir, & si quand il sort, il sait se précautionner. D'ailleurs, s'il y avoit du risque de ce côté-là, y en auroit-il moins pour ceux à qui l'on a donné intérieurement des préparations mercurielles ? puisque dans cette derniere méthode, ainsi que dans celle des frictions, une grande quantité de Mercure est retenue dans le sang pendant quelque tems.

3°. Quant à ce qu'on ajoute, que *des particules* ou plutôt *des gouttes de Mercure, restent cachées dans les interstices des fibres & des cellules osseuses, ce qui gâte les os & les rend cariés*, je soutiens que cela ne peut jamais arriver, tant que les os sont sains & entiers, tant que les vaisseaux font leurs oscillations naturelles, tant que les humeurs peuvent circuler à l'ordinaire à travers la substance des os & celle des autres parties. Mais j'avoue en même-tems que cela arrive fréquemment dans les os cariés, & qui plus est, dans les parties molles abscédées; ce qui ne fait

pas plus contre les frictions, que contre l'ufage des préparations mercurielles. En effet, dans l'une & dans
l'autre méthode, lorfque le fang ou
la lymphe s'épanche des vaiffeaux
rompus dans les os cariés ou dans les
parties creufées, les gouttelettes de
Mercure qui s'y trouvent confondues, doivent fe réunir en peu de
tems, pour former de plus groffes
gouttes. Bien plus, le Mercure fe
révivifiant par ce moyen, doit fe
fixer opiniâtrément par fon propre
poids dans les os cariés ou dans les
parties abfcédées, tandis que ce qu'il
y a de plus ténu & de plus fubtil
dans les humeurs croupiffantes, s'exhale infenfiblement, ou eft repris par
les vaiffeaux lymphatiques : mais du
refte il s'y fixe fans caufer du défor-
dre, de même qu'une bale de plomb,
comme M. MEAD lui-même raconte
l'avoir appris par fa propre expérience,
*ayant trouvé au périnée d'un pendu,
qu'il difféqua, un affez gros volume de
Mercure, fans aucun figne d'érofion
dans la partie.* Auffi a-t-on obfervé
que le Mercure ramaffé de la forte
depuis long-tems dans une partie,
y demeure caché tant que le malade

eſt en vie, s'il ne ſauroit guérir, ou s'il guérit, juſqu'à ce qu'une lame de l'os carié venant à ſe détacher par l'exfoliation, ou l'abſcès de la partie ſuppurée venant à s'ouvrir, donne iſſue au Mercure conjointement avec le pus. Mais dans ces deux cas, il feroit également abſurde de rejetter la cauſe de la carie ou de l'abſcès ſur le Mercure révivifié ; puiſqu'au contraire, il eſt clair, par ce qui vient d'être dit, que l'abſcès ou la carie qui a précédé, a donné lieu au Mercure de ſe révivifier.

4°. Pour ce qui concerne le dernier point de l'objection ; ſavoir, que *la quantité de Mercure* qui fait ſaliver par les frictions, *ſurpaſſe infiniment celle* qui excite la ſalivation par l'uſage intérieur des préparations mercurielles, la réponſe ſera fort courte.

C'eſt que les quantités de Mercure qu'on employe dans ces deux méthodes, étant comparées enſemble, ne font pas une différence ſi conſidérable, ſuppoſé qu'il y en ait. Il eſt plutôt conſtant, qu'à la réſerve des préparations mercurielles trop fortes, comme le Turbith minéral, les Précipités verd ou rouge, &c, qui,

donnés à petite dofe, procurent ordinairement la falivation, mais une
falivation peu abondante, laborieufe,
inflammatoire, inefficace; il ne faut
guère moins de Mercure, s'il n'en
faut pas même quelquefois davantage,
pour faire faliver, par le moyen des
autres préparations douces, comme
la Panacée, les Mercures doux, &c,
dont l'ufage eft plus fûr, que pour
produire le même effet par l'onguent
mercuriel. On ne fauroit pourtant
rien décider de pofitif là-deffus, attendu que dans l'une & dans l'autre
méthode, tantôt une petite quantité
de Mercure fuffit pour exciter la falivation, & tantôt une grande quantité de ce minéral ne fuffit pas.

Au refte, quand on accorderoit
qu'il faut plus de Mercure pour faire
faliver par les frictions, elles n'en
feroient, à mon avis, que plus efti-
mables. Et en effet, fi l'on veut extirper parfaitement la Vérole, le but
qu'on doit fe propofer, c'eft de tranfmettre dans le fang, avec le moins de
rifque & de douleur qu'il eft poffible,
une très-grande quantité de Mercure; puifque c'en eft le reméde fpécifique. Or, pour détruire radicale-

ment le Virus, les frictions ne font-elles pas la voie la plus affurée, la plus facile & la moins dangereufe ? & par conféquent n'ai-je pas raifon de dire que la méthode des frictions eft préférable à toute autre ?

VI. Il paroît donc évidemment que les raifons qu'on allégue pour combattre les frictions, font en pure perte, & qu'il ne nous refte plus qu'à donner la maniere de bien préparer & adminiftrer l'onguent mercuriel. Pour bien réuffir dans la préparation & l'adminiftration de cet onguent, on doit obferver les regles fuivantes.

Regles à obferver dans l'ufage des frictions.

1°. De choifir du Mercure bien pur, bien exempt de tout mêlange, &, s'il eft poffible, révivifié du cinnabre, afin qu'il fe divife plus aifément en molécules d'une petiteffe extrême.

2°. De l'éteindre, dans un mortier de bronze, avec de la falive, ou tout au plus avec quelques gouttes de Térébenthine, afin que fes parties moins embarraffées reprennent plus promptement leur premiere forme.

3°. De le mêler avec de la graiffe

de porc fraîche, infipide, point âcre & point rance ; de crainte qu'elle ne brûle la peau, comme il arrive quelquefois, ou qu'elle n'excite, à la racine des poils, des boutons accompagnés de démangeaifon.

4°. D'appliquer l'onguent mercuriel devant un feu bien allumé, & de faire auparavant, fur la partie des frictions féches, jufqu'à ce qu'elle devienne rouge, afin que les pores foient plus ouverts, & qu'ils reçoivent plus de Mercure.

5°. D'étendre & d'appliquer l'onguent en frottant, & non pas d'en enduire les corps avec un pinceau, & pour cela de fe fervir d'un onguent, qui, au lieu d'être liquide, foit un peu épais, afin que les particules mercurielles, excitées par le mouvement & par la chaleur du frottement, pénètrent plus profondément.

6°. De continuer chaque friction jufqu'à ce que l'onguent paroiffe fécher fur la peau où l'on frotte, & qu'il coule difficilement fous la main de celui qui frotte.

7°. De ne point fouffrir que le malade fe donne les frictions lui-même, comme le veulent quelques-uns ; mais de les lui faire donner par des ſerviteurs propres à cet exercice, qui frotteront plus fortement & plus long-tems : & de les faire donner les mains nues & ſans gants, afin d'exciter plus de chaleur. Je ſais que celui qui les donne, riſque d'avoir lui même la ſalivation, s'il les adminiſtre en un ſeul jour à pluſieurs malades ; mais ſi ce n'eſt qu'à un ſeul, il n'a rien à craindre, principalement ſi après chaque friction, il a ſoin de ſe bien laver les mains.

8°. De couvrir la partie frottée avec des linges chauds, afin que l'onguent ne ſoit point emporté ; & de faire mettre le malade, après chaque friction, dans un lit chaud, où il demeurera une heure ou une demi-heure, afin que la chaleur faſſe mieux pénétrer le Mercure.

9°. Quelques - uns, après chaque friction, eſſuyent l'onguent qui reſte ſur la partie, pour que ſon odeur ne découvre pas le genre de reméde qu'on employe. A la bonne heure, qu'on en agiſſe ainſi quand un malade a de fortes raiſons pour ne pas faire connoître qu'on le traite de la Vérole, & qu'il eſt obligé de paroître tous les jours devant fes amis ou fes parens. Mais alors il faut, 1°. employer davantage d'onguent à chaque friction; 2°. frotter un peu plus long-tems chaque fois, jufqu'à ce que l'onguent paroiffe fe deffécher entiérement, afin de compenfer, par ces deux moyens, ce qui fe perd de l'efficacité du reméde quand on effuye auffi tôt l'onguent.

Troifiémement. Il refte une derniere queftion; favoir, s'il faut procurer une falivation copieufe par des onctions abondantes, fréquentes, quotidiennes? Ou s'il faut au contraire ne les donner que légeres, & de loin en loin, afin que la falivation ne vienne point, ou qu'elle foit très-modique? Chacune de ces deux opinions a été foutenue il y a déja long-tems, & l'eft encore aujourd'hui, par de fort habiles gens. Cependant il fera aifé de décider la queftion, fi l'on fait attention à ce que nous avons dit dans les Chapitres précédens.

I. Que, pourvu qu'on foit affuré qu'il eft entré dans le corps une fuffifante quantité de Mercure, la falivation n'eft point abfolument néceffaire pour détruire la Vérole; comme nous l'avons prouvé ci-deſſus (*a*), contre ce que pluſieurs ont cru autrefois, & ce que quelques-uns croyent encore aujourd'hui.

II. Que néanmoins la ſalivation eſt la voie la plus ſûre & la plus aiſée pour évacuer la plus grande partie du Virus caché dans le ſang ; & qu'ainſi lorſqu'elle vient à manquer, elle a beſoin d'être ſuppléée par d'autres évacuations, ſoit naturelles, comme la ſueur ou l'urine ; ſoit artificielles, comme les ſelles, afin de procurer une iſſue au Virus.

III. Bien plus, que la ſalivation eſt une regle aſſurée pour juger, tant de la quantité du Mercure qui eſt entrée dans le corps, que de l'action qu'il exerce ſur le ſang ; &, en conſéquence, pour ſavoir ménager plus ſûrement le reméde, ſuivant la nature ou l'ancienneté de la maladie.

IV. Qu'ainſi rien ne s'y oppoſant d'ailleurs, la ſalivation paroît être néceſſaire, ſoit pour donner au Virus une iſſue facile, ſoit pour faire connoître au Médecin ce qu'il a fait, & ce qui lui reſte à faire, afin qu'il ne combatte

____

(*a*) Au Chapitre X.

pas cette maladie à l'aveugle & fans regle.

V. Que la falivation eft fur-tout néceffaire, lorfque la Vérole eft confidérable, ancienne, invétérée, que le Virus a pénétré profondément, & qu'il occupe beaucoup de parties. Car alors le reméde doit être proportionné à la grandeur du mal que l'on veut déraciner & détruire.

VI. Que cependant il faut toujours ménager prudemment la falivation, & s'il eft befoin, la modérer par des purgatifs ; en forte que les ulcères de la bouche ne foient ni en grand nombre, ni profonds, & que le malade ne rende chaque jour qu'une ou deux livres de falive. Car à quoi bon tourmenter, confumer & épuifer indifcrettement de pauvres malades, par les ennuis, les veilles & les fouffrances d'une falivation cruelle, accablante, & toujours dangereufe, fi en leur épargnant tous ces maux, on peut les guérir auffi fûrement ?

VII. Qu'il faut même éviter exprès la falivation, en donnant les frictions à petites dofes, & de loin en loin, ou, fi elle furvient, l'arrêter par des purgatifs, lorfque le malade eſt menacé de Phthiſie, ou ſujet au Mal-Caduc ; lorſque les gencives ſont attaquées du Scorbut ; lorſque le cou & les environs du cou ſont chargés de glandes écrouelleuſes ; lorſqu'une femme eſt enceinte ; lorſque la foibleſſe du malade le met hors d'état de ſoutenir la ſalivation, &c. Mais cela ſera expliqué ailleurs plus amplement.

CHAPITRE XIII.

Laquelle des deux méthodes eſt la plus ſûre, de celle des Fumigations, ou de celle des Frictions ?

Nous avons prouvé ci-deſſus, au *Chapitre IX*, que de trente-ſept malades à qui le Fumigateur donna lui même les fumigations, 1°. chacun avoit eſſuyé un traitement auſſi long, auſſi difficile, auſſi laborieux, qu'a coutume d'être celui qui ſe fait par la méthode des frictions. 2°. Qu'il en étoit mort au moins quatre, c'eſt à-dire, environ la neuviéme partie. 3°. Que vingt-deux, c'eſt à dire, plus de la moitié n'avoient point été guéris.

Si l'on en juge par le ſuccès, les fumigations ne ſont pas comparables aux frictions.

4°. Qu'onze feulement, c'eft-à-dire, environ le tiers, avoient été regardés comme guéris, dont néanmoins quelques - uns ont fouffert peu de tems après de nouveaux fymptômes de Vérole, preuves certaines que le Mal n'avoit été qu'affoupi, & non détruit.

D'où nous avons conclu avec fondement, que la méthode des fumigations n'étoit nullement comparable à la méthode des frictions, puifqu'on a reconnu par expérience que de trente - fept malades, qui fe trouveront dans le même cas, il n'en meurt pas un, fi on les fait paffer par les frictions, fuivant les regles de l'Art: qu'ils guériffent tous parfaitement & fans danger de récidive : qu'enfin cette derniere forte de traitement n'eft pas plus longue, plus difficile ou plus laborieufe ; mais au contraire, plus courte, plus facile, plus commode.

Mais je ne veux pas pouffer la chofe plus loin, pour ne point abufer de l'avantage que me donnent les fautes du Fumigateur ; car on ne doit pas imputer à la méthode des fumigations, les fautes du Fumigateur, qui n'entendoit rien en Médecine. D'abord, il ne préparoit point fes malades ;

Il eft vrai que le Fumigateur a fait bien des fautes, qu'on ne doit pas imputer à la méthode des fumigations.

il ne les aftreignoit à aucune diète ; il donnoit chaque fumigation à fa fantaifie & fans difcrétion ; il les laiffoit courir où ils vouloient ; il n'examinoit point le progrès de la curation, & il affuroit que la plupart dè fes malades étoient guéris, lorfqu'ils ne l'étoient point du tout ; il ne fe foucioit point de prévenir les accidens, & il n'en connoiffoit pas le moyen, en appliquant les fumigations plus fréquemment, ou plus rarement, plus ou moins long-tems, à une dofe plus ou moins forte, &c. Toutes précautions de fi grande conféquence, qu'il ne faut point s'étonner, fi cela diminuoit beaucoup de la bonté du reméde.

Le traitement en feroit fans doute plus efficace, plus fûr, plus commode, entre les mains d'un Médecin habile, 1°. qui employeroit pour les fumigations la même préparation, qu'on a coutume d'employer pour les frictions ; 2°. qui prefcriroit aux malades un certain régime de vivre, fuivant le tempérament & la violence de la maladie ou des fymptômes ; 3°. qui dans le tems de la fumigation tiendroit fes malades, non dans une

Et qu'on pourroit aifément corriger.

étuve, comme c'étoit autrefois l'ufa e, mais dans une chambre modérément chaude, en les empêchant d'aller & de venir ; 4°. qui modéreroit la fréquence & la durée des fumigations, la force & la dofe des parfums, par raifon, & non par conjecture, felon les forces, l'âge, la conftitution des malades, le degré & la violence du Mal, la nature des fymptômes apparens, &c ; 5°. qui étant au fait de la Médecine, fauroit prévoir les accidens qui peuvent arriver dans le cours du traitement, ou remédier aux cas préfens ; 6°. enfin, qui ne cefferoit point l'ufage des parfums, que tous les veftiges de la Maladie n'euffent difparu, à moins que la peur du danger préfent ne le portât à agir autrement.

Ce feroit le moyen de rendre cette méthode plus fûre, plus efficace, plus commode, quoique toujours inférieure à celle des frictions.

Je ne difconviens point, que par ce moyen, la méthode des fumigations ne devînt plus fûre, plus efficace, plus commode, & conféquemment plus digne des éloges magnifiques qu'on lui donne. Je ne crois pourtant pas qu'elle en foit jamais véritablement digne. Car quand tout feroit adminiftré le mieux du monde par un Médecin habile & parfaitement

ment

ment entendu dans ce traitement , néanmoins je ne douterois nullement que la méthode des fumigations ne fût encore de beaucoup inférieure à la méthode des frictions. Ce n'est pas que le reméde soit différent, ni que la vertu du reméde soit différente , puifque c'est toujours du Mercure , & que l'action des particules mercurielles fur le Virus Vérolique & fur les humeurs qui en font infectées, eft égale de part & d'autre : mais c'est qu'il fe rencontre bien d'autres *différences* importantes , qui font que la méthode des frictions eft fûre , efficace, décifive ; & qu'au contraire la méthode des fumigations ne peut jamais être affez fûre , affez efficace , ni affez décifive.

La *premiere différence* fe tire de la maniere différente dont le Mercure eft tranfmis dans les vaiffeaux.

Différences, & d'où elles fe prennent.

1°. Le Mercure donné en friction pénetre dans les vaiffeaux à travers la peau, qui eft ferrée, ferme, & capable de foutenir l'effort des parties mercurielles ; au lieu que le Mercure donné en fumigation , fe gliffe dans les vaiffeaux, par le moyen des poumons, dont la fubftance eft mollaffe,

Tome II.   O

lâche, ténue, & peu propre à essuyer
le choc des parties mercurielles. Ainsi,
à choses égales, le Mercure donné
en fumigation, agira sur les poumons
avec plus de force, que le Mercure
donné en friction n'agira sur la peau,
à proportion que le tissu des poumons
est plus mollasse que le tissu de la peau.

2°. Le Mercure donné en friction
n'agit sur la peau qu'avec le degré
de vitesse, que ses molécules peuvent
acquérir par le mouvement des frictions, & qui est assez léger : au lieu
que le Mercure donné en suffumigation agit sur les vésicules pulmonaires
avec toute l'impétuosité que le feu
imprime à ses molécules, & qui est
beaucoup plus grande. Ainsi, à choses égales, la force du Mercure donné
en suffumigation, sera plus grande sur
les poumons, que la force du Mercure donné en friction ne le sera sur
la peau, à proportion que la vitesse
du premier surpasse la vitesse du second; ou s'il en faut croire LEIBNITZ
& BERNOUILLI, touchant les forces
vives, à proportion que le quarré de
la vitesse du premier surpasse davantage le quarré de la vitesse du second.

3°. C'est pourquoi, si l'on pése, comme il convient, l'inégalité des deux, le danger de rupture, de crevasse ou d'érosion, dont le Mercure donné en suffumigation menace les poumons, se trouvera beaucoup plus éminent que le danger de même genre, dont le Mercure donné en friction menace la peau, tant par rapport à la mollesse des poumons comparée à la mollesse de la peau, que par rapport à la vitesse des molécules du Mercure donné en parfum, comparée à la vitesse des molécules de Mercure donné en friction.

4°. Il ne faut donc pas s'étonner, si les fumigations font ordinairement mortelles, non seulement aux poumoniques, aux asthmatiques, aux cakectiques, aux hémoptysiques, &c. qui ont le poumon vicié, & à qui elles font interdites par cette raison ; mais même aux gens robustes & forts, qui par l'usage des suffumigations ont souvent contracté des maux incurables, comme on l'a vu ci-dessus dans deux malades.

5°. Ainsi, que ceux qui ont intérêt, fassent bien attention qu'il y a trois voies pour introduire le Mercure dans le corps humain ; favoir, la peau pour les frictions ; l'eftomac pour la déglutition ; les poumons pour la fuffumigation : que c'eft une faute grave, de choifir la voie de l'eftomac, & de faire avaler des préparations mercurielles, l'expérience nous ayant appris que cela dérange & ruine l'eftomac : que la faute eft encore plus grave, d'ofer introduire le Mercure, par la voie des poumons, au moyen de la fuffumigation, parce que c'eft une partie mollaffe, d'un rézeau lâche, moins capable que l'eftomac, de fupporter l'impétuofité du Mercure, mais en même tems plus noble & plus néceffaire à la vie : que par conféquent l'unique parti à prendre pour un homme fage, c'eft de ne choifir que la peau, pour l'introduction du Mercure, parce qu'il n'y a rien à craindre de ce côté là ; & que quand même il y auroit quelque petit dérangement à craindre de la part des frictions, on ne courroit aucun rifque.

La *feconde différence* fe prend de la différente impétuofité avec laquelle les particules mercurielles fe précipitent dans la maffe du fang.

1°. Dans les frictions, les particules mercurielles pénétrent dans les vaiffeaux plus lentement que dans les fumigations, comme on l'a vu ci-def- fus. Par conféquent, elles font irrup- tion dans le fang avec moins d'impé- tuofité.

2°. Dans les frictions, les particu- les mercurielles étant entrées dans les embouchures des veines capillaires, foit fanguines, foit lymphatiques, qui rampent dans le tiffu de la péau, paf- fent fucceffivement dans de plus gros troncs, jufqu'à ce qu'enfin elles par- viennent au cœur, en fe mêlant peu- à-peu & également avec le fang. Au contraire, dans la fumigation, ces mêmes particules mercurielles étant reçues dans les gros rameaux des veines fanguines ou lymphatiques, qui fe diftribuent dans les poumons, fe portent plus rapidement au cœur, confondues inégalement par pelotons avec le fang.

3°. Dans les frictions, il eft aifé, fuivant le befoin, ou de rabattre la fougue du Mercure, en ôtant le linge qui en eft imbu, & en effuyant la peau qui a été frottée d'onguent ; ou de maintenir l'effort du Mercure, en laiffant le linge fur la peau fans l'effuyer :

mais dans les fumigations on n'a aucune reffource, de façon que ce qui eft fait, eft fait, & qu'il n'y a pas moyen de reculer.

4°. Ainfi, pour récapituler en deux mots les raifons alléguées ci-deffus, on voit que l'effort des particules mercurielles fur le fang dans les frictions, doit toujours être paifible, égal, uniforme, conftant & obéiffant ; au contraire, dans les fumigations, tumultueux, turbulent, précipité, inégal, inconftant, défobéiffant, incapable d'être foumis à aucune regle, & capable de caufer des éréthifmes & des défordres fréquens. D'où il eft aifé de juger laquelle des deux méthodes l'emporte fur l'autre ; & en effet, s'il eft des occafions où il faille *fe hâter lentement*, c'eft certainement dans l'ufage du Mercure, qui a plus befoin de frein que d'éperon.

5°. Ces dernieres paroles me fourniffent à propos une comparaifon pour développer ma penfée. Le Médecin à frictions reffemble affez à un cavalier bien monté, qui a un cheval vigoureux, mais doux, & auffi obéiffant à l'éperon qu'à la bride, dont par conféquent il n'y a rien à appréhender, à moins qu'il ne tombe en défaut par l'imprudence ou la négligence de celui qui le monte ; au lieu que le Fumigateur reffemble à un cavalier monté fur un cheval fier, bondiffant, brutal, emporté, dont il y a beaucoup à fe défier.

On voit clairement par ces deux premieres différences, à combien de dangers eft expofée la méthode des fumigations, puifque l'on y a toujours à appréhender, 1°. que cela ne caufe au poumon une rupture, une érofion, une ulcération, une phlogofe, une inflammation, une fuppuration, un abfcès, &c ; 2°. que le Mercure fe précipitant dans le fang avec trop d'impétuofité, ne s'allume, n'irrite les folides, & ne bouleverfe les liquides, n'attire des dépôts inflammatoires, la fièvre, &c.

La *troifiéme différence* fe tire de la différente efficacité, avec laquelle les particules mercurielles mêlées dans le fang, attaquent le Virus Vérolique.

L'efficacité des parties mercurielles fur le Virus Vérolique, dépend, à chofes égales, tant de la quantité que de l'action du Mercure introduit dans le fang ; c'eft pourquoi il faut examiner séparément ces deux choses.

I. Dans la fumigation les molécules mercurielles 1°. font plus ténues. 2°. Elles font pouffées d'un mouvement plus rapide. 3°. Elles traverfent la fubftance des poumons, qui eft plus lâche & plus aifée à pénétrer. Par ces trois raifons elles doivent donc, à chofes égales, entrer en plus grande quantité dans les fumigations que dans les frictions.

Au contraire, 1°. les frictions font pour le moins fix fois plus longues que les fumigations. 2°. Tant que durent les frictions, les particules mercurielles s'enfoncent continuellement dans la peau. Il n'en eft pas ainfi dans la fumigation, où ces particules ne peuvent entrer dans les vaiffeaux du poumon que par l'infpiration, & non par l'expiration ; ce qui fait que le tems utile de la fumigation eft deux fois plus court. 3°. Dans les frictions, il entre du Mercure par les pores de la peau, à proportion de ce qu'il y en a dans l'onguent : au lieu que dans la fumigation, la plus grande partie du Mercure fe perd en l'air, fans entrer dans le poumon ; & l'on peut dire avec vérité *qu'elle s'en va en fumée.* 4°. Le Mercure qui reste dans la peau ou dans le linge après la friction, s'introduit peu-à-peu, mais sans interruption, par les pores : au lieu que dans la fumigation il n'y a plus rien à espérer du Mercure qui s'est une fois exhalé. Par ces quatre raisons, les particules mercurielles doivent donc, à choses égales, s'introduire en plus grand nombre dans les frictions que dans les fumigations.

Je ne crois pas, à la vérité, qu'on puisse peser géométriquement les avantages & les désavantages de part & d'autre, & par conséquent, décider à coup sûr, par laquelle des deux méthodes il entre réellement plus de Mercure : cependant je conjecture que les frictions ont en cela l'avantage, parce que dans cette derniere méthode, il se rencontre plusieurs moyens abrégés, qui contribuent beaucoup à une plus abondante introduction de Mercure ; ce qui me fait soupçonner que d'un gros ou d'un gros & demi de Mercure donné en friction, il passe beaucoup plus de particules mercurielles dans le sang, qu'il n'y en passe de la même dose de Mercure donné en parfum.

II. La force & l'action du Mercure fur le fang & fur le Virus Vénérien, dont le fang eft infecté, dépend toute entiere, comme on l'a
prouvé plus haut au *Chapitre X*, 1°.
du degré d'activité, avec lequel les
molécules mercurielles entraînées par
la circulation brifent & atténuent les
globules du fang. 2°. De la rondeur
des petites gouttes de Mercure, qui
fait que toutes les gouttes d'égale furface étant très-compactes & très-pe-
fantes, confervent d'autant plus long-
tems le mouvement qui leur a été une
fois imprimé, & heurtent d'autant
plus fortement les globules du fang
qui roulent avec plus de lenteur. 3°.
De la fluidité des gouttes de Mercure
répandues dans le fang, qui fait qu'au
moindre frottement elles fe divifent
en plufieurs gouttelettes rondes, qui
vont toujours en diminuant de groffeur; ce qui eft bien important toutes les fois qu'il faut parcourir les
vaiffeaux les plus étroits, où il pourroit y avoir un peu de Virus Vénérien caché : fluidité qui fait auffi qu'en
s'uniffant elles forment d'autres gouttes pareillement rondes, & toujours
de plus groffes en plus groffes, tou-

tes les fois qu'il faut heurter avec plus de force contre les obstacles qui se présentent.

Or, pour en revenir au fait dont il est question, 1°. les particules mercurielles fournies au sang par la suffumigation, sont plus ténues, plus subtiles, & conséquemment plus légeres que celles qui lui sont fournies par la friction. Ainsi, à choses égales, elles doivent attaquer d'autant plus foiblement les globules du sang vicié qu'elles rencontrent.

2°. Les petites gouttes de Mercure renfermées dans l'onguent, ne sont pas plutôt entrées dans les vaisseaux, au moyen de la friction, qu'elles se débarrassent des parties sulphureuses que la chaleur du sang fait fondre, pour reprendre incontinent leur forme naturelle ; & cela n'est pas étonnant, puisqu'on a reconnu par expérience que les parties mercurielles se revivifient d'elles mêmes dans l'onguent à une chaleur bien moins considérable. Par conséquent, les gouttes de Mercure introduites dans le sang, doivent recouvrer promptement leur rondeur, & par-là toute leur efficacité. Au contraire, les particules mercu-

rielles qui s'infinuent dans les vaiffeaux par la fuffumigation, gardent
plus opiniâtrément la forme du cinnabre, fous laquelle elles font cachées, attendu qu'on ne fauroit guère
la leur faire quitter qu'en y ajoutant
de la chaux vive, ou de la limaille
de fer. Ainfi, ces fortes de particules doivent, je ne dis pas recouvrer
la rondeur propre des gouttes de
Mercure vif, mais retenir la figure an-
guleufe des molécules de cinnabre,
& par conféquent attaquer d'autant
plus foiblement les globules du fang,
à travers lefquels elle fe meuvent.

3°. Les parties de Mercure introduites par la friction, reprenant très-
promptement leur fluidité & leur
forme naturelle, peuvent, fuivant
l'occafion, fe divifer en gouttelettes
d'une petiteffe indéfinie, pour parcourir les vaiffeaux les plus déliés,
& s'unir en de plus groffes gouttes,
pour emporter les obftacles confidérables qui pourroient s'oppofer à leur
paffage. Elles doivent donc exercer
toute la force qu'on peut attendre du
Mercure : au contraire, les particules
mercurielles entrées par la voie de la
fuffumigation, ne recouvrant ni leur

rondeur, ni leur fluidité, ne fauroient avoir ni l'un ni l'autre avantage, ni poſſéder, par conſéquent, une grande efficacité.

Il eſt donc évident, pour reprendre le tout en peu de mots, 1°. que les particules mercurielles entrent dans le ſang en plus petite quantité, par la ſuffumigation ; 2°. que celles qui y entrent, ſont plus ſubtiles & plus légeres ; 3°. que dans le ſang elles n'acquierent preſque jamais la figure ronde, qui eſt la plus efficace de toutes ; 4°. que par conſéquent, le défaut de fluidité les rend abſolument incapables de ſe diviſer en gouttelettes, ou de former de plus groſſes gouttes. De ces quatre raiſons, il s'enſuit que les particules mercurielles introduites par la ſuffumigation, n'ont pas autant de pouvoir ſur le ſang & ſur le Virus Vénérien qui eſt dans le ſang, que les particules de même nature qui s'y inſinuent par la friction.

Cette troiſiéme différence montre clairement que les fumigations doivent être pour l'ordinaire, à choſes égales, moins efficaces que les frictions.

La quatriéme & derniere différence

fe tire de la différente vertu qu'ont les particules mercurielles, données en parfum ou en friction, contre les ulcères véroliques qui rongent la peau.

1°. Dans la fumigation, les parti-cules de cinnabre qui s'exhalent tou-tes brûlantes, venant à tomber fur les petits ulcères de la peau, deffé-chent & brûlent, comme feroient de légers cautères, la mucofité qui les entoure, & la chair mollaffe, qui croif-fant dans le fond, les empêche de fe cicatrifer ; ou les rongent par leur acrimonie, comme feroient de doux cathérétiques; au lieu que dans les fric-tions, les particules de Mercure vif qu'on frotte fur les ulcères, ne fau-roient produire un tel effet, vu qu'elles font abfolument fans chaleur & fans âcreté.

2°. Dans la fuffumigation, les par-ticules des efpèces qu'on ajoute au cinnabre, comme la myrrhe, l'encens, le maftich, la gomme animé, &c, en s'évaporant, corrigent, nettoient, ménent à cicatrice les ulcères par leur vertu déterfive, farcotique & épulo-tique : effets qu'on attendroit vaine-ment dans les frictions, de la part de la graisse de porc, qui sert à éteindre le Mercure pour la composition de l'onguent, parce qu'elle est incapable de déterger & de cicatriser les ulcères.

3°. Les fumigations doivent donc, par ces deux raisons, avoir beaucoup plus de force que les frictions, pour déterger, dessécher, cicatriser tous les ulcères Vénériens : & en effet, on sait par expérience que les chancres des parties génitales, tant des hommes que des femmes, & les pustules qui sont répandues sur la peau, disparoissent d'ordinaire en peu de jours, au moyen de deux ou trois fumigations ; au lieu que pour les guérir, il auroit fallu, & plus de frictions, & plus de tems.

4°. Mais cette vertu particuliere des fumigations, qui en impose à bien des gens, & qui a donné plus d'une fois lieu de triompher, aboutit enfin assez souvent à l'opprobre du Fumigateur & des fumigations. Le Vulgaire ignorant s'imagine, ainsi que le Fumigateur lui-même, qui est aussi sot que le Vulgaire, que la cause de la maladie est détruite, dès qu'il voit que quelques-uns des symptômes ont disparu. De-là viennent ces félicitations réciproques fur un heureux rétabliffement ; de-là ces magnifiques éloges qu'on fait par-tout de la bonté du reméde. Mais cette joie fe convertit bientôt en deuil, & ces vains triomphes en déshonneur, à la vue de nouveaux accidens vénériens, qui démontrent que la Maladie étoit mal guérie.

5°. Il ne faut pas aller chercher bien loin la caufe d'un fuccès fi frivole. C'eft que le cinnabre, qui pris en parfum, remédie pour l'ordinaire efficacement aux chancres, agit tout différemment fur le fang & fur le Virus Vénérien, dont le fang eft infecté, quand une fois il eft entré dans les vaiffeaux ; c'eft-à-dire, qu'il n'agit fur le fang & fur le Virus que lâchement, foiblement, & d'une maniere inefficace, qui peut bien rabattre & adoucir pour un tems la caufe de la maladie, mais non pas la détruire totalement. On ne doit donc pas être furpris fi la plupart des malades qui fe vantoient d'être guéris par la méthode des fumigations, & que le Fumigateur citoit comme des témoins fidèles de fon excellence, récidivent peu de tems après fans nou-

velle contagion, & fi fentant leur fecond état pire que le premier, ils
maudiffent à la fin & le Fumigateur
& les fumigations.

Ainfi, cette quatriéme différence
montre affez clairement que les fumigations, quelque vertu qu'on leur fuppofe contre certains vices de la peau
qui dépendent de la Vérole, ne guériffent pas pour cela radicalement la
Maladie ; mais qu'elles opérent d'ordinaire une cure trompeufe, paffagere,
& uniquement palliative.

Mais en voilà affez fur ce fujet : car
je me flatte d'avoir prouvé ce qui étoit
en queftion, d'autant plus fûrement,
que les raifonnemens tirés de la nature même du reméde & de fa maniere d'agir, s'accordent merveilleu-
fement avec les expériences ci-deffus
mentionnées. Il fuffit de les rappro-
cher pour s'en convaincre.

Loin donc de la Médecine une pareille méthode. Auffi les bons con-
noiffeurs ne s'aviferont-ils jamais de la
mettre en parallele avec la méthode
des frictions, qui eft fûre, qui emporte
à la fois la caufe & les fymptômes
de la Vérole ; en un mot, qui guérit
radicalement la Maladie, pourvu

qu'on l'adminiſtre dans les regles. Que ſi l'on juge néanmoins devoir retenir encore l'uſage des fumigations dans la Médecine Pratique, on ne doit jamais les employer comme un reméde univerſel, mais comme un reméde topique, & uniquement pour les affections cutanées.

Savoir, I. pour les puſtules rongeantes du viſage, & les chancres malins des parties génitales, tant des hommes que des femmes.

II. Pour l'ophthalmie rebelle, inflammatoire, ulcéreuſe (*a*).

III. Pour la chûte des cheveux dans les perſonnes qualifiées (*b*), qu'on en veut garantir. Cet accident vénérien, qui étoit autrefois fréquent, eſt devenu rare il y a déja long-tems.

IV. Pour les ulcères calleux, fétides, malins, de la bouche ou du nez, avec carie des os, leſquels proviennent d'une Vérole invétérée. Cependant dans ces ſortes d'ulcères, s'il en faut croire M. BOERHAAVE (*c*), les

Ou uniquement à réſerver pour les Maladies de la peau.

(*a*) GABRIEL FALLOPPE, dans ſon Traité de la Vérole, Chap. 69.
(*b*) Le même, au même endroit.
(*c*) Opérations de Chymie, *Part. 3*, *Opérat.* 202.

fuffumigations *s'employent avec un fuccès peu marqué & souvent malheureux.*

V. Pour les douleurs infupporta-
bles des membres , les tumeurs gommeufes, les ganglions, les exoftofes,
les hypéroftofes, &c.

Au refte , dans ces cas - là même , le Médecin doit faire une férieufe at-
tention à l'âge , au tempérament, aux forces & à la fituation des malades , afin de ne commettre aucun excès en employant les fumigations. Il doit fur-tout être attentif aux précautions fuivantes.

Précautions qu'il y faut apporter , en cas qu'on les employe.

1°. De ne point fe fervir d'autres parfums que du cinnabre, en y mê-
lant fuivant les cas parties égales , foit de déterfifs , comme le ftyrax , l'oliban, le ladanum, la gomme animé, &c ; foit de defficcatifs & d'é-
pulotiques ou cicatrifans, comme la myrrhe, le maftich, l'ambre jaune , la gomme de genèvrier, &c.

2°. De ne point réitérer les fumigations, du moins dans le commen-
cement, fans avoir laiffé repofer les malades , de peur de caufer du défor-
dre par trop de précipitation ; ni employer plus d'un gros pour chacune, en allant par degrés , s'il le

faut, jufqu'à deux gros, & au-delà.

3°. De régler le tems de chaque fuffumigation, fuivant les forces & le tempérament des malades ; mais principalement fuivant la nature & l'opiniâtreté des fymptômes, en forte qu'il dure rarement plus d'un quart d'heure, & moins d'un demi-quart d'heure.

4°. De conduire avec un entonnoir fur les parties affectées, le parfum raifonnablement chaud, en le détournant foigneufement du vifage, des yeux, de la bouche, du nez & des organes vitaux, à moins qu'il n'y ait du mal au palais, au nez, aux yeux ; auquel cas il faudra *fe hâter lentement*, le donnant à petite dofe, & de loin en loin.

5°. De ne jamais mettre en ufage les fumigations, à moins qu'il ne faille aller au-devant d'un danger preffant, ou d'une difformité infigne, par une voie plus abrégée que n'eft la méthode des frictions bien adminiftrées ; fi, par exemple, des puftules malignes rongent la face ; fi des chancres du gland, du frein ou du prépuce, calleux ou enflammés, font près de caufer un phimofis ou un paraphimofis confidérable ; fi la conjonctive ou la cornée eft menacée de fuppuration ou de gangrène ; s'il faut arrêter fur le champ une chûte de cheveux déshonorante ; s'il eft à craindre que la voûte cariée des os du palais ou du nez ne tombe à la longue ; enfin, fi les douleurs des membres, ou des exoftofes, tourmentent les malades au point de les empêcher de dormir, & de prendre aucun repos.

6°. En un mot, de tenir pour certain que cette maniere de traiter les accidens vénériens, quelque heureufe qu'elle foit, eft toujours trompeufe & jamais décifive ; & par conféquent, d'avoir bien foin d'employer au plutôt la méthode des frictions pour déraciner la caufe de la maladie, en avertiffant les malades, que s'ils n'y prennent garde, cette forte de cure palliative les expofe à un grand danger ; vu qu'il eft à craindre que le Virus Vérolique repouffé des parties affectées, ne fe jette à la fin fur quelques vifcères nobles.

DISSERTATION

Sur l'Origine, la Dénomination, la Nature, & la Curation des Maladies Veneriennes à la Chine.

DES l'année 1736, que mon Livre parut pour la premiere fois, j'avois oui dire à un Jéſuite nouvellement revenu de la Chine, où il avoit prêché la Foi pendant trente ans, que le Mal Venérien étoit non-ſeulement connu, mais même aſſez commun à Péquin. De-là, je compris dans le moment, combien il ſeroit avantageux pour la Médecine de déterrer ce que penſoit de l'origine, de la nature & du traitement de la Vérole, une Nation telle que la Nation Chinoiſe, qui de tous tems avoit cultivé les Arts & les Sciences, & qui vivant ſous un climat très-éloigné, devoit avoir des opinions qui lui étoient propres.

C'eſt ce qui m'engagea à chercher tous les moyens de pouvoir connoître, avec quelque certitude quelle étoit ſur ces différens points, l'opinion des plus habiles Médecins Chinois. Mais il me fut aisé de juger, que l'unique moyen d'apprendre ce que je souhaitois, c'étoit de m'en informer aux Révérends Peres Jésuites, qui font les seuls des Européens qui séjournent à Péquin, & qui y séjournent depuis long-tems ; & au cas qu'ils n'en fussent rien, comme je le prévoyois bien, de les prier de s'en informer aux Médecins du Pays. Je savois bien que ces Religieux ne s'étudioient tous qu'à convertir les Chinois à la Foi ; & que c'étoit-là le comble de leurs vœux, & le seul but de tous leurs travaux. Mais je savois en même tems qu'ils ne laissoient pas de cultiver les Belles-Lettres & les autres Sciences, pour s'acquérir l'estime des Chinois, qui en font cas, & de s'appliquer à apprendre la Langue des Chinois, pour obtenir leur confiance & leur amitié, se rendant à l'exemple de S. Paul, foibles avec les foibles, & Chinois avec les Chinois, afin de les gagner à Jesus-Christ, & de les sauver.

J'ai donc pris l'unique voie qu'il y avoit à prendre, & il y a trois ans, que par l'entremise d'un ami, j'envoyai à Péquin, au Révérend **Pere Pierre Foureau**, Jéfuite, homme favant, diligent & officieux, un état des queftions fur lefquelles je defirois d'être éclairci, en le conjurant de s'en informer non-feulement aux plus habiles Médecins Chinois de fa connoiffance, mais auffi au Révérend Pere **Louis Parennin**, qui eft tout à la fois le plus ancien & le plus favant des Jéfuites, qui demeurent à Péquin.

Je reçus derniérement une réponfe obligeante de ce Religieux, mais trop tard, pour que je puffe l'inférer en fon lieu dans mon Ouvrage ; & quand même elle m'auroit été remife plutôt, elle étoit trop longue pour y être inférée. Du refte, elle fatisfait pleinement à toutes mes demandes, & ne me laiffe prefque rien à defirer : car on y trouve non-feulement ce que les Médecins Chinois penfent fur l'origine de la Maladie Vénérienne, quels noms ils lui donnent, & combien ils en reconnoiffent d'efpèces ; mais ce qui eft plus important, quelles font les principales formules des remédes qu'ils employent le plus ordinairement pour la guérir.

Le

Le R. P. Foureau ajoute qu'ignorant absolument ce qu'on lui demandoit, il a consulté un Médecin Chinois de ses amis, habile & expérimenté ; que lui ayant exposé tous ses doutes & toutes ses demandes en Langue Chinoise, il a interprété fidellement en François les réponses que ce Médecin lui avoit données par écrit sur chaque article, & que dans la crainte de se tromper, il en a souvent conféré avec lui, afin d'être plus sûr d'avoir bien pris sa pensée. Aussi m'a-t-il envoyé, pour m'en convaincre, la dissertation de ce Médecin, écrite en Chinois, que je garde, que je crois être l'unique dissertation Chinoise, qui soit en Europe, *sur le Mal Vénérien*, & que j'ai pensé faire graver, pour la communiquer aux Curieux.

L'extrême fidélité avec laquelle ce Religieux a bien voulu s'acquitter de sa commission, a donné lieu à deux inconvéniens ; mais il y a trouvé un remede sûr & facile. Le *premier*, c'est qu'en transcrivant les formules Chinoises des remédes, il a marqué les poids de toutes les drogues qui y entrent, suivant la maniere de pefer, ufitée à la Chine ; mais en même-tems il a indiqué la proportion de ces poids, par rapport aux nôtres ; d'où il eft aifé de réduire les poids Chinois exprimés dans les formules, aux poids dont nous nous fervons en Europe. Le *fecond*, c'eft qu'il a exprimé prefque toutes les drogues par des noms purement Chinois ; & en effet, comment auroit pû faire autrement, un homme qui n'étant point verfé dans la matiere médicale, ne favoit point les noms Grecs ou Latins de ces drogues, & qui n'étoit pas même affuré fi toutes ces drogues fe trouvoient en Europe. Mais il a fourni le moyen de fuppléer à ce qu'il n'étoit pas en état de faire lui-même, en faifant des paquets féparés de chaque drogue, où il a mis les noms Chinois, & qu'il m'a envoyés bien enfermés dans une boîte, afin que je puffe examiner ces drogues chacune en particulier, les rapporter à leurs claffes, & leur donner les noms qui leur feroient propres.

Rien ne pouvoit être mieux penfé. La boîte eft arrivée à bon port ; j'ai examiné les drogues qu'elle conte-

noit ; j'en ai fait la diftinction ; &
quand je me fuis trouvé embarraffé,
comme je l'ai été fouvent, j'ai con-
fulté Meffieurs ANTOINE & BER-
NARD DE JUSSIEU, également habiles en Botanique & en Matiere Médicale. Ainfi j'efpere que ces formules
Chinoifes, dont les noms & les poids
nous paroiffent barbares, ne rebu-
teront pas le Lecteur, parce qu'elles
feront exprimées à notre maniere,
c'eft-à-dire, en des termes ufités parmi
nous, & felon notre façon de pefer.

Mais en voulant traiter ce fujet,
avec une certaine exactitude, la matiere s'eft tellement accrue, que pour
y donner quelque ordre, j'ai cru qu'il
falloit partager cette differtation en
fix articles, dont le *premier* renfer-
mera les demandes que j'avois envoyées à Péquin. Le *fecond*, lés réponfes qui m'ont été envoyées. Le
troifiéme, l'explication des remédes
& des formules de médecine, ex-
pofées dans l'article fecond. Le *quatriéme*, des remarques fur la théorie
des Maladies Vénériennes reçue parmi
les Chinois. Le *cinquiéme*, des remarques fur le traitement que les
Chinois employent pour la guérifon

de ces Maladies. Enfin, le *sixiéme*, un parallèle de notre façon de traiter ces Maladies avec celles de la Chine, afin de conftater laquelle des deux eft la plus efficace.

§. I.

Demandes adreffées à un Jéfuite, à Péquin, fur la fin de l'année 1737.

1°. Si la Vérole & les autres Maladies de cette efpèce font répandues à la Chine.

2°. Quel nom elles portent, & fi ce nom eft tiré de la Langue Chinoife, ou dérivé d'une Langue ou Nation étrangere ?

3°. Quel remede on employe pour ces Maladies, dans le Royaume de la Chine ? Si on les traite avec des plantes du pays, ou avec le Mercure ?

4°. Dans le premier cas, quelles font ces plantes fpécifiques, & quelle eft la maniere de les adminiftrer ?

5°. Dans le fecond cas, avec quelle méthode le Mercure y eft employé, & quels effets il produit ?

6°. Si ces Maladies font réputées

par les Médecins Chinois, des Maladies du pays, & qui aient eu cours
de tout tems ; ou si ce sont au contraire des Maladies censées nouvelles & étrangeres, dont l'origine soit
récente, & qu'on ait reçues de quelque pays étranger ?

7°. Quels sont, dans la premiere
supposition, les caracteres Chinois
dont on se sert pour les désigner ?
S'ils sont dérivés de quelque caractere primitif, qui dénote la Maladie
en général, & s'ils en sont dérivés
avec la même analogie que tous les
autres caracteres qui signifient les autres Maladies ?

8°. Que si au contraire ces Maladies sont nouvelles & étrangeres,
d'où, en quel tems, & par qui cette
contagion a été portée à la Chine,
& si la violence de ces Maladies y
augmente ou diminue ?

9°. Si les Maladies Vénériennes
s'y communiquent seulement par voie
de contagion, & principalement par
l'acte vénérien, comme en Europe ;
ou si elles s'engendrent d'elles-mêmes
& indépendamment de toute contagion par le seul vice des causes non-
naturelles, comme font parmi nous

l'Asthme, la Jauniffe, la Colique Néphrétique ?

10°. Quels font les principaux fymptômes de la Vérole à la Chine, & par quels noms ou caracteres Chinois ils font défignés chacun en particulier ?

11°. Enfin fi la Vérole eft plus commune, & même peut-être plus ancienne dans les Provinces de l'Empire qui font plus méridionales, que dans les Provinces qui font plus vers le feptentrion ?

§. II.

Réponfes envoyées de Péquin, fur la fin de l'année 1739, à toutes mes demandes.

1°. Les Maladies Vénériennes font répandues à la Chine tout comme en Europe.

2°. Elles y portent plufieurs noms différens (a), & tous ces noms font

______

(a) Jufqu'ici l'on a traduit le commencement de la differtation, prefque mot pour mot ; mais on n'en traduira la fuite qu'en forme d'extrait, felon l'intention même de l'Auteur, attendu que cela eft plus curieux qu'utile.

dérivés par analogie de la Langue Chinoiſe.

3°. On a coutume d'employer à la Chine, pour la guériſon de la Vérole, non-ſeulement quelques plantes du Pays, mais auſſi le Mercure.

4°. Il y a deux méthodes de guérir la Vérole chez les Chinois : l'une, qui attaque avec force la Maladie ; l'autre, qui chaſſe doucement le Virus par les ſueurs.

Dans le premier cas, ce ſont des pilules compoſées de différentes poudres & de farine de froment, dont on donne au malade deux fois le jour, le matin & le ſoir, plus ou moins long-tems, ſelon que le Mal eſt plus léger ou plus grave. Pendant ce tems-là, on lui défend les viandes chaudes, ſur-tout le mouton. L'uſage de ces pilules fait ordinairement mal aux dents, & procure une ſalivation abondante & très-fétide ; ce qui eſt la marque d'une prompte guériſon ; mais la Vérole ainſi guérie eſt ſujette à récidiver. Alors ils uſent d'un vin médicamenteux, efficace pour guérir la Vérole récidivée & invétérée, dont voici la formule.

*Prenez du meilleur vin, 5 liv. (a).
Verfez-le dans un plat, où vous
mettrez un gros crapaut ; & l'ayant
couvert d'un autre plat, lutez-en
les jointures d'argille, détrempée
avec du fel marin, afin que rien
ne puiffe s'en exhaler. Faites bouillir le tout au bain-marie, pendant
deux heures & demie ou trois
heures, & enfuite laiffez réfroidir
la décoction toute la nuit.*

Le lendemain matin, on donnera
au malade, couché dans fon lit,
autant de ce vin médiocrement chaud,
qu'il en pourra boire fans s'enyvrer,
afin qu'il fue, foit en hyver, foit en
été. Le fur-lendemain matin, le malade en boira une moindre dofe, c'eft-
à-dire, la moitié moins, & fuera pareillement, à moins que la fueur de
la veille n'ait été fort abondante : &
ainfi de fuite, en diminuant toujours

(a) La livre Chinoife vaut feize *Taëls*,
qui pefent dix-huit onces de Paris ; le Taël
vaut dix *Mas*, & le Mas dix *Fens* ; c'eft-à-
dire, que la Livre de la Chine vaut 18 onces de Paris ; le Taël, 9 gros ; le Mas,
64 grains & $\frac{4}{5}$ de grain ; & le Fens, 6 grains
& $\frac{12}{25}$ de grain.

de moitié, jusqu'à ce que le Virus soit épuisé, ayant bien soin d'avertir le malade de ne pas s'exposer à l'air durant huit jours, d'user de viandes légeres pendant une quinzaine de jours, & de s'abstenir du commerce des femmes l'espace de cent jours.

L'autre méthode de guérir la Vérole, en chassant peu à peu le venin, & qui est efficace pour cette maladie, soit récente, soit invétérée, quand même le malade tomberoit tout en pourriture, & qu'il souffriroit des douleurs dans les nerfs ou dans les os, consiste uniquement dans l'usage de quelques décoctions, où entrent la Fraxinelle, le Contrayerva, le Coing, le Chevrefeuille, la Réglisse, la Squine, &c.

Quant aux ulcères vénériens rebelles, ont fait fondre une certaine quantité de cire blanche & de saindoux, à quoi l'on ajoute de l'encens, de la myrrhe, du camphre, &c, le tout réduit en poudre bien fine, & mélé ensemble, pour en faire un emplâtre assez ferme, qu'on étend sur du gros papier ou sur un linge, & qu'on applique sur la partie ulcérée.

5°. A la Chine, le Mercure ne

s'employe jamais que préparé, pour le traitement de la Vérole. Voici la maniere dont on croit que se fait cette préparation. On met la quantité qu'on veut de Mercure dans un vaisseau couvert de son couvercle ; & après en avoir luté les jointures, on l'expose sur le feu pendant quelques jours. Quand le Mercure est une fois échauffé, il s'en éleve une vapeur qui s'attache au couvercle en forme de neige ; & c'est-là la matiere qu'on mêle avec les autres drogues, dans la plupart des remédes, contre le Mal Vénérien.

6°. Les Médecins Chinois croyent que la Vérole a été répandue de tout tems à la Chine. En effet, les Livres de Médecine, écrits en Langue Chinoise, & qui passent pour anciens, loin de faire mention du commencement de la Maladie Vénérienne, n'en parlent que comme d'une Maladie très-ancienne.

7°. Les Livres de Médecine, qui traitent de la Vérole, font une Classe ou un ordre de Livres à part parmi les Chinois.

8°. On ne sait pas encore si cette Maladie s'est relâchée ou non à la

Chine, parce que les Médecins Chinois ne font pas fi au fait de l'hiftoire des Maladies , que ceux d'Europe. Leur favoir aboutit principalement à connoître quelques anciennes expériences , & quelques formules de remédes. Les Livres de Médecine y font prefque tous anciens ; il n'y en a aucun, ou que très-peu qui foient modernes. C'eft pourquoi les Médecins connoiffent d'ordinaire un peu mieux ce qui eft ancien , ne fachant prefque rien de tout ce qui eft nouveau.

9°. Les Livres de Médecine, Chinois, enfeignent que la Vérole peut fe gagner de trois façons ; 1°. par l'acte vénérien, qui eft la voie de communication la plus ordinaire ; 2°. par la respiration de l'odeur infecte d'un malade ; & ils prétendent que dans ces deux cas la Maladie fe communique uniquement par contagion ; mais avec cette différence , que dans le premier ce font les parties inférieures qui font les plus communément attaquées ; & que dans le fecond, ce font les parties fupérieures, fur-tout la téte & la face : ce qui, au refte, ne change rien à la curation. 3°. En s'échauffant beaucoup dans un

lieu humide, ou dans un tems pluvieux, & même quelquefois dans le
tems que l'on fue. Car, difent-ils,
les efprits aqueux introduits dans un
corps échauffé, fermentent, & peuvent produire la Maladie Vénérienne;
ce qui pourtant n'arrive pas toujours,
vu que fouvent cela ne caufe qu'une
jaunifle, ou une pefanteur de tout
le corps, ou de la douleur, lorfqu'on
rend l'urine. Ils ajoutent qu'on court
rifque de tomber dans les mêmes accidens, fi l'on boit trop; parce que
les efprits ardents de la boiffon peuvent alors également caufer la Maladie en fermentant dans le corps.
Du refte ils ne veulent pas que dans
cette troifiéme efpéce de Vérole on
employe jamais des remédes violens,
de peur d'épuifer l'humeur radicale;
ce qui pourroit procurer l'inappéten-
ce, le marafme & la mort même.
Ainfi ils s'imaginent, que l'unique reffource qu'il y ait alors, c'eft de provoquer un grand flux d'urine.

Le Médecin Chinois, que j'ai queftionné, dit le Révérend Pere Fou-
REAU, m'affura très-affirmativement
que cette troifiéme maniere de gagner le Mal Vénérien étoit affez fré-

quente dans les Provinces Méridionales de la Chine ; parce que le terrein y eſt plus bas , & l'air plus humide : mais qu'elle étoit plus rare dans les Provinces Septentrionales , où le ſol eſt plus élevé , & l'air plus ſec.

10°. Dans chacune de ces trois eſpéces de Vérole , quand le Mal eſt léger & récent , il ſe guérit aiſément , & ne produit aucun accident grave. Mais s'il eſt ancien & invétéré , il cauſe ſouvent la chûte des cheveux.

11°. Il y a lieu de conjecturer que la Vérole s'eſt répandue dans les Provinces Méridionales de la Chine , beaucoup plutôt que dans les Provinces Septentrionales : attendu qu'entre les autres dénominations de la Maladie Vénérienne , il y en a une qui veut dire *ulcère de Canton* ; ce qui marque , ou que cette Maladie a tiré autrefois ſa premiere origine de cette Province , ou que dans les tems reculés elle y étoit plus commune que dans les autres Provinces.

Je ne dois pas oublier , ajoute le Révérend Pere Foureau , que j'ai appris du Révérend Pere Parennin

& du Frere Rousset, qui de tous
les Religieux qui féjournent à Péquin, font ceux qui connoiffent le
mieux les Maladies, tant Européen-
nes que Chinoifes, que le Mal Vénérien eft accompagné de fymptômes plus doux à la Chine qu'en Europe : fans quoi il n'y avoit guère
d'apparence que les Médecins Chinois réuffiffent jamais à le guérir ;
parce que leurs remédes étoient trop
foibles, n'étant pas même capables,
le plus fouvent, d'extirper radicalement les Maladies Vénériennes, qui
leur font propres, quoique légeres.

§. III.

*Explication des drogues qui entrent
dans les Formules Chinoifes.*

Les drogues, que le Révérend
Pere Foureau a eu la bonté de
m'envoyer de Péquin bien condition-
nées, & dont j'ai reconnu la plus
grande partie avec l'aide de Meffieurs De Jussieu, font le Cachou
Brut, la racine de Carote fauvage,
la racine d'Ariftoloche longue, la
Salfe-pareille, l'Orpiment, le Sang-

dragon, le Méchoacan, les Fleurs de
Geneſt, l'Encens, la Régliſſe, le
Mercure ſublimé doux, les Sommités
de Chevrefeuille, l'Ecaille inférieure
de Tortue brûlée, les Capſules des
ſemences d'une eſpéce d'Adatoda,
des Coings, la Myrrhe, la Cire de
la Chine, la racine de Dictame blanc
ou Fraxinelle, la racine d'Impératoire, le Camphre, des dépouilles
de Cigales, la racine de Contrayerva,
la racine de Squine, le Saſſafras, des
Larmes de Job, &c. Tout cela ſert
à compoſer des pilules, des emplâtres & des décoctions. En voici un
exemple :

> Prenez du Mercure doux, un
> gros, 57 grains $\frac{3}{5}$.
> Du Cachou, 2 gros, 50 grains $\frac{2}{5}$.
> Des Fleurs de Geneſt torréfiées,
> & d'écaille de Tortue brûlée,
> de chacune demi - once, 36
> grains.
> Pilez ſéparément ces drogues, &
> réduiſez-les en une poudre très-
> fine.
> Ajoutez-y de la Farine de Froment,
> 3 onces, 3 gros.

Mélez le tout exactement, & en
y verſant de l'eau commune,

pétrissez-le en une pâte molle ; dont vous ferez des pilules de la grosseur d'un pois.

La dose de ces pilules sera de 2 gros, 50 grains $\frac{2}{5}$, deux fois le jour, matin & soir, pendant six ou sept jours ; & même si la Maladie est grave, pendant onze ou douze jours. L'usage de ces pilules excite ordinairement la salivation, avec puanteur de bouche & douleur de dents.

§. IV.

Remarques sur la Théorie des Maladies Vénériennes, reçue parmi les Chinois.

Les Chinois sont persuadés que les Maladies Vénériennes ont été de tout tems répandues dans l'Empire de la Chine. Cependant il y a plusieurs raisons assez fortes qui semblent porter à croire qu'ils se trompent.

1°. La Vérole porte chez les Chinois six noms différens. Or, pourquoi tous ces différens noms pour une seule Maladie ; si ce n'est faute d'un

nom propre & déterminé ? Et n'est-
il pas apparent qu'on auroit trouvé
ce nom propre, comme on a trouvé
pour toutes les autres Maladies anciennes, fi la Vérole avoit regné de
tout tems à la Chine.

2°. Entre les différens noms Chinois donnés à la Vérole, il y en a
un qui paroît indiquer affez manifeftement la nouveauté du Mal, puifque ce nom fignifie l'*Ulcère* ou *la
Maladie du tems*.

3°. Les Livres de Médecine, Chinois, ne traitent point des Maladies
Vénériennes dans la même claffe qu'ils
traitent des autres Maladies. D'où
vient cette différence ? Les Médecins Chinois avouent qu'ils n'en fa-
vent point la raifon : mais il me femble que cela vient de ce que, quand
la Vérole commença à paroître, il y
avoit déja long-tems qu'on avoit recueilli un corps complet de Maladies,
auquel les Chinois, fcrupuleux ob-
fervateurs des anciennes pratiques,
auroient appréhendé de rien ajouter.
De-là eft venue la coutume de faire
une claffe à part des Maladies Vénériennes.

Les Chinois prétendent que la Vérole eſt endémique & naturelle chez eux , & ils s'appuyent ſur les noms Chinois qu'elle porte. Pour moi, je croi être en état de prouver que ces noms là même montrent claire- ment deux choſes ; 1°. que la Vérole a paſſé des Provinces Méridionales de la Chine dans les Provinces Sep- tentrionales ; 2°. que cette Maladie paroît même avoir été portée des pays étrangers dans les Provinces Méri- dionales.

Je ne ferois donc pas difficulté d'aſſurer non-ſeulement que la Vé- role eſt une Maladie nouvelle à la Chine , mais encore qu'elle a été portée autrefois par les Portugais à Canton , & que delà elle s'eſt ré- pandue par contagion dans les autres Provinces de l'Empire : car il n'eſt guère croyable qu'elle ſe ſoit en- gendrée d'elle même à Canton , par le ſeul vice ou par l'abus des choſes non-naturelles : il eſt bien plus na- turel de penſer que les Portugais , étant les premiers des Européens qui aient abordé à Canton le plus fa- meux Port de la Chine & le centre de tout le Commerce Maritime, ils y auront communiqué la Vérole ,

comme il eſt certain qu'ils l'ont communiquée enſuite au Japon , qui eſt
ſitué à l'Orient de la Chine , & où
ils ont pénétré plus tard. Or , on
ſait , & tous les Hiſtoriens Portugais
en conviennent , que les Portugais
aborderent pour la premiere fois au
Port de Canton en 1517 ; c'eſt-à-
dire , dans le tems que la Vérole re-
gnoit déja par-tout en Europe , &
conséquemment en Portugal , & que
la plupart , ſur tout les mariniers, les
ſoldats , & autres gens ſemblables
qui vivent dans la débauche , étoient
infectés d'un Mal devenu ſi commun (a). D'ailleurs , les Chinois
conſervent certaines opinions qu'ils
ont appparemment empruntées des
Européens , & par conséquent des
Portugais ; 1°. que la Vérole ſe gagne par contagion , ou s'engendre

(a) Manuel de Faria y Sousa. *Aſia Por-
tugueſa* , Tom. 1 , Part. 3 , Cap. 6.
Joaö de Barros. *Aſia , dos feitos que
os Portugueſes fizerao no deſcobrimento
& conquiſta dos mares & terras do Oriente.
Decada Terceira* , Liv. vi , Cap. 2.
Fray Antonio de San Roman , *Hiſto-
ria general de la India Oriental.* Liv. II ,
Cap. 15.

d'elle-même par le vice des choses non-naturelles, principalement de l'air, comme nous avons vu qu'on le croyoit dans le commencement du regne de la Maladie Vénérienne en Europe. 2°. Que pour guérir la Vérole il faut employer ou le Mercure préparé en forme de pilules, ou des décoctions sudorifiques, à peu près comme l'on fait qu'on les employa d'abord en Europe. Je ne nie pas qu'à la rigueur l'un & l'autre n'ait pû leur venir à l'esprit, ainsi qu'aux Européens : mais il n'y a guère d'apparence, moralement parlant, qu'une Nation, dont les Mœurs, les Loix, & les Coutumes sont si différentes des nôtres, ait pû s'accorder en ce point si parfaitement avec nous sans aucune communication.

Je vois bien qu'on peut m'objecter que les Chinois ne se font jamais plaints d'avoir été infectés de la Vérole par les Portugais, & qu'ils n'ont jamais appellé ce Mal la *Maladie Portugaise* ; ce qu'il semble qu'ils n'auroient pourtant pas manqué de faire, si nos conjectures étoient vraies, comme nous avons reconnu au *Cha-*

pitre II du premier Livre, qu'ont fait les Japonois, à qui il est constant que les Portugais ont transmis la Vérole.

Mais la réponse est aisée, si l'on fait attention au différent degré d'estime que les Portugais avoient autrefois à la Chine & au Japon. En effet, le bon accueil qu'ils reçurent au Japon, les engagea à s'y établir en grand nombre, & les y fit parvenir en peu de tems à une si haute puissance, que la plupart des Japonois qui regardoient avec admiration leurs nouveaux hôtes, ne purent s'empêcher de voir que ceux-ci étoient sujets à une maladie inconnue qui se communiquoit facilement aux femmes qu'ils fréquentoient, & qu'ils appellerent pour cette raison, *Maladie Portugaise*, dès qu'elle eut commencé à devenir commune. Au contraire, les Chinois n'eurent pas plutôt observé que les Portugais qui étoient abordés en assez petit nombre, se comportoient licentieusement & insolemment, qu'ils firent une sortie sur eux, les tuerent ou les chasserent, comme des brigands indignes de toute hospitalité. Ainsi bien loin de s'informer des Maladies qui leur étoient propres, & dont ils avoient peut-être infecté quelques femmes Chinoises, ils ne se soucierent pas même de savoir leur nom ou leur patrie : d'où il est arrivé que le nouveau nom de la Maladie nouvelle, dont nous croyons que les Chinois ont été atteints depuis ce tems-là, a été tiré de toute autre cause plutôt que du commerce des Portugais ; parce que leur descente dans la Province de Canton fut si tumultueuse & si courte, qu'à peine en resta-t-il le moindre souvenir dans un aussi vaste Empire.

Nous avons chez nous deux célebres événemens contemporains, avec l'apparition de la Vérole en Europe, & qui en fixent la nouveauté. Le premier est la découverte du Nouveau Monde, faite par CHRISTOPHE COLOMB, en 1492 ; car ceux qui en revinrent, ne se plaignoient pas moins de la nouvelle & rigoureuse Maladie qu'ils y avoient gagnée, qu'ils exagéroient les richesses étonnantes de ce pays-là, & ses mines d'or inépuisables. Le second est la guerre de Naples, qui se passa en

1494 & 1495, entre les François, les Italiens, & les Espagnols, & dans laquelle ces trois Nations rejettoient comme à l'envi les unes sur les autres l'odieuse cause de la nouvelle Maladie, dont elles se sentoient atteintes. Il s'est pourtant trouvé autrefois des gens qui croyoient, comme il s'en trouve encore aujourd'hui qui le croyent, que la Vérole a regné de tout tems en Europe, & que sans aucune contagion elle s'y engendre d'elle-même par un commerce de prostitution. Mais si la Vérole s'étoit glissée insensiblement parmi nous, comme parmi les Chinois, qu'ayant été apportée par une poignée de Corsaires à quelque extrêmité de l'Europe, elle eût d'abord été communiquée à quelques femmes prostituées, ou de la lie du peuple, qui l'auroient ensuite donnée à plusieurs hommes, mais lentement & sans éclat ; je suis sûr que, presque tout le monde conspireroit à affirmer l'ancienneté du Mal Vénérien, à vanter les passages des Anciens qui favoriseroient cette opinion, & à mépriser ceux qui seroient assez hardis pour contredire.

Au reste , pour empêcher qu'on ne m'accuse mal à propos de partialité, je suis bien aise de faire obferver , quant à ce qui m'eft perfonnel, que foit que la Vérole ait été portée à Canton par les Portugais, en 1517, ou qu'elle foit naturelle dans ce pays-là, cela revient au même ; car dans le premier cas, la condition des Chinois & des Européens fera la même ; la Vérole aura été portée d'Europe à la Chine , par les Portugais, de la même façon qu'elle a été apportée de l'Ifle Efpagnole en Europe, par les Efpagnols. Dans le fecond cas , il faudra admettre un nouveau foyer de Virus Vérolique dans la Province de Canton , ce qui s'accorde parfaitement bien avec mon fentiment , loin de le combattre ; puifque je reconnois, outre le foyer fi connu de l'Ifle Efpagnole, plufieurs autres foyers de la même Maladie en divers lieux de l'Amérique & de l'Afrique, & en différentes Ifles d'Afie, fituées dans la Mer des Indes , & renfermées dans la Zone Torride ; & par conféquent rien n'empêche que nous ne reconnoiffions pareillement , en cas de befoin , un nouveau foyer dans

la

la Province de Canton, qui eſt auſſi ſituée entre les Tropiques.

Les Chinois reconnoiſſent trois cauſes de la Vérole; 1°. la débauche avec les perſonnes infectées; 2°. la reſpiration du même air avec les malades; 3°. la température d'un air humide & pluvieux, ſi l'on s'échauffe trop pendant ce tems-là.

La *premiere* cauſe eſt indubitable, & connue de tout le monde en Europe, tout comme à la Chine : ce qu'elle a de propre, c'eſt que la Maladie qu'on gagne par cette voie dans l'une & l'autre contrée, attaque principalement les parties inférieures du corps, par leſquelles on a péché. Je m'étonne ſeulement que le Médecin Chinois ait omis les autres manieres dont la contagion ſe tranſmet , par exemple , de la nourrice à l'enfant qui tette, ou du nourriſſon à la nourrice qui l'allaite; car je ne doute point qu'on n'en voye des exemples fréquens à la Chine.

La *ſeconde* cauſe eſt douteuſe. Ce qu'il y a de certain, c'eſt qu'en Europe la Vérole ne ſe communique point par l'entremiſe de l'air; ce qui fait que cette ſorte de contagion dif-

Tome II. Q

fere beaucoup de la contagion de la petite Vérole & des Maladies peſti-lentielles. Mais je ne ſais ſi la Maladie que les Chinois diſent qui ſe gagne par la reſpiration, eſt effecti-vement la Maladie Vénérienne elle-même, ou ſi ce n'eſt pas plutôt quelqu'autre Maladie qui nous eſt inconnue, que les Chinois ne diſtinguent pas aſſez exactement de la Vérole, & ſur laquelle nous aurions beſoin d'être plus amplement informés.

La *troiſiéme* cauſe paroît abſolument fauſſe, mais ſous différens regards ſelon les différentes hypothéſes.

1°. Si la Vérole eſt, comme je le crois, une Maladie étrangere chez les Chinois, ainſi que chez les Européens, cette prétendue cauſe n'eſt fondée que ſur le préjugé qui avoit autrefois cours en Europe dans les premiers tems de la Maladie, lorſque la plupart des Médecins s'imaginoient que la Vérole n'étoit pas ſeulement produite par la contagion, mais encore par le vice de l'air ou du régime. En admettant cette conjecture, il y auroit lieu d'être ſurpris qu'une opinion que l'expérience a détruite parmi nous il y a long-tems, fubfiftât encore à la Chine ; fi ce n'étoit qu'on ne doit pas s'étonner que les Chinois aient fait fi peu de progrès en Médecine, quand on voit combien cette Nation eft noncha- lante, & peu curieufe de chercher la vérité.

2°. Au contraire, fi la Vérole fe gagne d'elle-même dans les Provin- ces Méridionales de la Chine, fans contagion, & par le feul vice des chofes non-naturelles, comme le pré- tendent les Chinois, & ce que j'ai bien de la peine à croire, il n'en eft pas plus vraifemblable qu'elle puiffe jamais s'engendrer par la conftitution pluvieufe & auftrale de l'air, quel- que chaleur qu'on fuppofe dans le corps; puifque dans les Contrées mê- me de l'Amérique, où elle étoit au- trefois endémique, & dans les Pro- vinces de l'Afrique, où l'on croit en- core aujourd'hui qu'elle eft endémi- que, elle ne s'eft jamais gagnée au- trement que par un commerce immo- déré avec les femmes proftituées, dans la matrice defquelles les femences de plufieurs hommes, mêlées, fe pour- riffent en y féjournant, & fe conver- tiffent en Virus.

3°. Mais fans s'embarraffer de favoir fi la Vérole eft nouvelle ou ancienne à la Chine, ce qui n'eft pas encore éclairci : il y a tout lieu de foupçonner que les Chinois confondent avec la Vérole, quelqu'autre Maladie qui y a du rapport, comme une Maladie Scorbutique, ou le Scorbut lui-même. Et ce qui femble confirmer cette conjecture, c'eft que nonfeulement les Chinois difent que cette Maladie, qui, felon eux, fe gagne d'Ile-même, attaque principalement les parties fupérieures du corps, comme fait ici le Scorbut : mais auffi, qu'elle eft comme endémique dans les Provinces marécageufes de l'Empire de la Chine, où la conftitution de l'air eft auftrale, de même qu'en Europe, les Pays qui ont une femblable température, ont accoutumé d'être infeftés du Scorbut.

Du refte, je remarquerai en paffant, qu'on peut inférer des difcours obfcurs, vagues, embarraffés, dont les Chinois fe fervent pour tâcher de rendre raifon pourquoi la Vérole s'engendre d'elle-même quand l'air eft chaud & humide, que les explications imaginées à plaifir, qui font de vraies chimères, ne font pas moins de leur goût, qu'elles l'ont été de celui de nos Médecins du fiecle paffé, qui livrés la plupart à la féduction des *hypothéfes*, pourfuivoient de vains phantômes & embraffoient l'ombre pour la réalité.

Tout bien examiné, les réponfes qui m'ont été envoyées de Péquin, ne font mention que des fymptômes fuivans; favoir, 1°. des taches rouges aux parties naturelles, c'eft-à-dire, comme je crois, des chancres; 2°. des ulcères de la peau qui reffemblent, pour la couleur & la figure, à un fruit du Pays, c'eft-à-dire, des puftules véroliques, à ce que je m'imagine; 3°. des douleurs des nerfs & des os; 4°. des exulcérations putrides de la gorge, du nez, & du dedans de la bouche; 5°. enfin de la chûte des cheveux.

Je ne voudrois pas conclure du filence que le Médecin Chinois, queftionné par le Révérend Pere Jéfuite, a gardé fur le refte des fymptômes de la Vérole, qu'il n'y en a point d'autres à la Chine que ceux dont il a parlé. Mais cependant il y a peu d'apparence, qu'à la Chine, la Vé-

role ait tous les mêmes accidens qu'ici.
Je ne m'arrête point aux Bubons ou
Poulaïns , aux Phimosis & Paraphi-
mosis , aux Poireaux , aux Crêtes &
aux Rhagades , qui cependant semblent tenir un rang marqué parmi
les symptômes de la Vérole ; mais
est-il croyable que le Médecin Chinois eût omis , comme il a fait , la
Gonorrhée , qui est ce qu'il y a de
plus commun en Europe , tandis qu'il
rapporte des accidens & plus légers
& plus rares , si cette espéce de Maladie étoit à la Chine comme ici, un
prélude de la Vérole ? Or, cette diversité d'espéce & de caractere, par
rapport aux symptômes qui accompagnent la Vérole en Europe & à la
Chine , confirme merveilleusement
la vérité de ce que nous avons dit
ci-dessus au *Livre I, Chapitre XIII,*
des changemens successifs des symptômes vénériens qui ont paru en Europe.

Quant au diagnostic, les *réponses*
montrent clairement que les Chinois
distinguent la Vérole, 1°. en accidentelle & en héréditaire; 2°. en maladie qui attaque pour la premiere
fois , & en maladie qui récidive; 3°.
en Vérole qui se gagne d'elle-même

par le vice de l'air , & en Vérole qu'on contracte par contagion ; 4°. enfin , en récente & en invétérée.

Par rapport au prognostic , les Chinois sont convaincus , 1°. que la Vérole qui récidive , est pire que celle qui attaque pour la premiere fois ; 2°. que la Vérole contractée par contagion doit être combattue par des remédes plus forts , & que celle dont on est attaqué sans contagion , doit l'être par des remédes plus doux ; 3°. que la maladie récente & légere se guérit plus aisément que celle qui est invétérée & plus grave. Ceci est à la vérité , peu de chose pour le diagnostic & le prognostic d'une maladie si variée & si difficile : mais j'aurois tort de me plaindre de l'inexactitude du Médecin Chinois à exposer les signes diagnostics & prognostics de la Vérole , puisque je n'avois rien demandé de plus particulier là-dessus.

§. V.

Remarques sur le Traitement que les Chinois employent pour guérir les Maladies Vénériennes.

En général , je ne sache que trois

traitemens employés en Europe, pour guérir la Vérole depuis sa premiere origine jusqu'à présent. Le *premier*, par le moyen des altérans & des purgatifs, appellé *Méthodique*; le *second*, par les décoctions de Guaiac & de Saſſafras, de Salſepareille & de Squine, appellé *Sudorifique*; le *troiſiéme*, par le Mercure appliqué par voie de friction, ou donné intérieurement, appellé *Mercuriel*. Le *premier* a eu lieu dans les commencemens de la Maladie naiſſante, tant que les Médecins ſe ſont trop fiés aux remédes vulgaires, ou plutôt ſe ſont défiés mal à propos des remédes nouveaux : le *second* fut d'abord mis en uſage en 1518, tems auquel le Guaiac commença d'être connu en Europe ; mais dans la ſuite on joignit au Guaiac la Squine, la Salſepareille & la Saſſafras, ce qui en augmenta encore la vogue ; en ſorte que ce traitement ſe ſoutint en honneur juſqu'à l'an 1560 ; mais il parut tomber alors de telle maniere, pourtant, qu'il eut encore aſſez long-tems un certain nombre d'Approbateurs : le *troiſiéme* a preſque toujours tenu le premier rang, & le tient encore aujourd'hui, quoique beaucoup d'habiles gens y ayent été contraires.

Les traitemens des Médecins Chinois ont beaucoup de rapport avec ces trois méthodes , & plus même qu'on ne le pourroit croire de curations ufitées parmi des Nations fi éloignées les unes des autres , fi différentes pour les mœurs & les coutumes, & qui n'ont aucun commerce enfemble , ni la moindre efpéce de communication.

Nous favons peu de chofes de la curation *méthodique* des Chinois : car ce feroit en vain que l'on chercheroit dans ce qui nous a été envoyé de Péquin , des remédes ou altérans , ou purgatifs , en quoi confiftoit autrefois toute cette curation ; mais je crois que le Médecin Chinois les a omis exprès , parce qu'ils font plus propres à fatisfaire aux indications générales qu'aux particulieres , ou plutôt parce que les Médecins Chinois ont reconnu comme nous , leur inefficacité dans le traitement de la Vérole. Néanmoins on ne peut pas douter que l'ufage de la décoction de crapaud dans le vin qu'on employe à la Chine pour la guérifon de la Vérole qui récidive ,

Q v

& qui eft invétérée, n'appartienne
à ce traitement méthodique ; car il
eft conftant que dans les premiers tems
de la Vérole, bien des Médecins en
Europe employoient pour guérir cette
Maladie, des bouillons de vipères ou
de ferpens, & même du vin où l'on
avoit fait mourir des vipères. Or,
fi les vipères & les ferpens y font
utiles, le crapaud (*a*) peut l'être également par la même raifon. Ainfi,
ces remédes ayant la même vertu,
font cenfés également propres à remplir la même indication.

Au refte, quelque affinité qu'il y
ait entre ces remédes, on auroit de
la peine à me perfuader que ce foit
les Chinois qui nous en ayent donné

____

(*a*) Il y a des Praticiens en Europe qui
prennent des crapauds en vie, & les font
mourir dans de l'Efprit-de-vin, ou dans du
vin de Malvoifie, qui les en retirent enfuite,
les mettent tout entiers dans une cucurbite,
& par un feu gradué, en tirent un fel vola-
til, qu'ils difent être un excellent fudorifique & diurétique. Quant à l'Efprit-de-vin,
ou au vin, où les crapauds font morts ;
il paffe pour un merveilleux Aléxirpharma-
que, pris intérieurement. Voyez JEAN
BOECLER, *Cynofura Mater. Medic. Conti-
nuat.* Tom. I, pag. *m.* 788.

l'exemple, où que ce foit nous qui l'ayions donné aux Chinois. 1°. Ce ne font point les Chinois qui nous l'ont appris , puifqu'il eft certain que les bouillons de viperes avoient été employés en Europe pour guérir la Vérole, par SÉBASTIEN AQUILANO , JACQUES CATANÉE , JEAN BENEDETTO , &c , avant l'an 1517 , que les Européens aborderent à la Chine pour la premiere fois. 2°. Ce n'eft point nous non plus qui l'avons appris aux Chinois ; car comment apporter une bonne raifon pourquoi ils auroient fubftitué des crapauds à la place des vipères ou des ferpens , dont ils ne manquoient pas ? Il eft donc bien plus vraifemblable que de tout tems les Chinois ont employé les crapauds , comme nous, les vipères ; pour chaffer les venins par leur vertu aléxipharmaque ; d'où il eft arrivé que fuivant l'analogie , les crapauds ont été employés à la Chine, pour détruire le Virus Vérolique, comme les vipères ici.

Dans le traitement fudorifique , on employe en Europe des décoctions de Guaiac & de Saffafras , de Salfepareille & de Squine, à quoi l'on peut ajouter les décoctions de Buis, de Genèvrier, de Filaria, de Savoniere, de Millet, de racines de Souchet, de Bardane, &c. On doit de même rapporter à ce traitement les *formules* contenues dans les réponses du Médecin Chinois, où il décrit des décoctions Sudorifiques, faites, sinon avec le Guaiac qu'on n'a peut-être pas à la Chine, du moins avec la Squine, la Salsepareille, ou autre plante de même genre, avec le Saffafras, ou quelqu'autre espéce de Laurier, & même avec les racines de Carote sauvage, d'Aristoloche longue, de Fraxinelle, de Contrayerva, d'Impératoire, &c, qui font des plantes vulnéraires & sudorifiques, avec lesquelles on a accoutumé de mettre du vin, comme on en mettoit autrefois dans nos décoctions sudorifiques ; & qu'on fait prendre pendant dix, quinze, vingt jours de suite, comme nous faisons prendre les nôtres.

Il ne faut pourtant pas conclure de-là que les Européens doivent ces remédes sudorifiques aux Chinois, ou les Chinois aux Européens ; car de même que les décoctions sudorifiques de bois de Guaiac, que l'Isle Espagnole nous fournissoit abondamment avant qu'on allât à la Chine, nous étoient propres ; de même aussi les Chinois avoient les leurs, faites avec la Squine qui vient naturellement chez eux, avec les espéces de Salse-pareille & de Saffafras qui leur sont propres ; enfin avec plusieurs autres sortes de plantes de leur Pays.

Le Mercure, dans le traitement mercuriel, s'employe d'ordinaire en Europe de quatre façons ; 1°. en pilules ou bols, qui contiennent du Mercure crud ou préparé ; 2°. en emplâtres ou cérats, qui font composés de Mercure ; 3°. en parfums de cinnabre, ou d'autres préparations mercurielles ; 4°. en onguens mercuriels, dont on frotte la peau. Tous ces remédes varient pour la dofe & la durée, felon le degré du mal, ou le tempérament des malades. Or, de ces quatre manieres d'employer le Mercure, il n'y en a que trois d'ufitées à la Chine ; favoir, 1°. en pilules mercurielles, composées de Mercure doux, très-beau & très-blanc, de Cachou, de fleurs de Geneft, d'écaille de Tortue grillée, & d'une affez grande quantité de farine de froment. Et ces pilules fe donnent durant quelques jours, plus ou moins, fuivant la violence de la maladie, & jufqu'à exciter la falivation. 2°. En emplâtres mercuriels, vantés à la Chine, non pas pour la curation univerfelle, comme autrefois en Europe, mais feulement pour les ulcères véroliques rongeans & difficiles à cicatrifer. Ces emplâtres ne contiennent pas feulement du Mercure doux, mais auffi de l'Encens, de la Myrrhe, du Sang-Dragon, qui font des déterfifs, & du Camphre, qui eft réfolutif, & un Anodyn. On fait même entrer de l'Orpiment dans ces emplâtres, mais dont il paroît qu'on ne doit pas craindre l'application, fi l'on fait attention que l'Orpiment de la Chine eft beaucoup plus doux que le nôtre, parce qu'il contient beaucoup plus de parties fulfureufes, & par conféquent d'autant moins de parties arfénicales ou régulines; nous-mêmes nous ofons bien employer notre Arfénic, non-feulement dans les emplâtres, mais même dans le collyre de Lanfranc pour déterger les ulcères de la bouche. 3°. En fumigations mercurielles, dont à la vérité, le Médecin Chinois que le Révérend Pere FOUREAU a consulté, ne parle point, mais il en est fait mention expressément dans un grand Ouvrage (a) *sur la Matiere Médicale*, recommandé chez les Chinois comme un Livre Classique; voici ce qu'on y trouve.

Prenez (b) du Mercure, quatre scrupules;

(a) Cet Ouvrage compose 35 Volumes à la maniere Chinoise. Il a été fait par un Docteur en Médecine, nommé *Li Che Tchin*. L'Auteur en a tiré la plus grande partie des meilleurs Livres de Botanique & de Médecine, tant anciens que modernes; mais on dit qu'il y a ajouté de son chef 374 Compositions nouvelles. Voyez le Révérend Pere DU HALDE: *Description de la Chine*, Tom. III, pag. 443, Col. 2.

(b) JACQUES-FRANÇOIS VANDERMONDE, de *Landrecy*, Docteur en Médecine de la Faculté de Paris, prit soin dans le tems qu'il faisoit les fonctions de Médecin Réal à *Macao*, célèbre Comptoir des Portugais, qui n'est pas fort éloigné de *Canton*, de faire traduire en Portugais, par un homme qui savoit les deux Langues, la partie de ce vaste Corps de Matiere Médicale Chinoise, où il est parlé *des Minéraux* : il l'a traduite ensuite lui-même, de Portugais en François; & c'est

Du Plomb & de l'Etain, de chacun cinquante grains ;

De la Litharge & du Cinnabre, de chacun vingt-quatre grains.

Mêlez le tout ensemble réduit en poudre, que vous partagerez en douze parties égales. De chaque partie figurée en tuyau, faites des espéces de mêches, que vous allumerez en les plongeant dans l'huile (a). Et si le malade en respire la fumée dans un lieu bien clos, il guérira au moyen de la salivation que cette fumée excitera.

Les frictions mercurielles, qui font pourtant ce qu'il y a de plus efficace pour le traitement de la Vérole, semblent avoir été jusqu'ici inconnues aux Médecins de la Chine, puisqu'il n'en est fait mention nulle

---

cette Traduction Manuscrite qu'il a eu la bonté de me communiquer, & que je suis dans cet endroit-ci.

(*a*) ALEXANDRE-TRAJAN PETRONIO, dans son Traité *de la Vérole*, Chap. 22, a proposé autrefois une matiere de parfum toute semblable. On fera, *dit-il*, une chandelle de cinnabre & de cire, dont le malade respirera la fumée, ou dont on portera la vapeur sur les ulcères externes.

part , que je fache ; & c'eft en quoi je ne puis que plaindre le fort des Chinois , d'être privés d'un reméde , qui , s'il n'eft pas le feul qui foit fûr & efficace , eft du moins le plus fûr & le plus efficace de tous.

On voit par-là que les Chinois , de même que nous , fe fervent du Mercure pour la guérifon de la Vé- role , & j'avoue qu'il eft étonnant qu'un reméde , dont il ne femble pas qu'on ait pû conjecturer la vertu anti- Vénérienne , ait néanmoins été ap- prouvé également des Européens & des Chinois , pour le traitement de la Vérole ; & je ne faurois m'em- pêcher de foupçonner que les remé- des tirés du Mercure ont été donnés ou reçus de part ou d'autre , fur-tout lorfque je confidere l'affinité qu'il y a entre les pilules mercurielles Chinoi- fes & nos pilules de Barberousse , quand ce ne feroit qu'en ce qu'on ajoute , aux unes & aux autres , une affez grande quantité de farine de froment. Mais je fens bien qu'une telle communication ne vient point des Portugais qui ont abordé les pre- miers à la Chine , tant parce qu'ils n'y ont été bien reçus qu'en 1560, que parce que n'étant pas au fait du langage du Pays, ils ne pouvoient guère avoir d'abord avec les Chinois, que des conversations très-courtes, qu'on ne doit pas croire avoir roulé sur la Médecine. Je m'imagine plutôt qu'on doit ce commerce de Médecine aux Arabes, qui ont eu autrefois, pendant quelque tems, l'empire des Lettres & de la Médecine. Il est du moins certain que l'usage du Mercure dans la Médecine s'est introduit en Europe par l'exemple & par l'autorité des Arabes, & que ce sont eux aussi qui nous ont communiqué les pilules mercurielles. Mais on ne sait pas si les Arabes ont communiqué les mêmes remédes aux Chinois, ou si les Arabes les ont appris des Chinois. Je laisse à ceux qui peuvent feuilleter les Livres de Médecine Chinois, à décider si l'usage du Mercure est ancien à la Chine ; & au cas qu'il le soit, s'il y est plus ancien que chez les Arabes.

Au reste, je ne comprends pas pourquoi le Médecin Chinois qui a répondu à mes demandes, assure très-affirmativement que le Mercure doux n'est préparé à la Chine que par une feule famille de la Ville de *Sou Tchéou*, dans la Province de *Kiang nan*, puifque dans l'ample recueil de matiere médicale, écrit en Chinois, dont on a parlé ci-deffus ; on expofe clairément plufieurs procédés pour faire le Mercure fublimé doux , tant foit peu différens des nôtres, mais affez propres à fatisfaire au but qu'on fe propofe. « Voici , *dit l'Auteur de ce* » *Recueil*, comme on prépare le Mer- » cure doux :

» *Prenez du Mercure crud , une* » *once ;*

» *D'Alun , deux onces ;*

» *De Sel Marin , une once.*

» *Réduifez le tout en poudre impal-* » *pable , que vous mettrez dans un* » *vaiffeau de fer , couvert d'un* » *autre vaiffeau de fer propor-* » *tionné. Bouchez-en les jointures* » *avec un lut compofé de cendres* » *& de fel commun , & expofez* » *le tout au feu pendant trois heu-* » *res. Quand l'opération fera finie,* » *vous trouverez à la partie fupé-* » *rieure du vaiffeau , du Mercure* » *fublimé doux , très blanc* ».

Il y en a, *continue-t-il*, qui préférent les procédés fuivans.

« Prenez du Mercure crud, une
» once ;
» Du Vitriol verd, sept gros ;
» Du Sel Marin, cinq gros.
» Pilez-les, & conduisez-vous ensuite
» comme ci-dessus.
» Ou Prenez du Vitriol verd, quatre
» onces ;
» Du Sel Marin, une once ;
» Du Nitre purifié, cinq gros.
» Mettez-les en poudre, & exposez
» au feu le tout mêlé ensemble, jus-
» qu'à ce que la matiere jaunisse.
» Faites-en des pilules ou bols, &
» ensuite prenez du Mercure crud,
» une once ;
» Des pilules susdites ; deux onces ;
» D'Alun, un gros.
» Pilez le tout que vous mêlerez, &
» faites le reste comme il a été dit
» plus haut ».

§. VI.

*Comparaison de notre maniere de traiter
la Vérole avec celle de la Chine, pour
juger laquelle des deux est la plus efficace.*

Il s'ensuit de ce que nous avons
dit, que les Chinois se proposent,

comme nous, dans le traitement de la Vérole, deux indications qui font absolument les mêmes : l'*une*, de chasser par les sueurs le Virus Vérolique répandu dans le sang : l'*autre*, de le faire sortir par la salivation. Ils tâchent de satisfaire à la premiere par le moyen des diaphorétiques, & des sudorifiques ; & à la seconde, par des préparations ou fumigations mercurielles.

Mais si les Chinois ont les mêmes vues que nous pour guérir la Vérole, ils n'y ont pas le même succès. Ce traitement nous réussit si heureusement, qu'il seroit fort à souhaiter que nous fussions aussi heureux à guérir les autres Maladies Chroniques : mais les Chinois ne réussissent pas si bien, à beaucoup près, quoique leurs Maladies Vénériennes soient plus légeres que les nôtres : ce que je n'ai pas de peine à croire, vu qu'on ne doit point se promettre beaucoup d'efficacité des remédes que les Chinois y employent.

1°. On ne peut pas compter sur l'efficacité de la décoction de crapauds : car quel effet peut produire cette décoction, tandis que des vipères qui ont plus de vertu, cuites plusieurs fois dans les bouillons, n'ont jamais rien fait de fort utile en Europe.

2°. On ne peut guère plus compter fur les décoctions fudorifiques, parce que le Guaiac qui eft le bois le plus efficace, leur manque, & parce qu'on ne les donne qu'une fois le jour, favoir, le matin, & cela feulement pendant dix à douze jours, ou vingt tout au plus ; tandis que nos décoctions fudorifiques dont l'efficacité eft plus grande à raifon du Guaiac que nous y ajoutons, & dont nous faifons ufer trois fois le jour, le matin, l'après midi & le foir, pendant un mois entier, trompent toujours nos efpérances dans une Vérole invétérée & grave, & ne les rempliffent que rarement, même dans une Vérole récente & légere.

3°. On ne peut attendre qu'un effet médiocre des pilules mercurielles, où il entre à peine la vingt-troifiéme partie de Mercure doux, dont les deux dofes journalieres vont à peine à dix-huit grains de Mercure doux, & que l'on ne réitere que durant fix à fept jours, ou onze à douze au plus, puifque nos pilules mercurielles, qui font pourtant compofées d'une plus grande dose de Mercure doux , & qu'on a accoutumé de prendre plus long-tems, n'emportent presque jamais une Vérole confirmée.

4°. Les emplâtres mercuriels qui sont de purs topiques , appliqués seulement sur les ulcères de la peau, & qui contiennent à peine un quart de Mercure doux, ne sauroient être assez efficaces pour guérir la Vérole, vu que nos emplâtres mercuriels qu'on applique sur une plus grande surface du corps , & qui contiennent une plus grande quantité de Mercure , sont depuis long-tems hors d'usage à cause de leur inefficacité reconnue.

5°. On ne doit pas attendre grand succès des fumigations mercurielles , parce qu'elles rendent trop peu de fumée avec une espèce de mêche faite de Mercure doux & de Cinnabre , pour avoir autant de force que la fumigation épaisse & abondante, qui s'exhale du Cinnabre brûlé sur le charbon. Ainsi, comme la suffumigation employée selon notre méthode ne remédie jamais à une Vérole rebelle , la suffumigation faite à la maniere Chinoise doit être encore bien moins capable d'y remédier.

C'eſt pourquoi les Chinois ont un juſte ſujet de ſe féliciter de n'avoir à craindre que des Maladies Vénériennes légeres, qui cédent, ſinon toujours, du moins ſouvent aux remédes qu'ils employent. Il eſt certain, que ſi elles étoient auſſi difficiles à la Chine qu'en Europe, il y a grande apparence que les Chinois ne réuſſiroient jamais à s'en guérir, à moins que le beſoin, & peut-être l'exemple des Européens ne leur fiſſent prendre une meilleure voie, & qu'en renonçant à leurs remédes frivoles, ils n'adoptaſſent enfin le reméde vraiment curatif de la Vérole, je veux dire les frictions mercurielles.

Fin du ſecond Livre.

OBSERVATIONS

OBSERVATIONS

Publiées par l'Auteur en 1755, sous le titre d'Avertissement pour la troisième Edition en François.

IL y a vingt ans que cet Ouvrage a paru pour la premiere fois, & depuis ce tems-là, on en a fait à Paris quatre différentes Editions, deux en Latin & autant en François, sans qu'il m'ait paru nécessaire de rien ajouter à ce que j'avois dit sur la maniere de traiter la Maladie Vénérienne; mais aujourd'hui, dans cette cinquiéme Edition, quelques nouvelles circonstances me paroissent demander quelques éclaircissemens sur ce sujet.

I.

I. Je regarde toujours la maniere de traiter la Vérole par l'usage des frictions mercurielles méthodiquement adminiſtrées, telle qu'elle eſt décrite au long dans cet Ouvrage, comme une méthode ſûre, efficace, qui guérit la Vérole ſans retour, & en même tems ſans danger, & même ſans beaucoup de peine pour le malade.

Pour procurer tous ces avantages, il faut y préparer le malade par la ſaignée, la purgation & les bains; donner des frictions à une doſe modérée, & dans des intervalles convenables; exciter une légere ſalivation qui n'entame preſque pas la bouche, ou du moins un crachotement abondant, ce qui doit ſervir de bouſſole pour régler l'emploi du Mercure; enfin, éviter avec ſoin une ſalivation abondante & impétueuſe, telle qu'on l'excitoit autrefois, ce qui faiſoit beaucoup ſouffrir le malade, & le mettoit ſouvent en danger. Toutes ces précautions ſont amplement détaillées dans cet Ouvrage, liv. ɪᴠ, chap. 6, 7, 8 & 9.

I I.

Il y a une autre méthode, qui ne differe de la précédente que du plus ou du moins, & qui n'eſt guère moins

sûre , quand elle eſt bien conduite.
Dans cette méthode, on traite la Vérole ſans aucune apparence de ſalivation, ou comme on parle communément , par *extinction*. D'ailleurs ,
la préparation & les précautions ſont
les mêmes. Il faut être ſur-tout très-
attentif à éviter toute ſalivation , & ,
pour cet effet donner les frictions à plus
petite doſe, & à des intervalles plus
longs , & employer par conſéquent
le double du tems pour la guériſon.

Comme on agit un peu à tâtons
dans ce traitement, parce qu'il n'y a
point de ſalivation qui dirige dans
l'application du Mercure ; il ne devroit être confié qu'à des perſonnes
inſtruites & prudentes, qui par une longue expérience fuſſent en état d'éva-
luer l'action du Mercure qu'on a employé. Mais comme on le croit ſans
danger, tout le monde ſe mêle de le
conduire, & ordinairement on le conduit ſi mal , qu'à peine parvient-on
ſouvent à effacer les ſymptômes les
plus apparens de la Vérole , ſans réuſſir à guérir le mal radicalement , &
ſans retour.

III.

II. On a cru que ce feroit rendre un fervice aux malades , que d'ôter au Mercure la propriété qu'il a d'exciter la falivation , & l'on s'eft flatté , comme à l'envi , d'y avoir réuffi.

Monfieur Torrez , car c'eft le premier en date , a publié hautement qu'il avoit ce fecret. Monfieur Dupouy , Chirurgien , s'eft vanté de l'avoir auffi , & a fait prôner fa découverte dans tous les papiers publics. Monfieur Raulin , Médecin à Nérac , a cru avoir de même un moyen d'empêcher le Mercure d'exciter la falivation à quelque dofe qu'on l'emploie ; mais loin de tenir fon fecret caché , il s'eft empreffé d'apprendre qu'il ne falloit pour cela que mêler du camphre avec l'Onguent Mercuriel , en quoi on ne fauroit que louer la franchife de ce procédé.

I V.

En général , fi le Mercure n'excitoit point de falivation , on feroit privé de l'avantage d'avoir un moyen fûr de juger de fon action dans le malade, & d'en régler l'ufage fur l'effet qu'il produit, ce qui, felon moi, feroit une perte; mais de l'autre côté, il faut avouer qu'il y a des malades fi fenfibles à l'action du Mercure, que la plus légere friction excite en eux une fi grande falivation, qu'on fe trouve obligé de fufpendre le remède, fans favoir comment s'y prendre pour parvenir à la guérifon. Or, dans ce cas, ce feroit un très-grand avantage d'avoir un Mercure, dont on n'eût pas à craindre un pareil effet. Ainfi, tout compté, je crois que ce feroit une découverte utile, que de favoir dépouiller le Mercure, quand on voudroit, de la propriété de faire faliver.

V.

Il ne s'agit donc que d'examiner, fi ceux qui prétendent avoir ce fecret, l'ont effectivement. Je crains bien qu'ils n'aient fait leurs épreuves fur des malades que le Mercure ne peut pas faire faliver, & dont le nombre eft affez grand, & qu'ils n'aient en conféquence attribué à leur fecret, ce qu'il falloit attribuer à la difpofition particuliere de ces malades.

R iij

Je puis du moins aſſurer que le camphre ajouté à l'Onguent Mercuriel, n'éteint pas la vertu qu'a le Mercure d'exciter la ſalivation. Monſieur Raulin eſt un trop honnête homme pour ne pas me pardonner ma ſincérité. Je ne ſuis pas ſi bien inſtruit de l'effet du ſecret de Monſieur Torrez, parce qu'il ne le communique pas, mais je ne ſaurois me diſpenſer de dire que j'ai de fortes préſomptions, que l'Onguent dont il ſe ſert ne differe point de l'Onguent ordinaire. Pour ce qui regarde la maniere de préparer le Mercure de M. Dupouy (*a*) je l'ignore entiérement, mais je ſuis perſuadé que je n'ignore pas grand'choſe, & que le prétendu ſecret n'eſt qu'une illuſion.

VI.

III. Il a paru depuis peu trois nouveaux remédes pour la Vérole, dont on a fait de grands éloges, comme d'autant de remèdes ſpécifiques.

Le premier eſt publié ſous le nom

(*a*) J'ai lu depuis dans une Lettre de M. Louis, la maniere de préparer le Mercure de M. Dupouy, & je ne change point d'avis.

de M. le Baron Van-Swieten, premier Médecin de S. M. I. la Reine
de Hongrie, qui a traité & guéri,
à ce qu'on dit, un grand nombre de
malades avec ce seul remède.

Le second est le *Mercure liquide*
du *Codex* de Paris, dont plusieurs de
mes Confreres habiles, sages & éclai-
rés, se servent avec quelque succès,
à ce qu'ils m'ont assuré.

Le troisiéme est annoncé sous le
nom de *Quintessence* pour les Maladies Vénériennes par le sieur Mollée,
Chymiste, qui tâche d'en autoriser
les bons effets de quelques certificats.

Comme le sujet est très-intéressant,
je crois nécessaire de faire un examen
particulier de ces remèdes, & d'y
ajouter même le jugement qu'on doit
en porter.

VII.

1°. Je ne connois le remède de
M. Van-Swieten que par un pur hasard. Un Médecin d'Allemagne, homme de beaucoup de mérite, & qui
occupe une place distinguée, m'a fait
l'honneur de me faire demander ce
que je pensois de l'efficacité, & du

fuccès de ce remède , dont il m'envoyoit en Latin la defcription qui fuit.

On met dans un matras douze grains de Sublimé-corrofif fidelement préparé ; on verfe par-deffus deux livres d'une tifane ou décoction de réglifle & de raifins fecs ; on met le matras fur les cendres chaudes , & on le remue de tems en tems, jufqu'à ce que le Sublimé foit parfaitement fondu , & qu'il n'en paroiffe aucun atôme.

On donne tous les jours au malade , pendant 20 , 25 ou 30 jours, felon l'effet , une cuillerée à bouche de cette diffolution qu'on mêle dans un bon verre de tifane , ou décoction de réglifle & de raifins fecs , dont on fait boire quelques autres verres au malade dans la matinée.

On marquoit au pied du Mémoire , que M. Van-Swieten avoit guéri avec ce remède 128 malades fans aucun accident , & qu'il n'y en avoit eu que deux ou trois , en qui il eût paru quelque falivation.

VIII.

En examinant l'adminiftration de ce remède , on voit qu'on fait fondre douze grains de Sublimé-corrosif dans deux livres de tisane de réglisse & de raisins secs, c'est-à-dire, dans 32 onces, si la livre en Allemagne est de 16 onces; ou dans 24 onces, si la livre dont on a entendu parler, n'est que de 12 onces, comme la livre de Médecine.

Dans le premier cas, les 32 onces feroient 64 cuillerées, ce qui suffiroit, & au-delà, pour le traitement de deux malades; dans le second, les 24 onces ne feroient que 48 cuillerées, ce qui suffiroit à-peuprès pour deux traitemens. Ainsi, dans le premier cas, il ne faudroit qu'environ cinq grains de Sublimé-corrosif pour chaque malade; & dans le second, il n'en faudroit guère que six.

Pour peu que l'on fasse attention à la manipulation du Sublimé-corrosif, on verra qu'il n'est pas facile de juger de la proportion. Il y a entre le Mercure & les sels dont il est composé. Si l'on suppose qu'ils y soient à poids égal, on en conclura que deux grains & demi de Mercure dans le premier cas, & trois grains dans le second suffiroient pour guérir chaque Malade.

R v

I X.

Le remède attribué à M. Van-Swieten qu'on vient d'examiner, paroît venir originairement de Boerhaave, qui s'explique ainsi dans sa Chimie. « Un grain de Sublimé-» corrosif diffous dans une once » d'eau, fournit un remède cosméti-» que, pourvu qu'on s'en serve avec » prudence... Si l'on donne intérieu-» rement deux ou trois fois par jour » un gros de ce mélange, adouci avec » du syrop violat, on en verra des ef-» fets merveilleux dans la guérison de » plusieurs maladies incurables », au nombre desquelles je crois pouvoir comprendre la Vérole. *Granum unum (Sublimati corrosivi) aquæ unciâ dilutum dat remedium cosmeticum prudenter usurpantibus... Si drachma talis misturæ syrupo violaceo mitificata potetur bis terve in die, mira præstat in multis morbis incurabilibus.*

A suivre cette Ordonnance, chaque gros de ce mélange doit contenir la huitiéme partie d'un grain de Sublimé, ainsi en donnant ce gros deux & trois fois par jour, on fait prendre tous les jours au malade deux ou trois huitiémes de grain de Subli- mé, ce qui fait un quart de grain, & même un quart & un huitiéme. Ce remède eſt donc un peu plus fort que celui que M. Van-Swieten propoſe, où l'on ne donne par jour qu'un cin- quiéme de grain de Sublimé, ou au plus un quart.

C'eſt apparemment pour cela que M. Boerhaave, en vantant ce remè- de, en inſpire de la défiance ; car à la ſuite du paſſage qu'on vient de rap- porter, il ajoute : « Qu'il faut que ce » remède ſoit employé avec prudence » par un Médecin ſage. Qu'on n'en- » treprenne point, *dit - il*, de s'en » ſervir, ſi l'on ignore la méthode de » l'employer ». *At prudenter à prudente Medico. Abſtine, ſi methodum neſcis.* J'approuve cet Avertiſſement ; mais je ne ſaurois m'empêcher de penſer que M. Boerhaave auroit bien fait de ne point propoſer un remède ſi équi- voque, ou du moins de ne le pas tant vanter, dès qu'il ne vouloit pas mar- quer plus en détail les dangers qu'on devoit en craindre, & les précautions qu'il falloit prendre pour les préve- nir, ou pour y remédier. Vu la témérité connue des Empiriques , ce qu'il a dit ne peut fervir qu'à mettre une épée entre les mains des fous.

X.

2°. Le Mercure liquide eft ainfi dé-crit dans le Codex de Paris. « Prenez
» de Mercure coulant , une once ;
» faites-le diffoudre dans un matras
» avec une fuffifante quantité d'efprit-
» de-nitre , (c'eft à dire , avec une
» once & demie ou deux onces),
» ajoutez-y enfuite trente onces d'eau
» commune diftillée, & quelques heu-
» res après filtrez cette diffolution ».

Les Médecins qui fe fervent de ce remède, en donnent une, deux , & au plus trois gouttes dans un grand verre d'eau tiède , de tifane pectora-le , ou de tifane fudorifique non pur-gative , pendant fix ou fept jours ; après quoi, on laiffe repofer le ma-lade pendant quelques jours ; ce que l'on répete deux & trois fois avec les mêmes précautions.

Ce remède eft beaucoup plus foi-ble que le précédent ; car , fi l'on fup-pofe qu'une goutte pefe un grain , comme on le fuppofe ordinairement , dans les 32 onces qui entrent dans cette préparation du Mercure liquide, favoir, deux d'efprit-de-nitre, & 30 d'eau, lefquelles pefent enfemble plus de 18 mille grains, il y aura 18 mille gouttes. Ainfi chaque goutte ne contiendra que la 18 milliéme partie d'une once de Mercure, & la 18 milliéme partie de deux onces d'efprit-de nitre ; c'eft-à-dire, la trente-uniéme partie d'un grain de Mercure, & la quinziéme partie & demie d'un grain d'efprit-de-nitre.

Suivant ce calcul, quand on ne donnera au malade qu'une goutte de Mercure liquide, on ne lui donnera qu'une trente-uniéme partie d'un grain de Mercure, & une quinziéme partie & demie d'un grain d'efprit-de-nitre ; ce qui fera pour la dofe totale des 25 jours un peu moins d'un grain de Mercure, & un peu moins de deux grains d'efprit-de nitre. Ces dofes feront plus grandes fi on donne trois gouttes par jour ; car alors on lui donnera par jour la dixiéme partie d'un grain de Mercure, ce qui fera pour les 25 jours deux grains & demi ; & la cinquiéme partie d'un grain d'efprit-de-nitre, ce qui fera cinq grains pour les vingt-cinq jours.

X I.

3°. Le sieur Mollée, Chimiste, fait un secret de son reméde, & en lui, on ne sauroit le trouver mauvais; mais ses précautions le trahissent. Il avertit dans le Mémoire qu'il distribue, que dans les adultes on doit donner son remède, qu'il appelle *Quinteffence*, à la dose de quatre gouttes dans un grand gobelet de thé, de bouillon, ou de tisane sudorifique; qu'on doit en augmenter la dose peu-à-peu; qu'on doit le continuer pendant vingt ou vingt-cinq jours, & qu'ainsi on en prend en tout environ deux gros & demi; ce qui s'accorde assez bien avec l'administration des remèdes dont on vient de parler.

Mais il y a plus, il défend de mêler sa quinteffence avec le véhicule dont on se sert, dans un gobelet d'argent; de se servir de cuiller, ni de couteau pour en faciliter le mélange; enfin, d'y mettre aucun corps métallique; ce qui signifie que son remède est corrosif & fort corrosif, puisqu'il craint que quatre gouttes noyées dans un grand gobelet d'eau , ne faſſent ſur le métal une impreſſion, qui en montreroit la qualité.

Le ſieur Mollée peut donc faire un myſtere de ſa quinteſſence tant qu'il voudra , je crois pouvoir aſſurer que c'eſt une diſſolution de Sublimé-corroſif , ou de quelque autre prépa-ration corroſive de Mercure.

XII.

IV. Le détail qu'on a fait depuis l'article VII , des trois ou quatre re-mèdes nouveaux , que l'on propoſe pour la Vérole , met en état de juger de leur efficacité , en attendant de l'expérience des éclairciſſemens plus certains.

1°. Il y a lieu de craindre l'uſage in-terne du Sublimé corroſif ; c'eſt tou-jours un poiſon , à quelque petite doſe qu'on le donne ; & la maniere dont M. Boerhaave en parle , ne diminue pas ces appréhenſions. Cependant l'autorité de M. Van-Swieten, qui s'en ſert, l'emporte ; & je ſuis perſuadé qu'on peut faire uſage de ſon remède ſans danger.

2°. On ne peut point douter que

ce remède n'efface les symptômes véroliques. M. Van Swieten ne le pro-
poseroit pas , s'il ne produisoit aucun effet. On verra , d'ailleurs , dans
l'article suivant des preuves de son
efficacité , du moins à cet égard.

3°. Mais il est fort douteux que
ce remède soit entiérement efficace,
& qu'il guérisse toujours la Vérole
d'une maniere parfaite & sans retour.
Le malade ne prend , comme on l'a
vu , Article VIII , dans le cours du
traitement , que deux grains & demi,
ou trois grains de Mercure , & quelque efficacité que l'on donne aux parties salines qui y sont jointes , il ne
paroît guère possible qu'une si petite
dose de ce remède pénetre , corrige ,
purifie toute la masse du sang , & dé-
truise par-tout sans aucun danger de
retour le levain vérolique qui y est
mêlé.

On doit porter le même jugement
du remède de M. Boerhaave , qui ,
quoiqu'un peu plus fort, ne l'est pas
assez pour produire à coup sûr une
guérison complette.

XIII.

L'usage du Sublimé-corrosif dans

la Vérole est connu à Paris depuis plus long-tems que je ne croyois. Un Chirurgien, homme d'honneur & de mérite, m'a assuré qu'il l'avoit employé depuis long-tems, & qu'il tenoit ce remède de feu M. le Duc d'Antin; voici la maniere dont il s'en servoit.

Il faisoit fondre une once de Sublimé-corrosif dans une pinte d'eau de riviere, mesure de Paris, c'est-à-dire, dans deux livres d'eau, jusqu'à ce qu'il fût impossible d'en distinguer le moindre atôme. Il ordonnoit de tenir prêts tous les jours trois verres d'infusion de séné, dans l'un desquels il ajoutoit une goutte de sa dissolution, & à des intervalles réglés, il faisoit prendre le second, & puis le troisiéme verre de cette infusion de séné. A cela près, on gardoit le régime ordinaire.

Les jours suivans on augmentoit tous les jours d'une goutte la dose de la dissolution, qu'il faisoit prendre toujours dans un verre d'infusion de séné, en donnant ensuite dans la matinée les deux autres prises de la même infusion. Il continuoit dans cet ordre l'usage du remède, en augmentant d'une goutte tous les jours, jusqu'à ce que le malade eût des nausées. Alors il diminuoit la dose de la dissolution goutte-à-goutte en rétrogradant, jusqu'à ce qu'il fût revenu à la premiere dose d'une goutte.

De cette maniere le traitement duroit ordinairement trente ou quarante jours. La personne qui m'en a parlé, m'a protesté qu'il l'avoit employé sur un très-grand nombre de domestiques, que personne n'en avoit été incommodé, que tous en avoient été soulagés, & qu'il avoit raison de croire que cinq avoient été guéris radicalement, parce que depuis ce tems-là, ils ne s'étoient plaints de rien.

XIV.

Cet exemple peut autoriser à faire de pareilles tentatives. Ce seroit un grand avantage, si l'on pouvoit trouver un remède facile & sans frais, qui soulageât à coup sûr les gens du peuple, hors d'état de faire de la dépense, & qui pût même quelquefois les guérir.

A l'égard du Mercure liquide, ceux même qui l'emploient, conviennent

que ce n'eſt pas un remède qui guériſſe la Vérole, & franchement il ſeroit difficile qu'ils la guériſſent par
ce remède à la petite doſe qu'ils en
donnent. Mais ils aſſurent que c'eſt
un excellent palliatif, qui efface les
ſymptômes apparens du mal, & qui
donne le tems de s'arranger pour employer un remède plus efficace.

Ils aſſurent, ſur-tout, que cette diſſolution de Mercure eſt excellente
dans les ulcères véroliques de la gorge, des amygdales, du *lacunar fa-
cium*, de la luette, du palais, quand
même ils ſont accompagnés de carie
des os. Je crois donc qu'on peut en
faire uſage, & qu'on peut même en
augmenter un peu plus la doſe ſans
danger.

Je ne veux pourtant pas diſſimuler qu'on m'a rapporté qu'un homme qui en avoit fait un uſage aſſez
long, avoit été expoſé à une hémorrhagie preſque générale, par le nez,
par la bouche, par les poumons,
par le fondement, par les urines, &c,
dont on avoit eu grand peine de le
guérir; ce qui prouveroit que ce remède eſt un fondant, qui peut être
dangereux, & donneroit ſujet de crain-

dre le même effet de l'usage du Sublimé-corrosif.

XV.

Le jugement que je viens de porter de ces autres remèdes , annonce
le jugement que je dois porter de la
Quinteffence du sieur Mollée. Je crois
bien que l'usage en est sans danger,
en prenant , comme il le recomman-
de, du bouillon de trois heures en trois
heures , & beaucoup de tisane adou-
cissante dans les intervalles.

Je crois encore que ce remède efface les accidens les plus apparens
du mal, & peut être regardé comme
un assez bon palliatif ; il seroit difficile de se persuader que tous les
certificats qu'il rapporte de l'efficacité de son remède , fussent donnés
sans aucun fondement.

Je lui accorderai encore qu'il peut
avoir guéri quelquefois quelque Vérole légere & récente ; mais je suis
très éloigné de croire qu'il guérisse
toujours la Vérole , sur-tout quand
elle est invétérée. Je sais du moins un
malade qui étoit dans cet état , &
à qui son remède n'a servi de rien.

XVI.

On murmurera peut-être de la liberté de mes jugemens. A la bonne heure : on ne dira pas du moins que ce foit l'intérêt perfonnel qui me les ait dictés. Je n'ai point de fecret, je n'ai point de remède particulier pour la Vérole, que je veuille élever aux dépens de ceux des autres. Il y a long-tems que j'ai publié tout ce que je favois fur cette matiere. On doit donc me faire la juftice d'être bien convaincu, que l'amour feul de la vérité, & le defir d'empêcher que le Public ne foit abufé, m'ont engagé à écrire ces réflexions.

Ce qui le prouve, c'eft que je promets de m'informer foigneufement du fuccès que ces remèdes auront, & fi l'occafion s'en préfente, de les obferver moi-même. Si l'expérience les autorifoit, je ferai le premier à le publier ; c'eft une conquête pour la Médecine, quand elle peut s'enrichir d'un nouveau remède. Mais Dieu veuille qu'ils n'aient pas le fort des fumigations, qui furent au commencement l'engouement de tout Paris,

mais dont on reconnut bientôt l'inefficacité, que j'avois d'avance annon-
cée, & qui ne tarderent pas à tomber dans l'oubli, où elles font aujourd'hui,

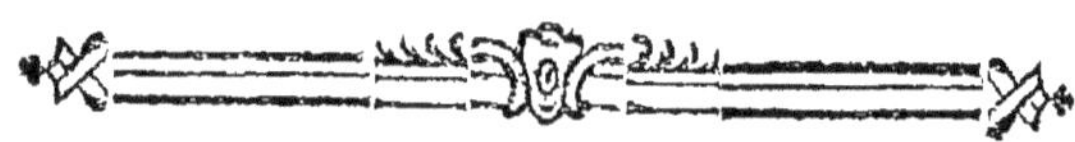

REMARQUES

DE L'EDITEUR.

I.

L'OUVRAGE original de M.
Aftruc fur les Maladies Vénériennes
eft en Latin, & forme deux volumes
in-4°. L'Auteur a préféré cette langue, afin de pouvoir être utile aux
Étrangers, & parce que le Latin eft
plus expreffif & plus honnête que le
François : il fe fondoit auffi fur ce
que CELSE difoit du Grec au Livre VI,
Chapitre 18 de fon Traité de Médecine. *En Latin*, dit-il, en appliquant
au Latin & au François ce que Celfe
difoit du Grec & du Latin, *les termes
propres pour exprimer les Parties naturelles, & leurs Maladies, font plus*

supportables & plus ufités, foit dans les Livres, foit dans les difcours des Médecins : au lieu qu'en François ils paroiffent obfcènes, & choquent les perfonnes modeftes; ce qui fait qu'il eft difficile en notre langue de traiter ces fortes de matieres, fuivant les regles de l'Art, fans bleffer les oreilles chaftes.

Malgré ces raifons, M. Aftruc a trouvé bon que fon Ouvrage fût traduit en partie; M. Jault, Docteur en Médecine, & Profeffeur en Langue Syriaque au Collége Royal, a pris ce foin fous les yeux de l'Auteur, qui a fait, en différens tems, des avertiffemens & des additions, qu'on a placés plus convenablement dans cette nouvelle Edition.

On vient de dire que l'Ouvrage de M. Aftruc n'étoit traduit qu'en partie: le Traité original contient beaucoup de chofes qui appartiennent à l'Hiftoire, à la Critique & à la Philologie. Ces matieres, comme l'Auteur en convenoit, peuvent être du goût des Gens de Lettres, mais elles ne font d'aucune utilité pour la Médecine.

D'après cet aveu formel de M.

Aftruc, on auroit pu confidérable-
ment abréger l'Edition Françoife. Il
eft en effet très-indifférent pour le
traitement du Mal Vénérien de favoir fi autrefois il a été connu, ou
non, des Grecs & des Romains; &
s'il eft venu originairement de l'Ifle
Efpagnole; tout le premier livre eft
en difcuffions fcientifiques fur cet objet : l'opinion de M. Aftruc a pré-
valu. Cependant on lui a oppofé des
autorités qui méritent la plus grande
attention de la part de ceux dont
cette recherche peut piquer la cu-
riofité. M. Van-Swieten en fait mention dans fes Commentaires fur les
Aphorifmes de Boerrhaave, concernant le Mal Vénérien. Un très-favant
Médecin, qui a voulu conferver l'a-
nonyme, lui avoit communiqué un
petit Traité, écrit en Anglois, fur
l'origine de la Vérole. Il difcute les
argumens négatifs, & les preuves po-
fitives du fentiment contraire à celui
que M. Aftruc a adopté : ces raifonnemens n'ont touché que foiblement M. Van-Swieten, & il eft demeuré partifan de l'opinion de M.
Aftruc.

Ce Médecin anonyme, très-favant,

vant, & sur-tout très-homme de bien, est l'illustre M. Sanchez, Pensionnaire de Sa Majesté l'Impératrice des Russies, ancien premier Médecin des armées Russes, demeurant à Paris, cher à ses amis, qui trouvent autant d'aménité que d'instructions dans son commerce. Le petit Traité Anglois de sa composition, a été imprimé à Paris, en François, sous ce titre : *Dissertation sur l'origine de la Maladie Vénérienne, pour prouver que le Mal n'est pas venu d'Amérique, mais qu'il a commencé en Europe par une Epidémie*; à Paris, chez DURAND, rue du Foin S. Jacques, au Griffon; & PISSOT, fils, Quai des Augustins, à la Sagesse, 1752; avec Approbation & Privilége du Roi. Cette Dissertation est un petit in-8°. de 110 pages, où l'Auteur conclut :

1°. Que la Maladie Vénérienne a été connue en France, & plus encore en Italie, avant l'arrivée de Colomb en Espagne, au retour de son second voyage d'Amérique.

2°. Que l'armée Espagnole commandée par Consalve n'a pas communiqué cette Maladie à l'armée Françoise; puisque ces deux armées

Tome II.   S

ne se sont jamais trouvées en préfence ; & de plus, le mal Vénérien étoit connu en Italie, avant que l'armée Espagnole arrivât à Messine. Ainsi, si les Soldats Espagnols l'avoient communiqué en Italie, ils n'auroient pas été les premiers auteurs de la contagion.

3°. Que par l'Histoire de cette Maladie, on voit qu'elle a commencé par une épidémie, & qu'elle a été précédée & accompagnée par tous les phénomènes qui annoncent & qui produisent ce genre de Maladies.

4°. L'Auteur fait voir que la découverte du Gayac, dans l'Isle Espagnole, a induit en erreur sur l'origine de la Maladie Vénérienne ; parce qu'on a cru, dit-il, qu'elle devoit être naturelle au même pays où croissoit naturellement un remede qui lui est propre.

5°. Enfin, il répond aux principales objections que l'on auroit pu faire contre les faits qu'il a établis. Il se flatte que si l'on veut faire attention aux preuves qu'il a rapportées, on renoncera à l'erreur qu'il a dévoilée, & l'on reconnoîtra la vérité des faits qu'il a énoncés.

Ces preuves, comme nous venons de le dire, n'ont pas persuadé M. Wan-Swieten, comme il paroît par le cinquiéme & dernier Tome de ses Commentaires, publiés en 1773. Peu de tems après on a donné au public une brochure in-12 anonyme, sous ce titre : *Examen historique sur l'apparition de la Maladie Vénérienne en Europe, & sur la nature de cette épidémie; à Lisbonne.* (*Paris*) 1774.

L'Auteur de cet Ouvrage prouve le sentiment établi dans la premiere dissertation, par les extraits historiques de *Pierre Pintor*, Médecin Espagnol & du Pape Alexandre VI, & d'après des écrits de *Pierre Delphini*, Général de l'Ordre des Camaldules. Il décrit les symptômes de la Maladie, appellée aujourd'hui Vénérienne, observés en Italie au mois de Mars 1493 & 1494 : il discute quelques passages rapportés par M. Astruc, à qui il reproche des réticences sur ce qui auroit prouvé contre son hypothèse. L'Auteur examine si les premiers Navigateurs qui découvrirent les Ports & les Nations, qui les habitoient dans l'Amérique septentrionale & méridionale, ont observé la Maladie Vénérienne, & où leurs équipages en ont été infectés ; & il conclut que si quelque croyance est due à l'Histoire, la Maladie Vénérienne n'est pas sortie de l'Amérique par la contagion ou l'infection des Espagnols ; que cette opinion est si chimérique & si destituée de fondement, qu'on peut la caractériser de foiblesse d'esprit. Ceux, ajoute-t-il, qui ont suivi sans réflexion le torrent des Auteurs qui s'étoient écartés de la saine critique, & qui s'étoient fortement préoccupés de ces idées, pourront, peut-être, après avoir lu cet examen, dire avec lui, sans hésiter :

Nec pueros omnes credere posse reor.

Quoi qu'il en soit, cette discussion ne fait rien à la pratique ; mais j'ai cru devoir faire connoître les différentes piéces de cette controverse, en faveur de ceux qui voudroient s'en occuper, ou même simplement s'en amuser.

I I.

Parmi les queſtions relatives à la Pathologie, il y en a ſur leſquelles il ſeroit plus raiſonnable de s'en tenir aux obſervations conſtantes des effets, qu'à ſe livrer à la recherche des cauſes qu'on ne peut approfondir. On donne carriere à ſon imagination, ſans prendre garde au tort que l'on fait à l'Art. Il n'eſt que trop certain qu'il exiſte un Virus Vénérien, lequel ſe communique par contagion, d'une perſonne infectée à une ſaine : la maſſe de cette matiere virulente doit être infiniment petite, d'une ſubtilité étonnante pour s'inſinuer par des voies imperceptibles, & par un contact dont la durée eſt très-courte. M. Aſtruc dit qu'il eſt très-important de connoître la qualité de ce Virus, afin d'être plus en état de guérir les maladies qui en naiſſent : non qu'il ſe propoſe de juger de ſa nature *à priori* par l'analyſe chimique, ce qui eſt impoſſible ; mais ſeulement par un examen attentif de ſes effets connus ; c'eſt ainſi qu'on juge du Virus communiqué par la morſure d'un animal enragé, lequel produit l'hydrophobie ; du Virus dartreux, du variolique, du ſcorbutique, du cancéreux, &c. dont on convient qu'on ignore abſolument la nature.

M. Aſtruc n'a pu ſe réſoudre à ne pas remonter des effets aux cauſes. Selon lui, le Virus Vénérien eſt inflammatoire, il eſt corroſif, il eſt coagulant, il eſt fixe ; & de ces propriétés prouvées par les divers effets que produit le Virus, l'Auteur conclut qu'il eſt d'une nature *acide ou ſalée, corroſive & fixe, qui peut avoir quelque rapport avec celles des eaux-fortes ordinaires.*

Dans les diſputes qui ſe ſont élevées, il y a environ quarante ans, entre les Médecins & les Chirurgiens, & dont le traitement des Maladies Vénériennes a été la cauſe ou le prétexte, M. Aſtruc ſe mit à la tête de ſon parti. Il étoit, depuis le commencement du ſiecle, grand défenſeur de la fermentation, qu'il regardoit comme un principe certain dans les opérations de l'économie animale ; & l'on ne la pas ménagé ſur l'être imaginaire qu'il a appellé *aigro-ſalé-*

fixe. Il avoit été élevé dans un tems &
dans des Ecoles où l'on étoit possédé
de la fureur de tout expliquer, même
ce qu'on comprenoit le moins : la fermentation, l'alkali, l'acide, la fixité
des humeurs, leur volatilité, étoient
des agens très-féconds dans l'imagination de tous les professeurs.

M. Astruc, a t-on dit, pourroit-il
se persuader sérieusement qu'il y ait
quelque acidité dans les corps animés ?
Leurs fluides mis à toutes les épreuves, n'offrent aucun vestige d'acide
développé; au contraire, les humeurs
tendent à s'alkalifer : c'est un principe incontestable & confirmé par
une suite infinie de faits, tirés de
la Chimie & des plus grands Physi-
ciens. La fixité des acides a paru
encore plus chimérique, plus contraire à toutes les notions les plus
évidentes : tout se volatilise dans nos
corps, à peine la terre y retient-elle
sa fixité; il y en a toujours une partie qui devient volatile.

Pourquoi supposer que le Virus
Vénérien est *salso-acide* : personne
n'a pu en développer les principes
pour déterminer son acidité. Ses effets montrent-ils quelques traces de

S iv

cette acidité ? Il enflamme, il ronge
& forme des abscès : mais ces désordres doivent-ils être exclusivement
l'ouvrage d'un principe acide ? L'alkali peut aussi-bien les produire ;
ils sont l'effet ordinaire de l'impression des corpuscules simplement cor-
rosifs. Les chancres qui dévorent la
substance des parties, les caries qui
corrodent les os, ont fait admettre
le principe vénérien comme corrosif.
Il est aussi coagulant, suivant M.
Astruc, car il produit des squirrhes,
des callosités ; ainsi, il agit en épais-
sissant l'humeur lymphatique. Mais la
dureté & le gonflement des parties
ne supposent pas un principe coagulant : les abscès & les ulceres sont
l'effet de la pourriture, dont l'action
alkalise les sels, & dont l'effet est
une dissolution : cependant malgré
cette action dissolvante, les bords
des abscès & des ulceres se durcis-
sent : les bubons peuvent donc se
durcir de même, quoiqu'ils soient
exposés à l'action d'un dissolvant ;
cette dureté ne sera donc pas la suite
d'un principe qui coagule les humeurs.
L'irritation seule, la douleur, l'inac-
tion même des solides peut former

une telle dureté ; il ne faut donc pas l'attribuer à l'acide du Virus, qu'on ne conçoit pas pouvoir subsister avec la pourriture qui est la suite, ou la cause ordinaire des abscès & des ulcères véroliques ; le Virus n'est que plus actif dans cette putréfaction ; il ne faut donc pas le regarder comme un sel fixe, acide & coagulant.

A ne consulter que l'évidence des faits, tout dépose contre cette coagulation prétendue ; mais l'esprit le plus éclairé ne verra certainement aucune liaison entre la coagulation & un Virus qui infecte successivement toutes les parties, qui les ronge, qui les pourrit, qui les dissout, qui les couvre d'ulcères, qui s'attache aux plus dures comme aux plus molles, qui fond les graisses, qui se multiplie, qui porte si aisément l'infection d'un corps dans un autre.

M. Quesnay, dans son économie animale, en parlant du sel élémentaire, expose une théorie d'après les faits, par laquelle on peut juger l'ancienne doctrine scholastique que M. Astruc avoit adoptée, en suivant le torrent qui entraînoit ses maîtres.

S v

« La vertu corrofive ou diffolvante
» des fels, a fait penfer, dit-il, que
» le principe falin agit fur les mixtes
» de la même maniere que les inftru-
» mens vifibles, aigus & tranchans,
» agiffent fur les corps groffiers qu'ils
» divifent. Beaucoup de raifons fem-
» blent favorifer cette idée. Les fels
» donnent aux alimens une faveur
» piquante ; les drogues âcres in-
» troduites dans une plaie, dans le
» nez, dans les yeux, y produifent
» des impreffions fort vives ; l'ex-
» trême fubtilité des particules qui
» caufent ces impreffions, les dérobe
» entiérement aux yeux : l'imagina-
» tion fe les repréfente fous une
» forme groffiere ; ou plutôt, des
» corps vifibles fervent de modele à
» l'imagination pour les repréfenter
» à l'efprit d'une maniere fenfible &
» frappante. Mais l'imagination ne
» nous trompe-t-elle point, lorfque
» nous voulons pénétrer les opéra-
» tions les plus fecretes de la nature ?
» Nous croyons les connoître parfai-
» tement, ces opérations, par l'image
» de quelque méchanifme groffier.
» L'air eft élaftique ; on fe repréfente
» les parties de l'air fous la figure de

» petits filets, tournés en spirales,
» formant ensemble des balons. Quel-
» ques Physiologistes pour expli-
» quer la vertu élastique des fibres,
» ont imaginé que les vaisseaux du
» corps étoient ainsi tournés en spi-
» rales. Les atomes de l'eau sont
» connus sous la forme de petites
» anguilles ; ceux de l'huile, comme
» des parties branchues, souples &
» liantes ; les sels acides paroissent
» avoir la forme de petits corps roi-
» des, aigus & tranchans ; les sels
» alkalis, celle d'écorce de marons
» hérissés de pointes, & fournie de
» pores pour recevoir les pointes des
» sels acides qui s'unissent facilement
» avec eux. Les atomes de la terre
» sont envisagés comme de petites
» parties qui ont une figure irrégu-
» liere & une surface inégale, qui les
» rend peu propres à s'unir entre
» elles.

» Ces idées ne doivent être regar-
» dées que comme des fictions & des
» comparaisons grossieres, nécessaires
» en quelque sorte, pour comprendre
» les choses insensibles. Il semble que
» ces fausses représentations remplis-
» sent les vuides que laissent à l'es-

S vj

» prit les objets imperceptibles. Pour-
» quoi compare-t-on les sels à des
» inftrumens aigus & tranchans pour
» comprendre la qualité corrofive ?
» Le fel ne diffout pas les huiles au-
» trement que l'eau diffout les fels. Si
» l'eau n'eft point corrofive ni armée de
» tranchans & de pointes pour diffou-
» dre les fels , pourquoi y en auroit-il
» aux fels pour la diffolution des hui-
» les ? Les diffolvans agiffent en fe
» gliffant entre les parties élémentaires
» des corps qu'ils défuniffent. Les
» huiles , qu'on ne regarde pas plus
» que l'eau , comme formées de poin-
» tes ou de parties aigues & tran-
» chantes, font de puiffans diffolvans ,
» puifqu'ils détachent & féparent les
» parties de certains corps , lefquelles
» font fi fortement unies , que d'autres
» diffolvans ne peuvent les divifer. La
» Chimie en fournit des exemples.

   » On doit conclure de tout ceci ,
» que la divifion des parties inté-
» grantes des corps ne confifte que
» dans la défunion de leurs parties
» élémentaires : les élémens qui cau-
» fent cette défunion, fans avoir ni
» pointes ni tranchans , peuvent être
» affez fubtils pour pénétrer entre les

» parties qu'ils défuniſſent. Pourquoi
» ſeroient-ils tranchans , puiſqu'il n'y
» a aucuns liens à couper ? Les par-
» ties élémentaires ſont unies par le
» ſeul contact & par la preſſion de
» l'éther ; il ſuffit donc pour défunir
» ces parties , que les atomes d'un
» élément puiſſent s'inſinuer entr'elles ,
» qu'ils ſoient mis en action par le
» mouvement de chaleur , & qu'ils
» puiſſent écarter aſſez les parties ,
» pour que l'éther ſe gliſſe entr'elles ,
» & les tienne ſéparées ».

Revenons aux Maladies Vénériennes.

III.

La maniere dont le vice vénérien
ſe communique le plus ordinairement,
d'une perſonne qui en eſt infectée, à
une ſaine , montre que ce venin eſt
extrêmement ſubtil & pénétrant. Les
effets ne répondent cependant pas toujours à cette grande ſubtilité. Quand
il eſt fort exalté , il ne tarde pas à ſe
fixer ſur une partie : les accidens qu'il
y occaſionne , ſe manifeſtent ordinairement alors , par des ſymptômes
inflammatoires dont les progrès ſont
plus ou moins rapides ; & dans ces

cas, la Maladie Vénérienne est du nombre des Maladies les plus aigues. Ces inflammations, accompagnées de fievre, de douleurs, font fréquemment fuivies de fuppuration, d'abfcès, d'érofions plus ou moins profondes, dont les bords font durs & cancéreux; quelquefois de gangrène, les os fe carient, il s'y forme des fongofités, &c. &c. La plupart des fymptômes qui paroiffent quelquefois formidables dans leur prompte apparition, font ordinairement ceux qui ont les fuites les moins dangereufes pour l'infection permanente de la maffe des humeurs. L'expérience a fait connoître que les accidens extérieurs, les bubons mêmes, lorfqu'ils fuppurent complettement après une inflammation phlegmoneufe primitive qui a occupé toute la tumeur, étoient en quelque forte dépuratoires; & quoiqu'il ne faille pas négliger dans ces cas là même l'ufage du fpécifique, il eft prouvé que le moindre traitement eft toujours efficace & qu'il ne préfente aucune difficulté.

Il n'en eft pas de même lorfque le Virus agit lentement : les particules contagieufes du vice vénérien ayant

été long-tems cachées & comme affou-
piés dans la maffe des humeurs qui lui
fervent de véhicule, occafionnent à la
fin des maux dont on n'apperçoit pas
d'abord le principe, fur-tout lorfqu'ils
s'annoncent par des fymptômes qui
n'en démontrent pas la caufe. Enfin,
lorfque ceux-ci ne laiffent aucune équi-
voque, il faut avoir recours à la cure
fpécifique, laquelle demande plus de
foins & d'attention que pour combattre la Maladie aigue, fuite d'un
commerce dont la date eft récente.

On ne fauroit trop répéter qu'il
n'eft pas rare de voir des malades qui
rapportent à dix, à vingt années &
plus, l'époque d'un accident primitif
bien caractérifé, comme d'un petit
chancre, dont la prompte difpari-
tion n'ayant eu aucune fuite, a laiffé
ces perfonnes dans la plus parfaite
fécurité. Après avoir joui des avantages de la meilleure fanté, il furvient des fymptômes qui ne peuvent
faire méconnoître la nature vicieufe
de la caufe premiere fi long-tems occulte : en forte que la Maladie Vénérienne eft fouvent l'une des plus
aigues qu'on connoiffe, & peut-être,
tout auffi fréquemment, le plus chro-

nique des maux qui affligent l'humanité : & c'eft fous ce fecond caractere
qu'elle eft quelquefois le plus formi-
dable.

M. Aftruc & tous ceux qui ont
écrit le plus amplement fur les Maladies Vénériennes, d'après ces divers
faits, également avoués par l'expérience, n'ont jamais recommandé le
traitement convenable que lorfqu'il y
a eu des indications précifes, lorfque
les fymptômes fe font déclarés d'une
maniere décifive. On conçoit que la
méthode curative dans les cas chroniques, dans les Véroles invétérées &
pour ainfi dire habituelles, connues
par une manifeftation tardive, doit
être fort longue, & qu'elles peuvent
exiger des variétés de fecours, rela-
tivement à l'âge, au fexe, à la nature
particuliere des fymptômes, aux complications inhérentes ou qui ne font
qu'accidentellement concurrentes,
toutes circonftances qui requierent,
comme je l'ai vu en nombre de cas,
l'adminiftration raifonnée & l'ufage
méthodique de tous les moyens connus par quelque utilité pour la deftruction du Virus : en forte que différentes méthodes vantées chacune

séparément comme capables d'opérer
une guérison radicale , devroient être
admises ou concurremment ou successivement pour obtenir cette guérison , dans tel cas individuel : c'est
alors que les traitemens habituels &
de pure routine ne réussissent jamais :
les empyriques n'ont qu'une maniere
de procéder ; & la plupart des livres ,
même faits par des hommes estima-
bles & expérimentés , ne prescrivent
guère que la voie qu'ils croyent la
plus recommandable , parce qu'ils ont
eu , en la suivant , des preuves de son
efficacité. Il faut pour les justifier ,
convenir qu'un Auteur, quelqu'éclairé
qu'il soit , ne peut donner à la suite
des préceptes généraux , toutes les dé-
licatesses de la pratique. Les cas particuliers sont si variés par la combinaison
de tant de circonstances , qu'il est impossible de représenter le point que le
génie doit saisir sur un fait spécial , par
une perspicacité particuliere , d'après
les inductions qu'on tire, au moment
même , des connoissances acquises par
l'étude de l'Anatomie , de la Physiolo-
gie , de la Pathologie & de la matiere Médicale , sur-tout par la connoissance de l'action relative des Médica-

mens (*a*). Comment peindre la fuite rapide de l'application que l'efprit fait, en un inftant, fur un cas déterminé, des lumieres nées de toutes ces connoiffances acquifes féparément par l'étude, mûries en différentes occafions par la méditation dans le cours d'une longue pratique, & dont il faut réunir à point nommé tous les rayons en un feul & unique foyer ? Ceux qui fe livrent légérement entre les mains des Empyriques, qu'ils rendent arbitres de leur fanté & de leur vie, ne font pas ces réflexions.

Si, comme tout le monde en con-

(*a*) La même action du foleil fond la cire & durcit la boue. Cet exemple trivial eft la premiere notion qu'on donne en Phyfique fur la diverfité des effets contraires, produits par une même caufe. On ne devroit jamais oublier cette vérité dans les jugemens qu'on porte fur l'efficacité des remedes, toujours foumife aux circonftances, dont l'exact difcernement rend l'Art difficile. Le meilleur des emplâtres réfolutifs, ne procure pas la réfolution d'une tumeur difpofée à la fuppuration ; & les médicamens fuppuratifs n'ont pas cette vertu lorfqu'on les applique fur une tumeur qui doit fe terminer par réfolution. L'homme habile connoît le but auquel tend la nature, & il favorife fon opération par les moyens propres à applanir les obftacles qui fe trouvent dans la voie qu'elle prend pour parvenir à ce but.

vient, les effets du Virus Vénerien ne font pas toujours fucceffifs & continus; fi ces mémes effets, par l'action fourde de la caufe, font fi variés, & fouvent fi oppofés, qu'on a cru ne pouvoir lui attribuer un caractere propre & déterminé; s'il n'y a aucune maladie chronique que ce virus ne puiffe produire; le bien de l'humanité n'exigeroit-il pas qu'on eût plus fouvent égard à la poffibilité de cette exiftence occulte, afin d'attaquer utilement dans le principe méme, fur lequel on fe fait trop fouvent illufion, plufieurs maladies qu'on traite infructueufement par des remedes qui ne font que palliatifs des effets. Le Virus Vénérien n'agit pas toujours comme un levain âcre & corrofif : on fait que dans ce cas il eft deftructeur des parties les plus dures, qu'il amollit, qu'il enflamme, qu'il putréfie; &c. mais on vient de voir qu'il pouvoit laiffer les apparences de la meilleure fanté pendant de longues années. Dans cet état il épaiffit la lymphe & produira des obftructions dans un vifcere que fa texture, ou la nature de l'humeur qui s'y forme, rend plus propre à recevoir les effets du Virus : dans un au-

tre fujet il formera des tumeurs dures
& indolentes : on l'a vu dépofé fur les
nerfs & priver les malades du fentiment & du mouvement, fous les ap-
rences de la paralyfie : quelquefois il
agit fur ces nerfs comme un fimple
aiguillon qui, en les agaçant de tems
à autre, ôte l'idée d'une caufe continue, & occafionne des mouvemens
convulfifs dont les retours caraſté-
rifent l'affection épileptique, &c. &c.
La vraie caufe eft méconnue : on fe
contente de dire en théorie que c'eft
un vrai Protée ; mais c'eft dans la pratique qu'il feroit plus important de
connoître toutes fes métamorphofes.
On fait inutilement, pendant plufieurs années d'une vie languiffante,
des remedes qui ne remédient à rien.
Le mal fait des progrès infenfibles
qu'on auroit prévenus en attaquant
le principe : peut-être a-t-on été re-
buté d'avoir tenté cette voie, parce
que les effets n'ont pas cédé aux remedes efficaces contre la caufe ? Le
fpécifique ne peut fouvent rien contre
les vices organiques que cette caufe
a produits ; & il ne difpenfe pas d'avoir
recours, ou primitivement ou confé-
cutivement, aux moyens propres à en
détruire les effets.

Combien de perfonnes, dans la vigueur de l'âge, ont été victimes de maladies aigues que l'on attribuoit à l'ufage indifcret des chofes non-naturelles, & qui n'étoient que l'effet du développement occafionnel du Virus contracté depuis plufieurs années? C'eft dans une longue pratique réfléchie qu'on peut puifer des notions diftinctes fur ces vérités; mais il faut être en garde contre les jugemens extrêmes, & éviter également les réproches oppofés qu'on faifoit il y a quarante ans à deux Praticiens célebres de la Capitale; M. Petit, difoit-on, voit la Vérole par-tout, & M. Molin ne la voit nulle part.

I V,

Le Mercure eft le fpécifique reconnu contre cette maladie. Il a paru long-tems plus redoutable dans fes effets, que le mal même, dont on peut fupporter, comme on l'a dit, très-benignement l'exiftence. On a obligation aux déclamations des empyriques, d'une pratique, maintenant auffi douce, qu'elle étoit fâcheufe ci-devant, lorfque l'opinion de la

néceffité de la falivation prévaloit.
L'ufage du Mercure, foit en application extérieure, foit en le prenant
intérieurement dans diverfes préparations chimiques de ce minéral, caufoit la falivation. Le but des Praticiens
étoit même d'exciter cette évacuation
qu'ils regardoient comme un effet admirable du remede, & comme le
moyen le plus falutaire. M. Aftruc eft
refté partifan de la falivation, malgré les faits qu'il a vus & qui auroient
dû le faire revenir de fes préventions.
Les empyriques qui vouloient accré-
diter des remedes particuliers, dé-
crioient les frictions & leur attribuoient
exclufivement les incommodités & les
dangers de la falivation, que leurs
remedes auroient provoquée bien plutôt, fi l'on eut tenu les malades qui
en faifoient ufage dans le même régime que ceux qu'on frictionnoit. Les
Praticiens qui procédoient avec le plus
de méthode, préparoient les malades
par les remedes généraux, & fur-
tout par des bains qu'on prenoit à
un degré de chaleur exceffive qui ra-
refioit le fang, le portoit à la tête
& en dilatoit les vaiffeaux. On en-
fermoit ces victimes dans une cham-

bre bien close, on y entretenoit nuit
& jour un grand feu, & l'on n'étoit
satisfait de tant de soins que lorsqu'on
voyoit les glandes salivaires engorgées, l'intérieur de la bouche enflammé, & les sources de la salive ouvertes par une évacuation abondante
de cette humeur, dont on rendoit,
quelquefois, jusqu'à quatre & cinq
livres en vingt-quatre heures. Le but
de l'Art étoit de soutenir la salivation pendant une vingtaine de jours,
& lorsqu'elle se rallentissoit, une nouvelle friction venoit à propos pour
exciter l'évacuation.

On ne doit pas dissimuler les accidens qu'entraînoit la fausse doctrine
de la nécessité de la salivation. Ils sont
décrits par-tout. Fracastor en a fait
une peinture que tout Praticien par-
tisan de cette doctrine ne peut méconnoître. La bouche & le palais
s'ulcerent, les dents sont ébranlées
dans leurs alvéoles, les gencives s'en
détachent, la bouche est inondée de
toutes parts, d'une abondance extraordinaire d'humeurs d'une fétidité
presque insupportable; les malades
ne peuvent manger : les levres, les
gencives, le palais, les joues & tout

le vifage, s'enflent avec douleur. Le gonflement de la langue eft quelquefois à un point qu'elle fort de la bouche, & eft ulcérée fur fes parties latérales en autant d'endroits qu'elle a de points de contact contre les dents : l'infomnie, l'amaigriffement de tout le corps, font les effets ordinaires de l'abondante falivation. Toutes les humeurs atténuées par l'action du Mercure, fe rendent aux glandes falivaires : comme il n'y a qu'une mefure donnée de fluides dans le corps, il ne peut y avoir une évacuation exceffive, qu'aux dépens de toutes les autres filtrations. J'ai vu des malades qui falivoient abondamment, ne rendre que quelques onces d'urine par jour, malgré une boiffon très-abondante.

Il fe préfentoit affez fréquemment deux cas tout-à-fait oppofés dans le traitement dont il s'agit : c'étoit, dans le cours de la cure, la fuppreffion fubite de la falivation; & à fa fin, la difficulté d'arrêter cette évacuation. La douleur & le gonflement des parties étoient quelquefois fi confidérables, que les malades étoient menacés de fuffocation prochaine; une

faignée

faignée ou deux, débarraſſoit la poitrine ; on la faiſoit au pied ſi l'engorgement étoit dans les vaiſſeaux du
cerveau, on portoit les malades dans
une autre chambre, on les chan-
geoit de linges, en leur ôtant ceux
qui étoient imprégnés de Mercure.
Lorſque les accidens étoient paſſés,
on recommençoit la cure, ſi tous les
ſymptômes n'avoient pas diſparu : &
pour exciter de nouveau la ſalivation,
il falloit revenir aux frictions dont
on déterminoit l'effet vers les glandes
ſalivaires par la chaleur externe, qui
étoit le plus funeſte agent des accidens qu'on avoit calmés, quelquefois
avec grande peine, & auquel on
n'avoit garde d'attribuer le danger de
la vie que les malades avoient couru.

Après une abondante ſalivation,
pendant laquelle tous les ſymptômes Vénériens s'étoient diſſipés, on
croyoit la guériſon certaine. Mais il
n'étoit pas rare, peu de tems après que
le malade avoit réparé, par de bons
alimens, l'épuiſement auquel l'avoit
réduit la fonte des humeurs, & lorſqu'il
avoit repris ſon train de vie ordinaire,
que le mal ne reparût avec les mêmes
ſymptômes qui exigeoient un nou-

veau traitement. Il n'étoit pas extraordinaire, il y a quarante ans, de
voir des malades qui disoient, avec
raison, avoir été manqués deux &
trois fois. Il n'y avoit qu'une maniere de procéder; les Véroles les plus
fâcheuses en apparence ayant été guéries, on ne savoit comment celles qui
avoient des symptômes moins fâcheux, pouvoient résister au même
traitement.

Le prolongement de la salivation
ne garantissoit pas les malades de la
récidive. Cette évacuation, nous l'a-
vons dit plus haut, étoit regardée
comme l'action salutaire du remede
sur des sucs viciés & corrompus qu'il
entraînoit par l'entremise des glandes
salivaires. Mais on pouvoit procurer également la salivation à des
personnes très-saines, qui n'auroient
eu aucun Virus à évacuer : on n'appercevoit pas que l'ulcération de l'o-
rifice des canaux excréteurs, étoit la
cause occasionnelle de la persévérance opiniâtre de la salivation, après
avoir cessé les frictions qui l'avoient
procurée. Les livres de l'Art ne recommandent que des purgatifs &
des sudorifiques pour détourner la sa-

livation. On continuoit d'épuifer les
malades, qui ne pouvoient, à cet
égard, recevoir de foulagement ef-
fectif que de la déterfion des ulcères de l'intérieur de la bouche ; elle
ceffoit enfin cette falivation, & l'on
méconnoiffoit la caufe naturelle de
cette ceffation : les purgatifs fur-tout
en avoient l'honneur dans l'efprit des
Praticiens, quoique ces médicamens
n'euffent contribué, en épuifant les
malades, qu'à prolonger le mal.

Il auroit été bien plus fimple de
prévenir cette falivation ; & c'eft à
quoi l'on eft parvenu, non fans peine ;
car les préjugés en fa faveur ne font
pas entiérement détruits. On peut établir à ce fujet deux propofitions certaines, oppofées à deux idées fondamentales également fauffes, & dont
les Praticiens étoient entichés ; c'eft
que la falivation qu'ils croyoient un
effet effentiel du Mercure, ne l'eft
point du tout ; & que cette évacuation qu'on croyoit néceffaire &
indifpenfable pour la guérifon de
la Maladie Vénérienne, eft au contraire très - nuifible au fuccès de la
cure.

La falivation n'eft pas un effet effentiel de l'adminiftration du Mercure, fur-tout dans la méthode des frictions. Ecoutons à ce fujet l'un des premiers Maîtres de l'Art. Thiery de Héri, dit en termes exprès, en parlant des empyriques de fon tems; « c'eft une chofe »» miférable, que par l'ignorance & »» ânerie de tels coquins, tant de per- »» fonnes fans occafion languiffent, ou »» miférablement périffent ; attendu »» même que par la cognoiffance qu'ont »» aujourd'hui gens rationels (plus que »» jamais) tant de la maladie que des »» remedes, il eft poffible de les curer »» plus fûrement & avec moins de vio- »» lence. Semblablement il ne faut pas »» toujours continuer les frictions juf- »» qu'à ce qu'il fe faffe flux de bouche ou »» de ventre, parce qu'il y en a plu- »» fieurs à qui il n'advient, encore qu'on »» les frottât infiniment, (à quoi aide »» beaucoup la préparation précédente »» des humeurs); & à beaucoup d'iceux, »» (traités méthodiquement) aide na- »» ture par les réfolutions infenfibles, »» ou flux d'urine, avec quelque petit »» flux de ventre incité de nature, ou »» par art »».

J'en appelle aux Praticiens éclai-rés; il n'y en a point qui ne trouve dans ce paſſage la ſomme de tous les préceptes à ſuivre pour le traitement le plus méthodique de la Maladie Vénérienne. On y voit que la préparation des malades aide beaucoup au ſuccès du remede; qu'il y a des gens qu'on frotteroit infiniment ſans pouvoir exciter en eux le flux de bouche; que la nature opere la guériſon par des réſolutions inſenſibles, & que le flux d'urine, ou quelque petit flux de ventre incités de nature, ou excités par l'art, ſont des voies par leſquelles le Mercure peut entraîner ſalutairement les hümeurs, ſans cauſer les inconvéniens qui ſont les effets ordinaires de ſon paſſage par les glandes ſalivaires.

M. Aſtruc dont les jugemens ſont ſi ſéveres contre ceux qui ont cherché les moyens de guérir ſans ſalivation, a lui-même réuſſi, dans deux cas fort graves, par le moyen des frictions mercurielles, avec les précautions convenables pour éviter la ſalivation; des traitemens antérieurs dans leſquels on avoit procuré cette évacuation, avoient été inefficaces & fort à charge aux malades.

L'un de ces cas a pour objet un Eſpagnol, qui avoit ſubi dans ſa patrie le traitement par les frictions mercurielles, pour des symptômes qui caractérisoient la Vérole dans l'état le plus confirmé. Un an après, de nouveaux symptômes non équivoques de l'existence du Virus, montrerent que la cure n'avoit été que palliative. Ce malade vint à Montpellier, & un second traitement, sur la conduite méthodique duquel M. Astruc ne se permet aucune réflexion critique, n'eut pas plus de succès. L'os maxillaire supérieur étoit carié. Le malade, maigre, décoloré, sans forces, pouvant à peine se soutenir, souffroit des douleurs dans les membres, & avoit des exostoses fort dures. Ce qu'il y avoit de plus inquiétant étoit l'état de la bouche. L'arcade alvéolaire supérieure étoit tuméfiée du côté droit, il y avoit gonflement & ulcération en plusieurs endroits de la voûte du palais, il exhaloit de la narine droite une odeur puante, & il en découloit du pus. M. Astruc ne trouva d'autres ressources contre un mal aussi grave, qu'un troisiéme traitement par les frictions mercurielles, mais avec des précautions qui pussent en assurer le succès.

Quelles furent ces précautions ?

Il ne les trouva pas dans de longues préparations, ordinairement si utiles. Le cas étoit trop urgent; le malade n'auroit pas été en état, par son extrême foiblesse, de soutenir les bains. Une saignée & une purgation douce furent les seuls préliminaires d'un traitement qui consista à donner, pendant l'espace de six mois, des frictions à petites doses, en mettant cinq, six & sept jours d'intervalle d'une friction à l'autre. Il falloit sur-tout éviter la salivation; la bouche étoit en si mauvais état par la carie de l'os maxillaire, qu'il y auroit eu le plus grand danger d'irriter le mal & d'en augmenter les progrès en attirant accidentellement une inflammation sur la partie malade. Le traitement dura depuis le mois d'Octobre 1737, jusqu'à la fin du mois de Mars de l'année suivante : le malade ne vécut que de lait pendant tout ce tems : au bout de trois mois, la dissipation de tous les accidens sembloit avoir procuré la guérison : mais on ne crut pas, d'après l'inefficacité des traitemens précédens, devoir s'en tenir à cette preuve illusoire; on insista encore trois mois, à continuer les frictions à des distances convenables, & le malade a joui depuis d'une parfaite santé. Voyez le détail de cette cure dans le texte de M. Aſtruc.

Il fait auſſi mention d'un jeune homme qui avoit été traité par le conſeil de Boerhaave, ſuivant la méthode de Hutten, qui conſiſte à ſe faire ſuer par la décoction de gayac. Les douleurs vagues dans les membres, une exoſtoſe douloureuſe à la partie inférieure & interne du cubitus droit, & un ulcere virulent dans le nez avec carie aux cornets ſupérieurs, parurent céder à l'uſage de cette décoction, continué pendant les mois de Février, Mars & Avril de l'année 1738 : Boerrhaave crut la guériſon parfaite, & conſeilla au malade de ſe remettre à ſa maniere ordinaire de vivre.

Au mois de Juillet ſuivant, le malade étant à Paris, conſulta M. Aſtruc, qui jugea par les ſignes exiſtans, que la guériſon n'étoit pas radicale. L'ulcere ſubſiſtoit, le dos du nez étoit rouge & douloureux : quand on comprimoit la partie où avoit été l'exoſtoſe, & qui étoit encore un peu gonflée, le malade y ſentoit une douleur ſourde : enfin M. Aſtruc n'eut aucun

doute fur la non-guérifon. Après fix
femaines de préparations , il eut recours aux frictions mercurielles , &
dans l'efpace de trois mois on employa
à ce traitement , huit onces de pommade mercurielle , avec les précautions convenables pour éviter la falivation: de fimples lotions avec de l'eau
vulnéraire , fervoient à nettoyer l'ulcere ; au bout d'un mois & demi ,
il fe détacha une piece d'os affez confidérable : depuis ce tems , les chofes
allerent de bien en mieux. On continua le traitement pendant fix autres
femaines , pour être affuré de la parfaite guérifon.

Les réflexions naturelles qui naiffent de ces deux faits , auroient dû
convaincre M. Aftruc que la falivation n'étoit pas un moyen néceffaire
pour la guérifon de la Maladie Vénérienne caractérifée par les fymptômes
les plus graves ; puifqu'il a réuffi , en
évitant la falivation , à opérer des cures
que les frictions mercurielles avoient
manquées , & auroient encore manquées , fi l'on eut procuré cette évacuation ; car il eft évident qu'alors on
n'auroit pu donner la quantité de Mercure que les malades ont reçue , l'un

T v

dans l'espace de trois mois, l'autre dans l'espace de six. C'étoit cependant cette quantité de Mercure qui étoit néceffaire pour procurer, comme le dit Thiery de Heri, ou des réfolutions infenfibles, ou des flux d'urine & de ventre, incités par nature, ou que l'art provoque à propos pour la parfaite guérifon.

Si le Mercure eût porté à la bouche du premier de ces deux malades, il auroit été expofé par cet effet même du remede, aux plus funeftes accidens. Déja traité deux fois dans le cours d'une année, & fans fuccès, par les frictions mercurielles, c'eft par les frictions mercurielles que M. Aftruc l'a guéri, & par la méthode de l'extinction, que par préoccupation, il n'a ceffé de trouver moins efficace que celle qui procure la falivation. Il a regardé cette évacuation comme une caufe & comme un figne de parfaite guérifon : c'eft, dit-il, le meilleur moyen d'eftimer les bons effets de l'adminiftration du Mercure.

Loin d'être une caufe de la guérifon, elle eft au contraire plus nuifible qu'utile à la cure : les faits parlent. M. Aftruc n'a-t-il pas obtenu des

guérifons radicales, dans des cas prefque défefpérés, en prenant des mefures pour éviter foigneufement cette
évacuation ? Il auroit tué le premier
malade en la provoquant ; & il auroit, par ce moyen, manqué la cure du
fecond. La falivation empêche toujours de pouvoir donner une dofe
fuffifante du remede : l'amaigriffement du malade, occafionné par la
falivation, fait difparoître les fymptômes extérieurs ; on le croit guéri ,
& il n'eft pas plutôt remis à fon train
de vie ordinaire, que la renaiffance des
fymptômes , fouvent plus graves ,
marque que la guérifon n'a été que
plâtrée. La pratique journaliere en
fournit mille exemples. La falivation ,
loin d'être la fin qu'on doive fe propofer pour la guérifon de la Maladie, eft
l'écueil de l'adminiftration du Mercure ;
il eft bien prouvé par une expérience
foutenue , & dont tous les bons praticiens fourniroient des faits confirma-
tifs , que la falivation n'eft pas néceffaire ; qu'on a fait des cures de toute
efpece fans cette évacuation ; qu'on ne
l'obtient pas quand on veut ; & l'on a
l'aveu des Praticiens qui ont guéri leurs
malades en cherchant tous les moyens

T vj

de les faire saliver, sans avoir pu y réussir. Il est prouvé que la salivation est aussi incommode que désagréable ; qu'elle n'est pas sans danger, sur-tout lorsqu'elle est mal dirigée ; & enfin qu'elle met obstacle à la guérison, en empêchant la continuation de l'usage du remede spécifique.

Les raisons alléguées pour maintenir la nécessité de la salivation ne peuvent prévaloir contre ces vérités. Elle ne peut pas être une cause de guérison. Mais doit-on la regarder comme un signe capable de nous faire juger de l'effet du remede, & un moyen d'en régler la dose. M. Astruc y a-t-il pensé sérieusement ? Il ne faut pas d'autres regles que celles que l'expérience a apprises pour régler la dose du remede : est-ce par des évacuations que les Médecins jugent du tems qu'il faut continuer les stomachiques, les fébrifuges, les anti-scorbutiques ? N'y a-t-il pas des regles d'expérience pour limiter le tems convenable à l'usage de ces différens remedes ? Dans la cure des Maladies Vénériennes, la disparition des symptômes, la cessation des accidens, peuvent être, & sont fort souvent, l'effet très-prompt des premieres doses

du Mercure. Les défordres apparens
cedent même quelquefois aux feules
préparations ; certainement elles ne
détruifent pas le principe du mal.
L'expérience a appris que les fymptômes reparoiffoient après une cure
dans laquelle on n'avoit pas employé
une quantité fuffifante du remede : les
feuls Praticiens éclairés font juges de
cette mefure, variable fuivant la diverfité des cas. En général , on peut
dire que plus on introduira de Mercure
dans le corps, en prenant les précautions néceffaires pour qu'il n'y excite
point de ravages , plus on fera affuré
de la guérifon. C'eft la falivation, fur-
tout , qu'il faut foigneufement éviter.
Elle peut faire manquer le fuccès du
traitement, foit en procurant une trop
prompte iffue au Mercure qui ne fé-
journe pas affez dans le fang, foit en
obligeant de fufpendre les frictions, &
empêchant que le malade ne reçoive
fucceffivement une affez grande quantité de ce minéral, néceffaire pour la
guérifon. Les malades qui ont été manqués par des traitemens antérieurs ,
ceux qui ont des ulceres rongeans ,
des caries , des exoftofes , les perfonnes d'un tempérament foible &

délicat, qui ont la poitrine affectée, exigent des attentions particulieres. Les frictions ne feront jamais redoutables comme moyens de guérifon; ce font leurs effets accidentels qu'on doit craindre. La méthode la plus douce, eft inconteftablement celle des frictions; mais des frictions ménagées par un traitement raifonné, plus étendu que celui qui excitoit la falivation, & qui requiert la concurrence de tous les autres fecours de l'Art, convenables à la complication des maux & à la diverfité des fymptômes qu'on a à combattre. Tant de circonftances à difcerner demandent que le traitement ne foit confié qu'à des hommes profondément verfés dans l'étude & dans la pratique de l'Art, mais le public donne de la vogue aux empyriques qui ont la turpitude de faire profeffion d'ignorance pour contrafter avec les hommes inftruits. C'eft l'excellence prétendue de leurs remedes qui fait tout, fans égard aux complications & aux diverfes difpofitions. On ne guérira jamais les hommes de leur aveuglement.

V.

On ne doit pas imputer au Mercure les désordres & l'inefficacité qui n'ont pour cause que l'impéritie de ceux qui l'administrent. Des Charlatans se sont donné du crédit en décriant le Mercure, & en promettant de guérir par des remedes où ce minéral n'entroit pas. Les anciens l'ont regardé comme un poison ; les accidens qui résultoient de son usage, sous une imprudente direction, pouvoient servir à fortifier ce préjugé. On connoissoit à peine la Maladie Vénérienne & son traitement par les frictions mercurielles, dont on est redevable à Jacques Berenger, *de Carpi*, Professeur de Chirurgie à Boulogne, & à Jean de Vigo, Chirurgien du *Pape Jules II*, lorsque le gayac fut apporté des Indes. On donna bientôt une vogue extraordinaire à ce remede. Sa propriété d'exciter la sueur, le fit regarder comme propre à épuiser par cette voie la lymphe & les humeurs imprégnées du Virus vérolique. On lui associa ensuite l'esquine, la salsepareille, le sassafras ; mais le gayac prévaloit toujours dans l'opinion des principaux Maîtres, oppofés au Mercure. Thiery de Héri, célebre Chirurgien de Paris, qui avoit accompagné François I en Italie, profita après la bataille de Pavie, de l'occafion d'aller à Rome, pour voir, dans les Hôpitaux, le traitement des Maladies Vénériennes, qu'on y faifoit principalement fuivant la méthode de Carpi. Il reconnut toute la puiffance du Mercure, & l'infuffifance des autres remedes. Il eft le premier qui ait prononcé expreffément que la maladie éludoit la force du gayac ; c'eft d'après les lumieres de l'expérience qu'il a écrit contre ce bois, malgré l'autorité de Fernel qui s'étoit formellement déclaré contre l'ufage du Mercure. Les fpéculations de ce favant Médecin, n'ont pas ébloui le Praticien judicieux, qui tout en profcrivant le gayac comme remede abfolu, le croit utile & néceffaire même, foit pour favorifer l'effet du Mercure, foit pour détruire des fymptômes particuliers qui auroient réfifté à la vertu des frictions. Il convient qu'on peut opérer quelques cures par le feul fecours de la décoction de gayac ; mais en homme éclairé, il détermine quelle

eſt la nature de ces cas. C'eſt lorſque
la maſſe du ſang eſt atteinte d'un virus
errant, mobile & non fixé. Nous
voyons tous les jours, dans les mêmes
circonſtances, des effets très-ſalutaires
opérés par les ſudorifiques. Il y a ſur
l'utilité du gayac une obſervation des
plus intéreſſantes, conſignée dans un
Auteur qui, n'étant ni Chirurgien, ni
Médecin, n'eſt pas ſuſpect de prévention. Il prétendoit que ſi l'on ne gué-
riſſoit pas en France par le moyen du
gayac, c'étoit, ou parce qu'on n'y
apportoit pas le vrai gayac, ou parce
qu'on ne connoiſſoit pas la vraie méthode de s'en ſervir. Voici l'expoſé
naïf de Loys Guyon, natif de Dôle en
Franche-Comté, Conſeiller du Roi en
ſes Finances au Limoſin;

« Moi, étant à Paris, l'an 1563,
» j'avois grande familiarité avec deux
» jeunes adoleſcens, enfans de ladite
» Ville, tous deux de bonne & illuſtre
» maiſon, deſquels je tairai les noms,
» qui ſe trouverent infectés de cette
» contagion vénérienne, parce que le
» plus ſouvent elle ſe prend par paillar-
» diſe, acte déshonnête & par conſé-
» quent honteuſe, laquelle ils céle-
» rent tant qu'ils purent. Enfin la ma-

» ladie se fit connoître par la pélade ;
» par pustules rouges qui leur vinrent
» au front, douleurs au milieu des os,
» tant des bras, jambes, cuisses, épau-
» les, que sur le devant de la tête, les
» nuits jusqu'à environ l'aube du jour,
» & autres signes, comme la douleur
» au gosier, ne pouvant bien avaler
» la viande. Les parens les mirent
» entre les mains de Médecins & de
» Chirurgiens bien expérimentés qui y
» firent tout ce que l'Art permettoit,
» mais ils ne guérirent pourtant. Pour
» la seconde fois furent appellés d'au-
» tres Médecins à cette cure, qui y ap-
» pliquerent tout leur savoir, mais en
» vain : & au contraire, cette maladie
» s'empiroit, & se faisoit des tophus
» & nodosités à la partie antérieure de
» leur tête, & aux os des bras, cuisses,
» jambes, avec douleurs nocturnes in-
» supportables : & comme la nuit s'ap-
» prochoit, & durant icelle, crioient &
» se plaignoient incessamment, tant que
» les voisins les entendoient se lamen-
» ter de tous côtés, à cause de quoi leurs
» corps devinrent secs ; ces deux jeu-
» nes hommes étoient de complexion
» différente, & avoient néanmoins les
» mêmes symptômes, ce que les Mé-

» décins jugeoient être fort extraor-
» dinaire.

» Enfin, ces adolescens, après
» avoir souffert beaucoup de maux,
» de peines & d'angoisses, tant par les
» Médecins & Chirurgiens, que par
» empyriques qui les avoient gouver-
» nés, que du propre mal, après avoir
» fait beaucoup de dépenses & en-
» nuyé leurs parens, furent laissés
» comme incurables, & en état de ne
» pouvoir plus vivre sainement, &
» eussent fort desiré que la mort les
» eût saisis. Les choses étant en tels
» termes, Dieu eut compassion d'eux
» & de leurs parens. Le sieur de Chau-
» tonnay, Gentilhomme Bourgui-
» gnon, de la Franche-Comté, fut
» envoyé par le Roi d'Espagne en
» ambassade pardevant Charles IX,
» Roi de France, qui alors se tenoit
» ordinairement à Paris; ledit Ambas-
» sadeur qui fut informé du cas de ces
» jeunes gens, dit qu'il avoit vu en
» Bourgogne, en Allemagne, en
» Flandre, en Italie & en Espagne,
» plusieurs Vérolés qui avoient été
» traités inefficacement, & qui avoient
» été chercher leur guérison radicale en
» Amérique, & allégua spécialement

» l'exemple d'un fien Secrétaire. D'a-
» près cet avis, ils allerent s'embar-
» quer en Efpagne pour paffer à l'ifle
» de Saint-Domingue ; là les Méde-
» cins du Vice-Roi, furent d'avis qu'ils
» paflaffent en une autre ifle, qu'on
» appelle de S. Jean, au Port Riche,
» où les femmes font fort entendues à
» guérir cette maladie. Voici le traî-
» tement qu'on leur fit dans une ca-
» bane de Sauvages, fous la direction
» d'une femme du pays.

» Elle caffoit & fendoit avec fes
» dents, de petits tronçons de jeunes
» arbres de gayac, & les faifoit bouil-
» lir dans un vaiffeau de terre fans cou-
» verture. Elle leur faifoit boire tous
» les matins une chopine de cette dé-
» coction en deux ou trois fois ; puis
» les faifoit promener, exercer à l'ef-
» crime, ou bien alloient travailler à
» une mine d'or qui n'étoit guère loin
» du village, l'efpace de deux heures :
» puis venoient, étant pleins de fueur,
» à la maifon, & changeoient feule-
» ment de chemife, puis les faifoit
» dîner ne buvant que de l'eau de pluie
» puifée dans une marre : fur les trois
» heures après midi, on leur faifoit
» boire autant de gayac, comme au

» matin, & faire le même exercice ;
» & sans autre cérémonie ni remede,
» se trouverent entiérement guéris en
» six semaines, sans autres inconvé-
» niens que d'avoir les gencives en-
» flées & enflammées, ce dont ils gué-
» rirent incontinent après qu'on les
» eût fait saigner, en les piquant en
» plusieurs endroits avec un os de
» poisson fort pointu ; les nodosités
» qu'ils avoient aux os, disparurent,
» toutes les douleurs nocturnes cesse-
» rent dans quinze jours, l'appétit
» leur revint, enfin tous les accidens
» se dissiperent ; ils retournerent en
» Espagne, puis à Paris. L'un fils de
» Maître des Comptes, est devenu
» Officier aux Finances ; l'autre a ren-
» du de grands services au Roi, ès
» dernieres guerres de l'union, dans la
» profession des armes. Il faut que
» l'arbre soit jeune & tendre : on ne
» nous en apporte que du vieil ».

Ce récit n'a pas besoin de longs commentaires : on désespéroit de la vie de ces deux jeunes gens que la simple décoction de gayac a guéris radicalement d'une Vérole très-confirmée, & dont les symptômes avoient empiré pendant le cours de plusieurs trairemens inefficaces. Il faut obferver que le mal avoit des fieges fixes, ce qui détruit l'exception pofée par Thiery de Héri, fur l'ufage des fudorifiques. De plus, ces jeunes gens étoient devenus fecs, par l'épuifement caufé par l'infomnie & les douleurs, ce qui auroit du être encore une contre-indication à l'ufage des fudorifiques. Il femble, en effet, qu'on doive craindre un plus grand épuifement, que les malades ne pourroient fupporter, en procédant à la cure par le moyen des fudorifiques. *André Schilling*, Médecin de la République de Strasbourg, écrivoit à Horftius, dans les derniers jours de Janvier 1623, que le traitement établi à l'Hôpital de Strasbourg par le gayac, étoit fort utile dans les cas légers ; mais qu'il ne guériffoit pas radicalement toute maladie, fur-tout lorfqu'elle étoit confirmée, & principalement *aux corps exténués.* Il en donne la raifon ; c'eft qu'un corps épuifé de fucs ne peut pas fournir à une plus grande exficcation. *Ligni cura adminiftratur, quæ in incipienti lue multùm facit, fed non omnem radicitùs tollit, confirmatam maximè, & quæ eft in emaciato corpore, ad ulteriorem siccationem inhabili.* La grande maigreur contractée par le Vitus, ou à son occasion, est du moins une raison pour procéder avec ménagement & prudence dans l'usage des sudorifiques. C'est souvent par la mauvaise maniere d'administrer les remedes qu'on est privé de leurs meilleurs effets.

Boerhaave s'est déterminé dans un cas particulier, où la maladie avoit éludé l'action du Mercure, à avoir recours aux sudorifiques, d'après l'expérience d'un Gentilhomme Allemand, nommé Ulrich de Hutten, qui vers l'an 1518, s'est guéri avec le gayac d'une Maladie Vénérienne caractérisée par des douleurs, des exostoses, des ulceres, avec fistule & carie, &c. Il avoit subi onze fois & inutilement, le traitement de ce mal par le Mercure. Le succès qui couronna la premiere tentative de Boerhaave, lui fit regarder les sudorifiques, comme le moyen préférable à tout autre pour débarrasser le sang des miasmes contagieux vénériens. L'opinion de ce grand homme, est qu'au commencement, tout le Virus est retenu dans le seul petit ulcere formé récemment sur une partie externe. Mais s'il passe dans le fang, comme le Virus de la petite Vérole dans l'inoculation, il produit des ravages, & il faut avoir recours à des remedes qui purifient la maffe du fang. La membrane adipeufe eft, fuivant Boerhaave, le fiege de la contagion : il faut donc la purger entiérement : car, pour peu qu'il y en refte, il y a toujours lieu de craindre la récidive. Il admet la vertu du Mercure pour divifer & atténuer les parties vifqueufes de l'huile, pour diffoudre tellement toutes nos liqueurs, qu'elles puiffent facilement être évacués par la falivation, par les felles, par les urines ou par les fueurs. Boerhaave croit qu'on ne peut guérir la Vérole, à moins qu'on ne continue ces évacuations affez longtems, pour purger le corps de toutes fes anciennes humeurs; c'eft un renouvellement complet des fucs qu'il defire, & il ne doute pas qu'on ne s'expofe à manquer la cure, & à laiffer dans le fein du malade, le feu mal éteint d'une contagion prête à renaître, fi par la diéte & les évacuations, on ne l'a pas exténué au point d'avoir renouvellé tous les fluides.

Il y a des cas où Boerhaave penfe que

que le Mercure eſt ſans effet. Pour agir, il faut néceſſairement qu'il pénetre, & ſoit porté dans les lieux infectés. Ce ſont les fluides qui doivent charier ce minéral, & l'on ſait qu'ils ne font qu'obéir à l'action des ſolides. Or, la vertu du Mercure doit échouer, dit-on, lorſque le mal eſt fixé dans des lieux où l'action du cœur ſe fait à peine appercevoir. Boerhaave en concluoit que le Mercure ne guérit point la carie du diploé, ni la contagion qui a pénétré dans la moëlle des os. La décoction de gayac bue abondamment lui paroît propre à délayer les humeurs, à atténuer les parties graſſes & viſqueuſes : ſon acrimonie pénétrante diſſout preſque toute la pituite, & ſa vertu balſamique réſiſte à la corruption & en empêche les progrès.

M. Aſtruc, partiſan décidé des frictions mercurielles, n'a pas adopté ces principes. Il dit, d'après Geſner, que Ulrich de Hutten, qui prétend avoir été guéri par l'uſage du gayac, eſt mort de la Vérole, à l'âge de 35 à 36 ans; mais cela ne prouveroit pas la réalité d'une guériſon précédente. M. Aſtruc craint, & l'on a vu qu'il n'eſt pas le ſeul qui ait eu de la défiance à ce fujet, il craint, dis-je, les effets de l'exténuation & de l'émaciation du corps, par l'ufage de la décoction du gayac, & qu'elle ne porte une chaleur nuifible, & de l'inflammation dans les vifceres. Il craint que des particules aqueufes n'aient pas affez de poids pour fe faire jour dans toutes les parties, & y diffoudre les humeurs tenaces. Il admet la vertu du gayac dans les pays chauds, & principalement dans ceux où l'on peut avoir le remede dans toute fa vigueur, & non pas en Europe. Il conjecture que le malade dont parle Boerhaave, étoit écrouelleux, & que fon obfervation eft plus propre à prouver l'inefficacité du Mercure pour la guérifon des fcrophules, que l'utilité du gayac pour la Vérole. Dans la difcuffion des raifons alléguées par Boerhaave, M. Aftruc eftime que le Mercure, dont la divifibilité eft extrême, fe porte par-tout où la circulation & la vie fubfiftent; & qu'il a toute l'efficacité qu'on peut defirer, pour atténuer & divifer les fluides, & qu'à cet égard, il n'y a aucune raifon pour lui préférer la décoction du gayac. M. Aftruc accorde que les atômes du

Mercure, qui parviennent à un os carié, à une partie abſcédée ou ulcérée,
s'y ramaſſent & y reſtent ſans action,
comme on l'a reconnu pluſieurs fois
à l'ouverture des cadavres, & il convient que Boerhaave a eu raiſon de
dire que le Mercure eſt inſuffiſant pour
détruire la carie du diploé. Cette réu-
nion des particules mercurielles lui
paroît ſans inconvénient, parce que
dans le traitemenr néceſſaire du *vice
local*, l'ouverture de l'abſcès, ou l'action de la rugine ſur la carie, donne-
ront iſſue au Mercure. Enfin, M. Aſtruc aſſure que, quoique le Mercure
ne guériſſe ni la carie, ni la gonorrhée, il ne s'enſuit pas qu'il ne ſoit
le ſeul ſpécifique contre la Maladie
Vénérienne, parce que les vices lo-
caux peuvent ſubſiſter après la deſ-
truction de la cauſe, & exiger des
remedes ordinaires, & des traitemens
particuliers relatifs aux déſordres qu'a
produits le principe virulent; remedes,
ajoute-t-il, qui auroient été ſans effet,
avant qu'on eût détruit le Virus, &
auxquels le mal local cede aiſément
lorſqu'il n'exiſte plus aucune malignité
dans les humeurs.

Cette doctrine admiſe, comme très-plausible, n'a pas toute la solidité qu'on lui a crue ; il est démontré, au contraire, par d'excellentes observations, qui feront l'objet du paragraphe suivant, que l'existence du mal local peut rendre infructueuse la meilleure administration du spécifique ; & qu'il est des cas où il convient essentiellement de commencer le traitement par les moyens capables de détruire le vice local, sans quoi on ne pourroit parvenir à détruire le Virus dont ce vice est le foyer.

V I.

J'ai traité ce point intéressant de pratique dans une leçon publique ; & l'Auteur du parallele des différentes méthodes de traiter la Maladie Vénérienne publié en 1764 (a), a fait depuis usage des mêmes principes. Il me sera permis de les mettre ici sous un nouveau jour ; l'intérêt de l'humanité & l'honneur de l'Art m'en font également un devoir.

____

(a) Ce Livre utile se trouve à Paris, chez Cavelier, rue Saint-Jacques, au Lys d'or.

Fabrice de Hilden a fait à ce sujet une observation (*a*), qui a échappé à la vaste érudition de M. Astruc. Une femme de cinquante ans étoit depuis trois ans dans un état très-fâcheux par la Maladie Vénérienne que son mari lui avoit communiquée : elle avoit passé trois fois par les grands remedes sans aucun fruit; elle souffroit des douleurs aigues à la tête, & dans les articulations ; elle ne pouvoit se soutenir, & avoit en différentes parties, des ulceres malins, sordides, & un principalement sur la clavicule droite, accompagné de la carie de cet os. Eclairé par une expérience réfléchie, Fabrice prépara sa malade, pendant trois femaines, par des remedes altérans & des purgatifs. Il procéda ensuite, *préliminairement*, à la guérison du mal local, par l'application du cautere actuel sur la clavicule cariée. Ce ne fut qu'après la chûte de l'escarre, qu'il commença l'administration des frictions mercurielles; & il eut la satisfaction de guérir en très-peu de tems cette malade, qui a

____

(*a*) Obs. Chir. cent. v. obs. 95.

vécu depuis, plusieurs années, en parfaite santé.

Des faits de cette nature doivent
être précieusement conservés à la pos-
térité qui y verra les grandes ressources
de l'Art, lorsqu'il est exercé par des
mains dignes d'un ministere aussi noble qu'utile. Si dans les deux malades
que M. Astruc a traités après Boerhaave, qui avoit administré sans succès la méthode sudorifique de Hutten,
les exfoliations ne se fussent pas faites
naturellement pendant le cours du
dernier traitement, M. Astruc l'auroit éprouvé tout aussi inefficace que
les précédens. Combien de gens sont
morts misérablement parce que des
traitemens répétés, & toujours inutiles, ont été conduits dans l'oubli de
la destruction préliminaire du vice local? On croyoit suivre un plan méthodique de curation, par l'usage des
remedes le mieux indiqués pour l'é-
radication de la cause ; & c'étoit par
les effets du mal qu'il falloit commencer. Comment l'exemple donné par
Fabrice de Hilden a-t-il pu ne pas
servir de base aux instructions que tant
d'Auteurs se sont ingérés de donner
sur cette partie de l'Art, depuis que

notre illustre Praticien a écrit. C'est
en 1589, qu'il tint cette conduite si
salutaire, par laquelle son génie le
porta à aller au secours de la nature,
par une voie toute nouvelle, & à
accélérer une marche dont la lenteur
a souvent été meurtriere. Ce qui rend
inexcusable la négligence des Professeurs & des Praticiens à cet égard,
c'est que l'Auteur a tiré, de ce fait,
une induction qui enrichit l'Art d'un
précepte des plus importans. Car il
examine pourquoi dans ce cas particulier la maladie a éludé plusieurs fois
la vertu des frictions mercurielles,
pendant que le mari a été parfaitement guéri par un seul traitement.
Fabrice de Hilden a regardé la carie
de la clavicule comme le foyer où
le vice Vénérien s'étoit déposé :
tous les traitemens ont été inutiles,
tant que cette carie n'a pas été détruite ; parce qu'il repassoit sans cesse,
de cette partie, dans le sang, des
principes d'infection qui en corrom-
poient la masse. Cela me paroît très-
lumineux & digne d'admiration. Que
les Chirurgiens apprennent donc par-
là, dit Fabrice, (*hinc discant Chirurgi*)
qu'il faut faire l'extraction des os ca-

riés avant que de donner les frictions mercurielles. Il étend ce précepte jusqu'aux tumeurs gommeuses & aux tophes. Il prétend qu'il faut les ramollir avant le traitement, & surtout avant que de faire usage de la décoction du gayac, laquelle dissipant la partie la plus fluide des humeurs, rendroit plus épaisses celles qui font l'engorgement ; alors ces tumeurs se terminent par induration, deviennent squirrheuses, cédent plus difficilement au Mercure, & conservent le germe de récidive, qui rend les traitemens longs & infideles.

L'observation suivante servira à établir l'excellence d'un précepte trop peu connu. Samuel Duclos, Médecin de Metz, écrivoit à Horstius, vers l'an 1620 (a), qu'un jeune homme fut attaqué à Paris d'un bubon Vénérien, lequel se termina par suppuration, & fut guéri au bout de trois mois. De retour en sa Province, il se maria, & eut un enfant fort sain. Peu de tems après, il se plaignit d'un vio-

____

(a) *Horstii Oper. Med.* tom. 2, lib. 11, obs. 14.

lent mal à la tête , & d'une légere tuméfaction à l'os de la jambe , d'une si grande sensibilité qu'on ne pouvoit la toucher sans lui causer une douleur considérable. Après l'usage de plusieurs remedes qui n'alloient point au fait , ce jeune homme se confia aux soins du célebre Médecin de Pont-à-Mousson , Charles Lepois , (*Carolus Piso*) qui le traita sans fruit , pendant 50 jours , à la maniere d'Italie , dit-on , par la décoction de gayac. L'année suivante il se mit entre les mains d'un Chirurgien très-expérimenté , de qui il reçut sept frictions. Une fluxion affreuse sur la poitrine empêcha de continuer le remede. Le mal subsistant toujours , le malade ayant néanmoins repris des forces , eut de nouveau recours à une ptisane sudorifique & laxative , dont il fit usage pendant six semaines avec des bains & des pillules mercurielles : loin d'en retirer aucun soulagement , il tomba dans une maigreur extrême. Après deux ans de patience , fatigué de la douleur de tête , qui , peu à peu , s'étendoit du front vers les tempes , & de la douleur de jambe qui faisoit aussi des progrès , suivant la longueur du tibia, il recommença les frictions, & elles ne réuffirent pas mieux que la premiere fois. L'affection de poitrine revint; le malade avoit beaucoup de peine à refpirer, & la falivation ne s'établiffoit point. Pendant quelques années il fe livra à toute efpece de Charlatans & d'empyriques: il ne tira du foulagement que des remedes d'une vieille femme, qui lui fit prendre, pendant trois jours, un précipité mercuriel, de couleur blanche, dont l'effet fut de procurer de très-grandes évacuations par le haut & par le bas. Au bout de deux mois, les douleurs reparurent comme auparavant. Enfin, il y avoit dix ans que cet homme menoit la vie la plus miférable, lorfqu'il confulta *Samuel Duclos*. Les fymptômes qu'il y avoit alors, étoient la douleur de tête continuelle, l'infomnie, la fiévre lente, des douleurs dans les membres, que rien n'avoit pu appaifer, & l'exoftofe du tibia. L'Auteur fe propofa, fuivant la pratique de fon tems, de détruire les douleurs par la falivation. Mais il ne perdit pas de vue le point capital d'où dépendoit le fuccès du traitement. L'ouverture de l'exoftofe lui parut de premiere indication ; il regardoit cette tumeur comme un foyer conftant de la maladie, & la caufe de la perfévérance des accidens, malgré tous les remedes. L'habileté & l'intelligence de Duclos fe manifeftent dans toute fa conduite. Il a d'abord égard aux forces vitales, & ne croit pas devoir commencer la cure par la falivation, dans un homme fi exténué ; fon premier foin eft de le rétablir par des nourritures reftaurantes ; on prépara enfuite la bouche à la falivation, par l'ufage du mercure doux à une dofe affez forte pendant quatre jours. Le malade en fut purgé par le bas. Ses felles étoient d'un bleu verdâtre, comme Duclos dit qu'elles font toujours par l'effet des purgatifs mercuriels. Il paffa enfuite aux frictions : à la huitiéme, la fluxion catharrale fur la poitrine, furvint ; mais comme les traits auxquels on s'attend, font moins de mal, il remédia, dit-il, à cet accident par un vomitif donné fans délai. Cependant les gencives ne s'ulcéroient point. On continua les frictions, elles furent faites jufqu'au nombre de quatorze : la bonté du pouls, la diminution de la douleur, & la maniere dont le malade fuppor-

V vj

toit le traitement, enhardirent à les porter jufqu'à ce nombre. Les confultans avoient marqué beaucoup d'oppofition à ce que l'on attaquât directement le mal de la jambe; & la raifon qu'ils en donnoient, étoit que la peau étoit faine & fans la moindre altération. Mais Duclos perfifta dans fon fentiment, & foutint que le propre du vice vénérien, étoit d'attaquer les os primitivement. Il fe détermina donc d'après fes propres connoiffances, à appliquer un cautere potentiel qui découvrit une carie fort étendue, laquelle fut détruite par l'application du feu, réitérée quatre fois, & par l'ufage de la poudre d'Euphorbe, pour aider à la féparation des parties brûlées. Le malade recouvra, par ce fecours, une parfaite fanté.

Cette cure a donné lieu à trois réflexions, propofées à Horftius, qui a fait part à Duclos de fes remarques fur les difficultés qui en font l'objet. 1°. Le bon état de la fanté de l'époufe, & de quatre enfans nés pendant les dix années qui ont précédé le traitement. 2°. L'action du Mercure donné en frictions à larges dofes, fans caufer la moindre évacuation : l'Auteur rapporte qu'il avoit déja observé deux fois le même phénomène ; que dans ces cas , il donnoit par compensation une plus grande quantité de Mercure , & que les malades guérissoient également bien. Nous pouvons dire aujourd'hui que la guérison n'en est que plus assurée. La troisiéme réflexion de l'Auteur, concerne le mal local : il passe pour déterminé dans tous les ouvrages qui ont traité de l'exfoliation des os , qu'elle se fait en quarante jours , ou au plus en cent , & il n'a pu l'obtenir avant dix mois.

Le résultat de cette discussion est que le Mercure en frictions n'excite pas nécessairement la salivation , lors même qu'on cherche le plus à la procurer. Il est démontré de plus qu'on peut la prévenir par la préparation des malades & par l'administration méthodique du remede. Le point essentiel est d'en continuer l'usage autant de tems qu'il est convenable de le faire, & sur-tout de ne pas négliger d'attaquer primitivement le foyer particulier du mal, s'il y en a un. Fabrice de Hilden en a fait un précepte qu'on ne peut trop inculquer pour l'intérêt de l'humanité. Il est des cas où au-

cun remede ne peut réuſſir avant l'o-
pération chirurgicale, & après ce ſe-
cours, les frictions préſentent le
moyen de guériſon le plus ſûr & le
plus doux : elles feront toujours inefficaces, ſi on laiſſe ſubſiſter le foyer,
d'où l'infection ſe reporte dans la
maſſe des humeurs, pour éluder l'action des remedes.

VII.

Les exceptions que ſouffre le précepte dont on vient de démontrer
l'utilité, prouvent avec quel diſcer-
nement il faut faire l'application des
meilleures regles. La ſcience conſiſte
à les connoître, & l'habileté à ſavoir
les mettre en pratique ; en ſorte qu'on
pourroit être très-ſavant & fort mal-
habile : l'hiſtoire de l'Art fournit des
exemples de cette vérité. Le précepte
qui preſcrit d'attaquer primitivement le
mal local, a, ſans doute, de grands
avantages, mais on peut en abuſer ;
& ce qui pourra paroître ſingulier,
c'eſt que cet abus a lieu tous les jours
de la part des gens qui n'ont aucune
idée du précepte, au moins ſous la
face par laquelle nous l'avons pré-
ſenté.

1°. Une obſervation que je crois intéreſſante va prouver l'abus qu'on peut faire de ce principe : Un Officier de diſtinction au ſervice de * * *, me fut adreſſé, il y a deux ans, par M. Mathei, célebre Chirurgien à Anvers, qu'il avoit conſulté en paſſant. Les ſymptômes d'un ancien mal ſe réduiſoient à des douleurs quelquefois inexprimables dans la partie moyenne du tibia gauche. Le malade n'avoit aucun doute ſur leur cauſe primitive ; elles n'avoient pas cédé à pluſieurs traitemens anti-vénériens, par l'uſage de la diſſolution de ſublimé corroſif, ſuivant la preſcription de M. Van-Swieten. Les douleurs variables par leur violence, mais toujours fixes au milieu de l'os, manifeſtement tuméfié dans toute l'étendue de ſa partie principale, augmentoient pendant la nuit, & cauſoient des inſomnies qui détruiſoient inſenſiblement le tempérament du malade ; il ſentoit bien qu'il ſuccomberoit à la longue, ſi ce mal continuoit. M. Mathei jugea qu'étant local, il devoit être attaqué directement par une opération chirurgicale. Le malade vif & doué d'un grand courage, venoit en France dans la ferme réfolution de faire le facrifice de fa jambe, fi on le croyoit néceffaire à la parfaite guérifon. Cette jambe pa-roiffoit précifément dans le cas de celle du malade traité par Samuel Duclos, & dont nous avons parlé au paragra-phe précédent. La peau étoit de même fans la moindre altération ; le corps de l'os étoit un peu gonflé, & l'on pouvoit raifonnablement préfumer que la deftruction du vice local pro-cureroit la guérifon radicale : mais il n'y avoit point de fievre lente comme dans l'autre cas; je ne pouvois foup-çonner une carie interne, dont la ma-tiere, par fa réforption, auroit produit des accidens qui n'exiftoient pas. Ces raifons fuffifoient, du moins, pour ne pas précipiter l'opération : je conçus quelque efpérance de pouvoir l'éviter, par mon peu de confiance aux trai-temens précédens, dont l'infidélité m'étoit encore plus connue que le danger, qu'on a peut-être trop exagé-ré, quoiqu'ils n'en foient pas exempts. J'infiftai fur la néceffité d'un nou-veau procédé par les frictions. Le malade les avoit en averfion ; il re-doutoit fur-tout les inconvéniens de la falivation, qu'il croyoit indifpensablé en suivant cette voie. Je vainquis sa répugnance, & lui promis de le garantir de l'incommodité & du dégoût de cette évacuation. Il fut préparé par les bains domestiques, & par un minoratif, & mis à l'usage des frictions. L'onguent étoit préparé avec parties égales de graisse & de Mercure, exactement revivifié du cinabre, éteint d'abord avec un peu d'ancien onguent Napolitain, fait lui-même sans térébenthine, dont la crasse visqueuse bouche les pores de la peau, & y attire des érésipeles. On avoit incorporé un scrupule de camphre par once de pommade. La chambre n'étoit ni plus close ni plus échauffée, que pour l'habitation d'une personne en santé. Le malade prenoit pour boisson ordinaire une décoction de salsepareille : elle entretenoit une légere disposition transpiratoire, & une grande liberté dans la voie des urines. Je lui prescrivois d'avoir le plus grand soin de sa bouche, qu'il se rinçoit plusieurs fois le jour, pour précaution, avec de l'eau & un peu d'eau-de-vie, afin d'en rendre les parties moins susceptibles des impressions du Mercure. Moyennant ces attentions & le ménagement convenable dans la dofe des premieres frictions, le Mercure pric fon cours par des couloirs ouverts à fon iffue : ces routes une fois établies, on procéde avec plus de fécurité. Quand le ventre n'étoit pas libre, on follicitoit fon action par un lavement, & quelquefois, par une infufion de demi-once de follicules de féné, du foir au lendemain dans la décoction de falfepareille. Il y a fouvent dans une cure bien dirigée des évacuations fpontanées, qui prouvent l'action favorable du remede introduit par les pores de la peau. Mon malade ufa, dans l'efpace de deux mois, fix onces de pommade ; à la fixiéme friction, il fentit une grande diminution dans fes douleurs : au milieu du traitement elles parurent entiérement diffipées. Il eft parti de Paris parfaitement guéri, après le traitement le plus doux, très-fatisfait d'avoir été préfervé d'opérations douloureufes fur fa jambe, à l'amputation de laquelle il auroit confenti, fi je l'euffe jugée néceffaire.

On voit par cette réuffite, que le vice local le mieux caractérifé, peut, en certaines circonftances, céder à un traitement méthodique, lorsqu'il n'y a pas de carie intérieure qui conserve un foyer d'humeurs vicieuses sur lesquelles le Mercure ne peut avoir aucune action, & qui rendroient nécessairement inefficace l'administration des remedes, sous la direction la plus éclairée.

2°. J'ai dit plus haut que des gens qui professoient l'Art, sans connoître le précepte qui vient d'être apprécié, attaquoient primitivement le vice local ; & ils le font de la maniere la plus dangereuse : nous en avons journellement des exemples ; c'est une raison de plus, pour jetter sur cette pratique tout le blâme qu'elle mérite. Il est très-ordinaire d'apprendre en consultation, par le récit des malades, que les personnes à qui ils ont eu confiance, lors de l'apparition d'un chancre, avoient cru devoir le dessécher d'abord, comme une aphthe, en touchant la surface de l'exulcération avec la pierre de vitriol ; d'autres cautérisent avec la pierre infernale ; enfin, il y en a qui pensent agir plus méthodiquement, en couvrant deux fois le jour les ulceres chancreux, avec un plumaceau, chargé d'on-

guent brun ; il eſt fait avec le précipité rouge, incorporé dans de l'onguent baſilicum. Ce n'eſt pas à leur
conduite qu'ils artibuent les progrès
du mal ; ils n'en accuſent pas le mauvais choix des remedes irritans, mais
la grande virulence de l'humeur vénérienne. Il ſurvient des gonflemens
conſidérables, des phymoſis inflammatoires, les glandes des aînes ſe tu-
méſient, & la Vérole ſe manifeſte par
une ſuite de ſymptômes primitifs, nés
de la malhabileté de celui qui a irrité
les plus légeres traces du vice vénérien, ſur la ſurface de la peau, &
qu'on auroit détruites par de ſimples
lotions aqueuſes, avec des ſoins de pure
propreté. La prudence auroit requis
l'uſage de quelques anti-vénériens ;
mais le vice local devoît être adouci,
& il n'a fait des progrès rapides, que
parce qu'on l'a irrité contre toute eſ-
pece de raiſon.

Ceci n'eſt point un dogme nouveau, quoiqu'il n'y en ait point de plus
négligé dans la pratique vulgaire ; je
pourrois dire, très-vulgaire, car mal-
heureuſement, il y a peut-être plus,
en ce genre, de prétendus guériſſeurs
que de malades. Ecoutons Boerhaave

à ce sujet, voici comment il s'exprime dans la Préface du recueil des plus anciens Auteurs qui ont écrit sur la Maladie Vénérienne, (*a*) dont il a donné une édition en 1728.

« On doit condamner la pratique » *funeste* de ceux qui ferment ces petits » ulcères avec la pierre infernale, » l'eau divine de Fernel, l'eau de vitriol, le Mercure précipité, & tant » d'autres remedes semblables si vantés par des Charlatans, qui ne font » guidés que par un sordide intérêt ; » *j'ai vu souvent la Vérole naître de ce* » *fatal usage*. On doit plutôt se servir » de remedes savoneux, aqueux, » émolliens, qui tiennent ces ulceres » long-tems ouverts, attirent la matiere à l'extérieur, la rendent fluide, » & en purgent ainsi le corps. S'il est » une méthode pour guérir ces plaies » malignes, certainement c'est celle-» ci : j'en ai souvent fait l'heureuse » expérience, après qu'on en avoit » employé d'autres sans succès : la » nature elle-même nous indique cette » méthode. L'écoulement de la go-

---

(*a*) *Aphrodisiacus, Luisini.*

» norrhée virulente, long-tems entre-
» tenu par des remedes convenables,
» eſt le plus ſûr préſervatif qui ſoit
» connu juſqu’ici. Si au contraire on
» l’arrête mal-à-propos par des aſtrin-
» gens, il dégénere bientôt en vérole.
» Je me flatte d’avoir expoſé claire-
» ment la nature de ce mal, & la ma-
» niere de le guérir quand il eſt ſimple.
» Elle conſiſte ſeulement à évacuer
» tout le venin confondu avec la
» graiſſe, ce qu’il eſt aiſé de faire, ſi
» le mal eſt récent & n’affecte qu’un
» ſeul endroit : mais s’il eſt invétéré,
» on a bien de la peine à le guérir,
» & lorſqu’il a une fois pénétré juſ-
» qu’aux lieux les plus intimes & les
» plus éloignés, de quoi, je vous prie,
» peuvent alors ſervir les fomentations
» & les autres remedes externes ?

» Examinons, à préſent, ces ul-
» cères en des lieux qui ne ſont revê-
» tus que de l’épiderme; ils ſont en ſi
» grand nombre que je n’entreprends
» point de les décrire tous, un volume
» ſuffiroit à peine pour approfondir
» cette matiere. Suppoſons donc que
» le gland de la verge eſt ulcéré :
» comme il eſt extrémement tendre
» dans l’ardeur du combat amoureux,

» ſes papilles nerveuſes qui ont un
» ſentiment exquis, cauſent un plaiſir
» ſuprême : la ſtructure de cette partie
» eſt admirable. Le corps ſpongieux
» de l'urètre étant parvenu à l'extrê-
» mité de la verge, ſe replie ſur les
» corps caverneux, va ſe terminer
» à la couronne du gland, où il forme
» le bord éminent qu'on y obſerve.
» Le gland eſt donc compoſé de la
» même ſubſtance que l'urètre, dont
» il eſt une continuité. Ainſi, les muſ-
» cles de la verge appliqués au bulbe
» de l'urètre ſur le col de la veſſie,
» empêchant, par leur contraction,
» le ſang, qui vient des artères en
» grande quantité, de retourner par
» les veines, elle ſe remplit (la verge),
» ſe gonfle & s'étend conſidérable-
» ment ; ce qui n'arrive que lorſqu'on
» eſt prêt d'éjaculer : c'eſt pourquoi le
» gland eſt alors fort enflammé. Mais
» auſſi-tôt après le coït, la ſubſtance
» ſongueuſe ſe relâche la premiere ;
» c'eſt dans cet inſtant que ſes cel-
» lules, déja vuides, abſorbent le ve-
» nin ſubtil appliqué à ſa ſurface brû-
» lante. Il eſt aiſé de concevoir à
» préſent, pourquoi cette ſubſtance
» ſongueuſe eſt ſi fréquemment & ſi

» abondamment remplie de la ma-
» tiere décrite ci-dessus, qu'on l'ex-
» prime du gland, pour peu qu'on
» le presse; pourquoi ce tissu spon-
» gieux étant ulcéré & tout converti
» en matiere virulente, le gland spha-
» celé tombe, & se sépare du reste
» de la verge, qui souvent d'ailleurs
» n'a aucun mal. Enfin, la commu-
» nication que le corps spongieux
» de l'urètre entretient depuis la tête
» du membre viril, jusques sous le
» col de la vessie, est très-évidente,
» puisque ce chemin n'est formé que
» par ce seul & même corps celluleux,
» & que la surface de ces cellules est
» continuellement arrosée d'une hu-
» meur grasse & onctueuse, afin qu'elle
» soit glissante, & puisse se dilater avec
» facilité ; ce qui fait aussi compren-
» dre pourquoi le venin, dès qu'il a
» une fois pénétré cette partie, s'y
» nourrit de tant d'humeurs & acquiert
» de nouvelles forces. L'autre partie
» qui entre dans la composition du
» gland avec le corps spongieux de
» l'urètre, est un nombreux enchaî-
» nement de papilles nerveuses, cou-
» chées les unes sur les autres, les-
» quelles rampent avec ordre sur la
» surface

» surface du corps fpongieux, depuis
» la couronne du gland, jufqu'à l'o-
» rigine de l'urètre ; de forte que ces
» petits nerfs qui font les organes de
» la volupté & de la douleur, ne font
» retenus que par la membrane externe
» qui eft fort mince.

» C'eft pourquoi, fi elle eft enlevée
» par quelque caufe que ce foit, le
» gland paroît tout hériffé de papilles.
» Comme elles font toutes diftinguées
» les unes des autres par une cellulo-
» fité fort mince, fi la contagion pene-
» tre jufqu'à elle & la détruife, ces
» papilles à nud caufent une douleur
» fi vive, qu'il n'eft guère de tour-
» ment plus cruel. Libres déformais,
» & dégagées de leurs liens, ces pa-
» pilles s'élevent & forment des ver-
» rues vénériennes, fymptôme af-
» freux, principalement vers la cou-
» ronne du gland, parce qu'il y a
» une grande quantité de houpes ner-
» veufes en cet endroit. J'ai vu avec
» horreur le gland reffembler à un
» hériffon, tant il étoit défiguré par
» ce mal, qui empêchoit prefque tous
» les mouvemens du prépuce. Lorf-
» qu'un Chirurgien a l'imprudence
» d'appliquer des remedes âcres fur

» la surface vive du gland, dépouillé
» de son enveloppe, souvent il se fait
» une cruelle inflammation à tout le
» corps de la verge, & elle cause un
» priapisme extrémement douloureux.
» C'est la raison pour laquelle les
» émolliens, les anodyns, les relâ-
» chans, & tous les remedes qui peu-
» vent attirer le venin à l'extérieur,
» conviennent essentiellement : l'on
» est même forcé d'y avoir recours,
» quoique trop tard, lorsqu'on veut
» appaiser les accidens que les corro-
» sifs ont produits. J'ai fait en ce cas,
» avec le lait & la guimauve, ce que
» le mercure n'avoit pu faire : j'ai fait,
» avec l'onguent d'althœa & le nutri-
» tum, ce que l'on ne pouvoit faire
» avec l'onguent égiptiac, & avec les
» préparations mercurielles.

» Enfin, la derniere partie qui forme
» le gland, est cette membrane très-
» fine qui l'enveloppe, & dont j'ai
» fait mention plus d'une fois. Cette
» production de l'épiderme intérieure
» du prépuce, monte sur la couronne
» du gland, couvre toute sa surface,
» s'étend sur la peau du prépuce, sur
» celle de toute la verge à qui elle sert
» de sur-peau, & entretient ainsi une

» communication entre l'épiderme &
» la surface du gland. C'est pourquoi
» on a vu souvent des ulcères malins
» s'étendre de la verge au gland, & du
» gland à la verge. Cet exemple fait
» voir que les effets du même venin
» sont différens, suivant les différens
» lieux qu'il affecte, &c.

» Si une partie, couverte de la peau,
» est récemment infectée, il faut la
» laver fortement & long-tems avec
» du vin, du miel & du sel, chauds ;
» ensuite on y trempe des linges dont
» on enveloppe la partie qu'on en-
» tretient toujours dans une chaleur
» égale. Si la contagion est invétérée
» avant qu'on ait appellé du secours,
» il faut laver la partie avec les mêmes
» remedes fort chauds, y appliquer
» un vésicatoire, & mettre par-dessus
» des compresses trempées dans la
» même fomentation, & l'on conti-
» nuera ainsi au moins pendant douze
» jours.

» Si la partie récemment affectée
» est dénuée de la peau, comme la
» surface interne du prépuce, le gland,
» les levres, la bouche, &c. aussi-tôt
» ayant tiré le prépuce en arriere, on
» doit mettre la verge dans un bain

» composé des mêmes remedes que
» les fomentations, ou autres sembla-
» bles, qui ne peuvent jamais être
» trop émolliens. C'est un souverain
» remede pour ouvrir les pores & atti-
» rer la matiere au dehors. On con-
» tinuera donc soigneusement de fo-
» menter ces parties, & de les entrete-
» nir dans l'humidité & la chaleur. On
» employera ces mêmes remedes quoi-
» que le lieu affecté soit déja ouvert ; car
» alors la matiere qui trouve une issue
» libre au dehors, ne pénetre point in-
» térieurement. Ainsi, en guérissant le
» mal présent, on prévient celui qui
» arriveroit, & en suivant cette mé-
» thode, on est assuré d'une guérison
» entiere ; si on l'a négligé, ce mal
» dégénere souvent en vérole.... il
» ne s'agit que d'une seule partie ex-
» terne récemment affectée, & d'un
» seul petit ulcère, dans lequel tout le
» miasme contagieux est retenu. Ce
» sont les progrès de la contagion
» qu'il faut éviter, & on peut être cer-
» tain qu'en suivant la méthode pres-
» crite, on attirera toute l'humeur
» en dehors, & qu'on aura rarement
» besoin d'avoir recours au traitement
» spécifique de la Vérole, parce qu'elle
» n'aura pas lieu ».

VIII.

Ces principes font applicables au traitement de la gonorrhée virulente. Cette maladie eft toujours inflammatoire dans fon origine, & l'on convient que quoiqu'elle ait une caufe vénérienne, elle ne donne cependant pas la Vérole, lorfqu'elle eft traitée méthodiquement. La matiere contagieufe qui a pénétré au travers des pores de la furface du gland, fe gliffe dans les cellules de ce corps fpongieux jufqu'au col de la veffie, où il fe forme un engorgement, fuivi d'une légere ulcération, avec écoulement. La douleur, les cuiffons qui fe manifeftent aux premiers inftans de la maladie, montrent affez fon caractere, & les indications qu'il préfente. Les faignées, ordinairement trop négligées; un régime humectant, des tifannes adouciffantes; les calmans, fi l'âcreté de la matiere excite des érections douloureufes; enfin, il faut conbattre l'inflammation par tous les les moyens qui y font propres; les bains & demi-bains font très-profitables.

Les premiers accidens calmés, on doit favoriser l'écoulement de la matiere; & rien n'y est plus convenable que la persévérance dans le régime adoucissant & humectant. Les boissons légérement nitrées y contribuent efficacement. Si l'on vouloit s'en tenir à ce procédé, les gonorrhées, dont les commencemens ont annoncé la plus grande virulence, deviendroient bénignes : mais la pratique vulgaire a consacré des remedes qu'on croit propres à faire couler plus abondamment la matiere : plus ces remedes font actifs, & moins ils conviennent, sur-tout dans les commencemens. Les purgatifs hydragogues, vantés par Boerhaave, font très-préjudiciables, sur-tout dans l'usage prématuré. Je n'exagere pas en avançant que j'ai vu plus de cent fois la fluxion sur les testicules, nommée vulgairement chaude-pisse tombée dans les bourses, à la suite d'une simple prise de pillules mercurielles; ce purgatif en agaçant & irritant supprimoit l'écoulement, loin de le procurer. Les balsamiques donnés comme mondifians & détersifs, font stimulans, & rendent souvent le mal plus long & plus rebelle. Une expérience raisonnée a fait connoître que si l'on étoit attentif à continuer plus long-tems qu'on n'a coutume de le faire, le régime & la cure antiphlogistiques, en insistant sur les délayans, les relâchans, les adoucissans, la plupart des gonorrhées se réduiroient plutôt à un simple écoulement séreux, qui se tariroit spontanément, ou à l'aide de quelques toniques. Les inexactitudes dans le régime font varier cet écoulement, ce qui prouve son influence, & les secours qu'on pourroit en attendre, s'il étoit bien réglé. Mais on s'ennuie de ne pas voir la fin d'un simple suintement, on veut des remedes, & plus on en fait, moins les choses avancent. Les remedes faits à contre-tems aggravent le mal, le rendent opiniâtre; il y en a même qui causent des accidens consécutifs habituels, tels que les embarras de différens genres qui gênent l'excrétion de l'urine, & qui sont le plus ordinairement l'effet de l'usage indiscret des astringens, & sur-tout des injections faites dans le canal de l'urètre dans la vue de consolider les sources de l'écoulement.

Boerhaave a fait mal-à-propos une

efpece particuliere de gonorrhée, de ces accidens confécutifs ; il en met le fiége à la glande proftate ; il convient qu'elle vient quelquefois de la longue durée des autres gonorrhées : elle fe manifefte, dit il, par des tumeurs au périnée. Le cours de l'urine eft fouvent fupprimé tout d'un coup, fans caufe évidente ; les malades font envain les efforts les plus violens pour uriner, il eft quelquefois impoffible d'introduire la fonde jufque dans la veffie. Boerhaave juge ce mal très-difficile à guérir ; il ne lui oppofe que la falivation par les frictions mercurielles. Il ne connoiffoit pas le traitement local par l'ufage des bougies. Il fait la defcription de différens vices organiques accidentels, que fon peu d'habitude à obferver ces fortes de maux lui fait envifager comme des fymptômes effentiels d'une efpece particuliere de gonorrhée. J'ai vu, dit-il, toute la fubftance cellulaire qui environne & fépare les véficules féminales, la veffie, le rectum, le périnée, &c. ulcérée, putréfiée, rongée : il s'y étoit formé des clapiers & des fiftules qui s'ouvroient au fcrotum, au périnée, à l'anus, & confumoient toutes ces par-

ries. Boerhaave dit expressément qu'il
étoit impossible de guérir ce mal. Les
bains, les fomentations, les injections, les emplâtres, les onguens, les
cataplasmes, les incisions, les dilata-
tions, tout étoit inutile, l'on ne pouvoit, ajoute-t-il, empêcher l'urine de
sortir par ces ulcères : l'abstinence
même, les décoctions sudorifiques,
les sueurs excitées par la vapeur des
esprits ardens, la salivation excitée
& soutenue de la maniere la plus
exacte, rien ne pouvoit soulager ces
malheureux. Cela est aisé à croire.
Comment Boerhaave a-t-il pu ima-
giner que la salivation, les sueurs &
tous les tourmens qu'il a fait souffrir
à ses malades, pourroient avoir effet
sur un mal local, sur un embarras
quelconque du canal de l'urètre, qu'il
falloit attaquer immédiatement & détruire par les moyens convenables?
Pourquoi attribuer au vice vénérien
les désordres accidentels, effets de la
rétention d'urine & de la crevasse con-
sécutive du canal de l'urètre, entre
l'obstacle & la vessie? J'ai démontré
par les remarques ajoutées aux Commentaires de M. Van-Swieten, sur les
Aphorismes de Boerhaave, à l'article

X v

des *Fistules* (a), que ce grand Médecin, & son docte interprête n'avoient pas les notions que l'exercice de la Chirurgie auroit pu leur fournir pour parler de cette maladie en connoissance de cause. Quand à l'occasion de quelque obstacle habituel dans le canal de l'urètre, il survient une rétention absolue des urines, ou même une diminution plus forte de leur cours, il se fait entre l'obstacle & la vessie, une crevasse par laquelle les urines pénétrent dans le tissu cellulaire, & s'y infiltrent irréguliérement : elles se font jour à l'extérieur en différens endroits, au périnée, au scrotum, dans les aînes, vers les cuisses, & quelquefois même vers le haut, jusqu'au-dessus de l'ombilic, par des abscès gangréneux. Garengeot parle dans son Traité des Opérations, d'un homme qui avoit eu, par la rétention de l'urine, neuf tumeurs gangréneuses qu'il avoit ouvertes. Echappés au danger de cet accident, les malades voyent sortir les urines par

____

(a) Tome IV, de l'édition Françoise des Aphorismes de Chirurgie, pag. 572.

toutes ces diverses issues, toutes les fois
qu'ils satisfont au besoin de les rendre.
N'est-ce pas s'abuser que de prendre la multiplicité de ces sinus fistu-
leux pour des symptômes d'une gonorrhée particuliere, dont ils seroient l'effet nécessaire? On s'est trompé plus
grossiérement encore dans la pratique;
car on lit des observations où le
Chirurgien est représenté le bistouri
à la main, occupé de faire l'ouverture de chacun de ces sinus, afin de
parvenir au premier siege de la maladie. Un de ces conduits urineux
contre-nature a mené l'Opérateur sur
l'os pubis, & il a inhumainement fait
la section du ligament suspenseur de
la verge, pour parvenir à l'endroit de
l'urètre par lequel l'urine s'étoit fait
jour. Nous espérons qu'à l'avenir les
malades seront à l'abri d'être ainsi dif-
féqués tout vivans par des opérations
inutiles, & qui peuvent devenir très-
dangereuses. L'indication curative est
aussi simple que facile à saisir : Il faut
procurer un cours libre à l'urine par
une seule issue. On y réussit très-sou-
vent & heureusement, en rétablissant
le conduit naturel dans ses fonctions,
par l'usage méthodique des bougies.

X vj

Dès qu'on a facilité le cours de l'urine par le canal de l'urètre, elle cesse de se porter dans les sinus qu'elle s'étoit creusés dans le tems de la rétention. Ces sinus se guérissent d'eux-mêmes, les duretés & les callosités qui se feroient formées le long de ces trajets, n'y auroient eu lieu qu'accidentellement : entretenues par le passage des urines, elles se dissipent naturellement, lorsque les urines cessent d'y passer. Voyez dans le troisiéme tome in-4°. des Mémoires de l'Académie Royale de Chirurgie, ma Dissertation sur les pierres urinaires formées hors des voies naturelles de l'urine, où la question des fistules urinaires est traitée sommairement par occasion.

I X.

Il est vrai que ces obstacles, dans le canal de l'urètre, font des suites ordinaires de gonorrhées virulentes, ou traitées peu méthodiquement, ou de ces maladies contractées en récidives plus ou moins nombreuses. Les malades qui en font affligés, ont de la peine à uriner, parce qu'ils ne pissent pas à plein canal ; l'urine ne coule que par un fil plus ou moins fin & en fourche. M. Astruc a traité de cette maladie sous le nom de strangurie habituelle (a). Il range ces obstacles sous six genres qu'il distingue, soit par la nature du mal, soit par le siege qu'il occupe, en convenant néanmoins que la diversité des causes conjointes ne peut guère être établie que sur de pures conjectures. Que ces obstacles soient des carnosités ou hypersarcoses produites sur des ulcères cacoëthes, ou des cicatrices dures & calleuses, ou une simple constriction du canal, M. Astruc n'admet qu'une méthode d'y remédier, encore cette méthode n'est-elle que palliative. Il rejette l'usage des cathérétiques, dont plusieurs Auteurs ont parlé avec éloge, parce qu'ils peuvent agir sur les parties saines de l'urètre, & y attirer inflammation & tous les accidens consécutifs de l'entiere suppression du cours des urines. Ambroise Paré, & plusieurs autres Auteurs ont décrit les moyens de porter par des sondes ou canules,

***

(a) Voyez au tome suivant, livre III, chapitre 4.

le médicament fur l'obftacle même : nous en parlerons dans un inftant.

La feconde méthode rejettée par M. Aftruc, confiftoit à faire au périnée une incifion, par laquelle le canal de l'urètre étoit intéreffé, afin de pouvoir faire fuppurer les obftacles, enfuite déterger & cicatrifer la plaie. C'eft l'opération de la Boutonniere, qui peut encore avoir fon utilité en certains cas, très-rares à la vérité, depuis qu'on fait fe fervir utilement des bougies emplaftiques, fi connues de nos jours, & dont M. Aftruc femble avoir entiérement ignoré l'ufage.

Il parle en troifiéme lieu, de petites tentes emplaftiques qu'on pouffoit à l'endroit de l'obftacle, & qu'on retiroit au moment qu'on avoit befoin d'uriner, pour les replacer enfuite. Elles étoient enduites d'emplâtre de Vigo. Ce procédé curatif eft regardé par M. Aftruc, comme pouvant opérer les effets les plus falutaires ; il lui trouve néanmoins des inconvéniens ; le premier, que la bougie eft trop courte, & qu'elle n'agit qu'en dilatant l'endroit de l'urètre qu'elle occupe, ce qui fait, dit-il, que le canal fe refferre au-deffus & au-deffous

de l'endroit dilaté. Le second inconvénient eſt l'incommodité d'avoir toujours beſoin d'un Chirurgien , pour
placer & replacer le petit bout de
bougie.... Ce ſont les raiſons qui dé-
terminent ce ſavant Médecin à donner
la préférence à des ſondes de plomb ,
paſſées à la filiere, & de différens dia-
metres. On ſe ſert d'abord d'une ſonde
très-fine , graiſſée d'huile d'amandes
douces ; on les porte chaque jour pendant trois ou quatre heures ; on augmente par gradation le diametre du
canal de l'urètre, par l'uſage ſucceſſif de
ſondes plus groſſes , & l'on parvient ,
dit-on , par une longue perſévérance,
à procurer le cours libre des urines.

Ces ſondes de plomb, utiles en quelques cas, ſont ici le hochet de l'inexpé-
rience. Il eſt certain qu'elles n'ont
point la vertu de détruire la plupart des
obſtacles ; & que les bougies emplaſ-
tiques mettent le canal en ſuppura-
tion , & procurent le dégorgement des
parois de l'urètre ; car leur premier
effet eſt d'exciter un écoulement, comme d'une gonorrhée renouvellée ; la
ſtrangurie habituelle n'auroit pas lieu,
ſi l'on terminoit la cure des gonorrhées
ordinaires par l'uſage des bougies.

On peut les préparer avec les emplâtres de mucilages & de dyachilon
pour faire fuppurer ; de de Vigo, pour
fondre & déterger ; & avec de la cire,
de l'huile & du blanc de baleine, ou
avec le cérat de pierre calaminaire fur
la fin, pour cicatrifer.

Les fondes de plomb, lorfqu'il n'eft
queftion que de tenir le canal en
forme, & empêcher fon fimple rétré-
ciffement, peuvent être employées
utilement : elles ne peuvent remplir
que cette indication. M. Aftruc en
attribue l'invention à un Médecin de
Nîmes, dont le nom n'eft pas connu,
qui vivoit en 1560 ; du moins paroît-il
le premier qui en ait fait mention, dans
des obfervations qu'on a recueillies à la
fin des ouvrages de Riviere, imprimés
à Lyon en 1655. Un Religieux de
l'Ordre de Saint-Auguftin fouffroit les
douleurs les plus cruelles, toutes les
fois qu'il urinoit ; il avoit fait ufage
de différens remedes, & principalement de la poudre de Sabine, pour
détruire les obftacles qu'il avoit dans
le canal de l'urètre. Ce malade étoit
au défefpoir de n'avoir trouvé aucun
foulagement : fes douleurs devenoient
tous les jours plus vives, au point qu'il

avoit pris la résolution de finir ses maux en se précipitant par la fenêtre. Ce Médecin eut pitié de son état ; il lui conseilla l'usage des sondes de plomb graduées, à porter continuellement nuit & jour ; le quinziéme jour il rendit les urines très-librement & sans la moindre douleur, & il obtint une guérison parfaite après avoir persévéré très-long-tems dans l'usage de ce moyen.

Il est assez indifférent de savoir à qui l'on est redevable de l'invention des sondes de plomb ; mais l'instruction des jeunes Chirurgiens ne me permet pas de leur laisser ignorer, que, *Louis Guyon*, sieur *de la Nauche*, dont M. Astruc parle dans le second tome in-4° de son Traité *De Morbis Venereis*, à l'époque de 1615, étudioit en Médecine sous *Louis Duret* en 1563. Dans son Ouvrage intitulé *Cours de Médecine*, contenant le Miroir de beauté & santé corporelle, dont j'ai sous les yeux la sixiéme édition, imprimée à Lyon en 1673, par les soins de *Lazare Meyssonnier*, Aggrégé au Collége des Médecins de cette Ville, il est parlé de la cure des carnosités, par leur consomption ;

très-difficile, parce qu'il est mal aisé, dit-on, de porter & exposer justement & sans faillir, les médicamens exédans sur la caruncule, qu'on n'en touche aussi les parties saines voisines. Néanmoins la nécessité a fait inventer des chandelles de cire, ointes d'onguent propre par un bout, & des canules de même, pour y porter des ferremens, ou médicamens emplastiques, poudres, onguens, &c. La poudre subtilement pulvérisée du Savinier, (*sabina*) mange & consomme sans douleur les carnosités; ou qui la voudra rendre plus exédante, il y faut mêler autant d'ocre que de savinier; elle doit être appliquée avec un canule fenestrée : ces remedes serviront autant à la caruncule récente, qu'à l'invétérée, pourvu qu'elle soit excoriée. La carnosité consumée, ce qui se connoît par la libre émission de l'urine du malade, on cicatrisera l'ulcère restant, avec poudre de tuthie & eau alumineuse, ou par une *sonde de plomb*, portée long-tems dans le canal de la verge, *frottée de vif-argent*, approuvée avant moi de plusieurs bons Praticiens.

Ces sondes étoient donc un moyen

de la pratique ordinaire en ces fortes de cas, mais fur la fin de la cure feulement. Nous avons vu, il y a quelques années, le mauvais effet d'avoir frotté une fonde de plomb avec du vif-argent, & même avec de l'onguent mercuriel. Le vif-argent qui s'infinue dans les pores du plomb, rend très-fragiles ces fondes, que le paffage par la filiere avoit fait ductiles & fouples. M. de Poinfable, Gouverneur de la Martinique, ayant fait ufage de ce moyen, la fonde fe caffa à fon milieu, le bout intérieur paffa dans la veffie. Il vint à Paris, & avant que de propofer l'incifion méthodique de l'urètre, pour parvenir à faire l'extraction de ce corps étranger, on en tenta la diffolution par des injections de vif-argent. La ceffation des douleurs habituelles par leur ufage, fit illufion à feu M. le Dran. Il crut être parvenu à avoir fait fondre le plomb refté dans la veffie. M. de Poinfable retourna à fon Gouvernement ; il y mourut, & l'ouverture de fon corps faite folemnellement, fit voir dans la veffie le bout de la fonde de plomb, qui n'avoit fouffert aucune altération. car l'endroit même de la caſſure, rapporté à l'autre morceau qu'on avoit conſervé, s'y adapta exactement par les inégalités réciproques que la rupture y avoit faites. Il faut donc ſe bien donner de garde de frotter de vif argent les ſondes de plomb dont on croiroit devoir faire uſage, quoique ce moyen ait été employé ſans inconvénient par des Praticiens, qui pouvoient être d'ailleurs très recommandables.

M. Aſtruc, dans ſes jugemens ſur les Auteurs qui ont traité des Maladies Vénériennes, ne ménage pas Guillaume Loyſeau, de Bergerac, Médecin & Chirurgien du Roi, qui aſſure avoir traité avec le plus grand ſuccès le Roi Henri IV, d'une carnoſité dans le canal de l'urètre. Dionis avoit déja établi contre cet Auteur, le reproche de charlatanerie. « Il dit dans » un Recueil d'Obſervations Chirur- » gicales qu'il a écrites, qu'il fut ap- » pellé pour traiter le Roi Henri IV, » d'une carnoſité ; qu'il l'avoit panſé » & guéri, & qu'il en avoit été ré- » compenſé, par une charge de Mé- » decin de Sa Majeſté, que le Roi lui » donna. Mais cette hiſtoire ne prouve » point qu'il y ait des carnoſités, elle

» fait voir que ce M. Loyfeau fait
» le myftérieux, & tient du Charla-
» tan, en publiant ce qu'il a fait, fans
» dire ni les moyens, ni les remedes
» dont il s'eft fervi. S'il avoit été
» vrai, continue Dionis, que le Roi
» eût eu une carnofité, il falloit qu'en
» écrivant cette hiftoire, M. Loyfeau
» ne fît point un fecret, ni de la mé-
» thode, ni des drogues qu'il avoit
» employées à une guérifon pour la-
» quelle il avoit été fi libéralement
» gratifié, & puifqu'il fe taît fur l'ef-
» fentiel, je tiens le tout pour apo-
» cryphe ». En rapportant ce trait
fous la garantie de Dionis, à l'article
Carnofité dans le Dictionnaire Ency-
clopédique, il y a plus de vingt-cinq
ans, je me contentai de dire que fon
raifonnement étoit d'un ami du genre
humain, mais qu'il n'étoit pas con-
cluant contre les carnofités. La per-
fuafion de leur exiftence étoit, fuivant
Dionis, une erreur commune; il dit que
les accidens fâcheux qu'on éprouvoit
à la fuite des gonorrhées, par la difficulté d'uriner, venoient des cicatrices d'ulcères durs & calleux, de
l'intérieur de l'urètre; & que ceux qui
prétendoient avoir des remedes parti-

culiers pour guérir les carnofités ; avoient intérêt de confirmer cette erreur, plutôt que d'en défabufer, d'autant plus que cette maladie ayant été abandonnée des véritables Chirurgiens, étoit devenue le partage des Charlatans ou Diftributeurs de fecrets.

C'eft cet abandon qu'il falloit déplorer, il a été bien funefte à l'humanité. Mais Loyfeau a-t-il réellement fait un fecret de fa méthode & fes remedes ? Doit-on le croire fur l'affertion de Dionis, qui altere les les noms & les qualités de l'Auteur qu'il offenfe, fans doute, très-gratuitement. Il le nomme Jean-Baptifte Loyfeau, & fon nom étoit Guillaume. Il lui donne la qualité de Maître Chirurgien de Bordeaux, & il étoit Maire à Bergerac, où fon fils tenoit avec diftinction la premiere place de la Magiftrature, étant Lieutenant Général, Civil & Criminel de cette Ville. L'erreur de Dionis vient peut-être de l'examen du titre du Livre de Loyfeau, imprimé à Bordeaux, mais il n'y prend que le titre de Médecin & Chirurgien du Roi. M. Aftruc a auffi parlé très-défavantageufement de cet Auteur, dans fon Traité

De *Morbis Venereis*, à l'occafion de la cure de Henri IV. Il importe à l'inftruction publique de favoir comment & fous quels prétextes il le blâme.

« GUILLAUME (*a*) LOYSEAU, de
» Bergerac, Médecin & Chirurgien,
» (car il dit qu'il a exercé l'une &
» l'autre profeffion) (*b*), a été l'un
» des Chirurgiens ordinaires de Henri
» IV, dès l'année 1587, lorfqu'il n'é-
» toit encore que Roi de Navarre, &
» il a exercé cette charge jufque dans
» une extrême vieilleffe ».

Il a publié quelques Obfervations de Médecine & de Chirurgie fous ce titre :

Obfervations Médicinales & Chirur-gicales, avec Hiftoires, noms, pays, faifons & témoignages. Par M. G. Loyfeau, *Médecin & Chirurgien du Roi.* A Bordeaux, *par Gilbert Vernoy.* M. D C. XVII. in-12.

(*a*) A la téte du Livre que j'ai entre les mains, le nom de baptême de l'Auteur n'eft défigné que par la lettre initiale G, mais dans un autre ouvrage qu'il a publié en latin, fur les maladie internes, le nom GUILLAUME eft en toutes lettres, ainfi il n'y a plus de doute à ce fujet. (Note de M. Aftruc.)

(*b*) Epítre Dédicatoire au Roi.

Ce livre dédié au Roi Louis XIII, contient cent vingt - huit Obfervations ; il eft queftion dans la premiere de la guérifon de Henri IV, Roi de France & de Navarre. L'Auteur y raconte :

I. Qu'Henri IV a été incommodé depuis l'année 1590, jufqu'en 1598, d'une dyfurie & ftrangurie habituelle, fuite d'une ancienne gonorrhée virulente.

II. Qu'en cette année 1598, le Roi avoit eu affez de confiance en lui pour vouloir être traité par lui feul. (M. Aftruc ajoute, toutefois en préfence de fon premier Médecin qui étoit alors N.... de la Riviere, de Bafle.)

III. Que pour guérir la carnofité du canal de l'urètre (ou qu'il croyoit y être, fuivant la pathologie reçue vulgairement alors), il s'étoit fervi d'une certaine poudre, dont il ne révele pas la préparation : mais on peut bien juger qu'elle étoit cathérétique, comme toutes celles qui étoient alors en vogue.

IV. Qu'il incorporoit chaque jour de cette poudre dans du beurre frais, pour l'introduire au moyen d'une canule

nule faite exprès, fur la caroncule,
le foir , lorfque le Roi alloit fe coucher.

V. Que le matin il nettoyoit exactement l'urètre, & s'il y avoit quelques fignes de phlogofe , il l'adou-
cifloit par des injections avec les eaux
diftillées de plantain, de pourpier, de
morelle, dans lefquelles on avoit fait
diffoudre un peu de trochifques de
Gordon, ou de trochifques blancs de
Rhafis.

VI. Que par cette méthode il avoit
entiérement détruit & extirpé la carnofité en 12 ou 13 jours , & qu'il
avoit enfuite cicatrifé l'ulcère avec un
onguent préparé avec la tuthie & l'antimoine incorporés dans du beurre
frais , ou avec un mélange de parties
égales de pompholix & d'onguent
blanc de Rhafis; médicamens qu'on
introduifoit tous les foirs affiduement
fur le lieu ulcéré.

VII. Qu'on a employé auffi dans
cette cure, avec utilité, des fondes
de plomb qu'on confervoit pendant
quelque tems dans le canal de l'urètre,
enduites de la pommade faite avec la
poudre cathérétique & le beurre frais,
ou frottées de Mercure crud. Je crois

Tome II.   Y

(c'eſt M. Aſtruc qui parle) que c'eſt ce qu'on a fait de mieux, puiſque ces ſondes de plomb ont conſervé juſqu'ici leur bonne réputation, lorſque tous les autres moyens ſont tombés en déſuétude.

VIII. Que le Roi a été parfaitement guéri en trois ſemaines, ſans le moindre inconvénient qu'on pût attribuer à la méthode qu'on a ſuivie. Il a eu de la fievre trois ou quatre jours, non de l'uſage des cathérétiques, mais par intempérance, qui n'a eu aucune ſuite, parce que ſon eſtomac a été ſoulagé par pluſieurs vomiſſemens.

IX. Que des envieux de ſon ſuccès répandoient dans le public que ce traitement nuiroit à la bonne ſanté du Roi, mais que Sa Majeſté bien convaincue de l'utilité de ſes procédés, avoit mal reçu un particulier qui avoit marqué de la jalouſie de ce que le Roi avoit été guéri par un autre que par lui. M. Aſtruc eſtime que ce reproche regardoit le premier Chirurgien du Roi. C'étoit alors Pierre Pigray.

On voit, continue M. Aſtruc, que Guillaume Loyſeau tiroit vanité de

la parfaite guérifon du Roi. Mais fi
ce que dit Louis Guyon fe doit entendre de Henri III & de Henri IV,
comme tout le perfuade ; Loyfeau
auroit eu tort de s'en faire un mérite ;
car Guyon rapporte qu'il a connu
deux Rois , qui pendant tout le cours
de leur vie ont été incommodés d'une
ftrangurie habituelle, quoiqu'ils euffent
fuivi à ce fujet les confeils de leurs
Médecins. De-là M. Aftruc conclut
que Henri IV a dû fouffrir de la récidive de fon mal ; & fa guérifon lui
paroît d'autant plus fufpecte qu'il connoît toute la difficulté de la maladie,
& la maniere d'agir des cathérétiques,
plus propres à entretenir le mal qu'à le
guérir, & qui ne produifent prefque jamais que des guérifons illufoires. *Quod
ut fufpicer facit cùm nota morbi diffi-
cultas, tùm qualitas adhibitorum cathe-
reticorum, qui plerùmque morbum magis fovent, quàm fanant, & fi quando
fanant, rarò fine fuco.*

M. Aftruc nie donc la guérifon parfaite d'Henri IV, d'après le témoignage de Louis Guyon, qui vivoit à
Uferches, en Limofin, & qui ne parle
de ce qui s'étoit paffé à Paris qu'au tems
qu'il y étudioit, environ 30 ans avant

la cure faite par Loyſeau , qui n'a publié ſon Ouvrage qu'en 1617 , & qui l'a dédié au Roi Louis XIII , à qui il n'auroit pas oſé parler de la cure opérée par ſes ſoins , d'un ton ſi affirmatif, s'il étoit connu que le feu Roi n'eût pas été auſſi rádicalement guéri qu'il l'aſſuroit.

Mais voyons le texte même de l'Auteur de qui M. Aſtruc s'autoriſe pour douter de la guériſon parfaite de Henri IV.

« La plus grande part , tant hom-
» mes que femmes , portent ces ar-
» deurs d'urine, *tant qu'ils vivent*, ſans
» y pouvoir trouver remede ; & à
» chaque fois qu'ils urinent , ils ſen-
» tent de grandes cuiſſons en leurs par-
» ties honteuſes. Toute perſonne
» qui en ſera touché , s'il fait excès,
» ce mal s'enflamme , & ſouvent con-
» duit ſon malade à la mort. Autant
» en faut entendre *des caruncules ,*
» d'autant que ſi on fait excès de faire
» trop longue équitation , ou au coït ,
» ou au boire & manger , elles ſe tu-
» méfient & enflent , & par conſé-
» quent ſuppriment l'urine qui ſouvent
» cauſe la mort, & ſi mal aiſément on
» urine tant que l'on vit. J'ai connu

» *deux Rois* qui ont porté des ardeurs
» d'urine & des caruncules, tant qu'ils
» ont vécu, & n'y ont jamais pu trou-
» ver remedes , & s'ils étoient fort
» obéiſſans à leurs Médecins & Chi-
» rurgiens , ſi ce n'eſt qu'ils étoient
» fort adonnés à la luxure , comme
» ſont volontiers tous ceux touchés de
» ce mal , & cela provient de l'a-
» crimonie de l'humeur qui ſort des ul-
» cères , qui les provoque à ces volup-
» tés : & j'ai vu des hommes & des
» femmes engendrer des enfans ſains ,
» ayant ces chaudes-piſſes & carno-
» ſités (*a*) ».

Pourquoi M. Aſtruc veut-il que ſous la déſignation vague *de deux Rois*, on entende Henri III & Henri IV ? Par les époques du tems où Louis Guyon a pu avancer ce fait en connoiſſance de cauſe, on peut auſſi bien entendre Henri II, Charles IX , Henri III , Antoine , Roi de Navarre, pere d'Henri IV , & l'aſſertion du ſieur de la Nauche ne concluroit rien même pour Henri IV, ayant écrit avant le tems de la guériſon de ce Prince. Mais la prévention

____

(*a*) Miroir de beauté & ſanté corporelle , tom. 11, livre 1, chap. viij.

de M. Aſtruc contre la méthode & contre l'Auteur, lui a fait lever des doutes mal fondés.

Il nous reſte maintenant à laver Loyſeau du reproche de charlatanerie, & de réticence, ſur la matiere de ſes remedes & ſur la méthode de les adminiſtrer. On a vu par la note de M. Aſtruc, à la tête de l'article *Loyſeau*, que la lettre initiale G, au frontiſpice du livre de cet Auteur, ne lui a plus laiſſé de doutes ſur ſa signi-fication, par la connoiſſance qu'il a eue d'un Traité latin du même Auteur. Or, dans ce Traité latin, imprimé la même année que l'Ouvrage françois, chez le même Imprimeur, ſous le même privilege du Roi, daté du 21ᵉ jour de Novembre 1616, Loyſeau donne dans le plus grand détail la cure d'Henri IV. Il étoit fort indif-férent de ne pas ſavoir ſi le G ini-tial au frontiſpice du livre françois, ſignifioit plutôt Guillaume, que Georges, Gilles, Garguille, ou Gau-thier, mais M. Aſtruc ayant ſu que le nom étoit en entier au livre latin, il auroit dû le parcourir & mieux ju-ger de l'écrivain qu'il maltraite comme Charlatan, ſur un point où il a mé-

rité les éloges contraires. Je n'ai pas
le livre françois, mais le titre de l'Ouvrage latin me paroît une traduction de
celui qui eft rapporté par M. Aftruc :

*Guillelmi Loſelli, Medici & Chirurgi
Regii, de internorum externorum-
que fermè omnium curatione libellus;
cum Hiſtoriis veriſſimis & notatu
digniſſimis, necnon variis & utiliſſi-
mis ejuſdem Auctoris experimentis.
Burdigalæ; apud Gilbertum Vernoy.
M. DC. XVIII. Cum Privilegio
Regis.*

*De caruncula ſeu hyperſarcoſi, urinæ
excretionem prohibente.*

Cap. xxxvii, page 208.

De la caroncule, ou chair fongueuſe
qui empêche la ſortie de l'urine.

« Le canal de l'urètre commun à
» l'excrétion des urines & à l'émiſſion
» de la liqueur ſéminale, eft ſouvent
» obftrué par une hyperſarcoſe ou
» carnoſité qui naît ſur un ulcère pro-
» duit par une gonorrhée virulente,
» & qui a été mal détergé. Cette ca-
» roncule ſe forme également dans la
» continuité du conduit, ou au col
» même de la veſſie ».

TRAITEMENT.

« Quel que soit le siége du mal, il faut commencer la cure par un doux purgatif, avec la casse, le catholicum ou la rhubarbe, sans négliger la saignée & le régime sudorifique, dont la vertu est de débarrasser tout le corps des humidités superflues, & de dessécher la partie affectée. Toute l'attention doit se porter ensuite à détruire & enlever le tubercule ou carnosité, & à cicatriser l'ulcere. Voici les moyens qui m'ont réussi dans ces cas.

Prenez *aloës choisi* deux gros, *des deux aristoloches & myrrhe*, de chacune demi-gros, *tuthie préparée*, demi-gros. Mettez le tout en poudre très-fine, dont on formera avec du styrax liquide une masse de consistance d'emplâtre mol. On en prendra une petite partie pour l'adapter à une petite bougie de cire, à l'endroit où elle touchera la carnosité, lorsqu'elle sera introduite dans le canal de l'urètre. Ce remede par son action détruira l'obstacle. La bougie doit être mise le soir, à l'instant que le malade se met au lit : on a la précaution de le faire uriner avant l'introduction de la bougie qu'il doit garder toute la nuit.

Ou bien :

Prenez feuilles de sabine séchées à l'ombre & mises en poudre très-fine, un gros & demi ; emplâtre de mucilages, une once, mêlés & adaptés à une bougie de cire, comme il a été dit. C'est un remede très-assuré qui ronge & desseche entiérement la carnosité avec sûreté, peu à peu & sans douleur.

Si cependant l'usage de ces remedes attiroit de l'ardeur & de la douleur, il faudroit à leur place se servir de la composition suivante.

Prenez cire blanche une once & demie, huile rosat cinq onces ; après les avoir fait fondre ensemble, transvasez & lavez ce mélange en l'agitant dans plusieurs eaux. On fera ensuite cette opération dans le suc dépuré de joubarbe ou de morelle, ou dans les eaux de roses & de plantain : enfin, on y ajoutera camphre un gros, opium dissous dans du lait, quatre scrupules, pour faire un onguent, dont on frottera la bougie qui doit être insinuée dans l'urètre.

Toutes ces bougies destinées soit à consumer la carnosité, soit à procurer la cicatrice & à calmer la douleur & l'ardeur, doivent être portées fans difcontinuation ; & fi le befoin d'uriner exige qu'on les retire, il faut les remettre immédiatement après qu'on a fatisfait ce befoin, avec l'attention d'y appliquer de nouveau le médicament convenable.

Telle eft la maniere ordinaire de traiter les carnofités, en ufage parmi nos Chirurgiens.

Je vais donner ici avec plaifir, pour le bien public, une méthode plus efficace & plus commode, avec le remede dont je me fuis fervi pour la cure du très-Chrétien & très-invincible Monarque Henri-le-Grand, Roi de France & de Navarre.

Quant à la méthode, je fis faire une canule d'argent par un Orfévre. (Les figures font gravées en taille-douce.) Cette canule eft furmonté d'une petite boëte, (de la forme du manche d'un pharyngotome), dans laquelle on met le médicament, & un ftylet qui remplit la canule fert à le porter immédiatement fur la caroncule.

Le remede dont je me fuis fervi principalement, a été la poudre de fabine incorporée dans du beure frais lavé plufieurs fois dans de l'eau de rofes, que je portois le foir fur la carnofité au moyen de la fonde ci-deffus décrite. Le lendemain matin, après que le Roi avoit piffé, je faifois des injections rafraîchiffantes avec les trochifques de Gordon, ou les trochifques blancs de Rhafis, diffous dans l'eau de plantain ou de morelle. Par l'ufage & l'ordre de ces remedes la carnofité a été détruite en douze jours & l'ulcère conduit enfuite à cicatrice avec de la tuthie & de l'antimoine préparés, mis dans du beure frais & porté fur l'ulcère par le moyen de la canule : je me fuis auffi fervi quelquefois des onguens de pompholix & blanc de Rhafis, & de fondes de plomb frottées de mercure crud & purifié.

Quoiqu'on doive regarder les fufdits remedes employés à la guérifon du Roi comme les meilleurs dont on puiffe ufer, j'approuve & loue beaucoup les autres dont j'ai donné la recette, & ceux que je vais décrire.

Prenez cérufe de Venife, quatre onces, tuthie préparée & lavée dans l'eau de rofes, demi-once, litarge d'or lavée, fix gros, antimoine choifi, en poudre très-fine, une once, camphre, demi-

once ; maſtic, oliban, aloës hépatique, de chacun deux ſcrupules. On triturera le tout dans un mortier de marbre, avec du ſuc de plantain , & on fera ſécher au ſoleil. En ſuite on mettra cette maſſe dans un mortier de plomb , en l'agitant très-long-tems avec ſuffiſante quantité d'huile roſat, pour faire un onguent qu'on portera ſur la carnoſité de la verge, ou avec une bougie, ou par le moyen de la canule, & de la maniere dont il a été fait mention plus haut.

On procurera la cicatrice de l'ulcère par l'onguent qui ſuit.

Prenez onguent roſat & cérat de Galien récemment fait, & lavés dans de l'eau de roſes ; onguent de céruſe, camphre, pommade de graiſſe de chevreau, ſans odeur, de chacun une once, mêlés & triturés dans un mortier de plomb, pour faire un onguent dont on ſe ſervira comme des précédens.

On connoîtra que la guériſon eſt parfaite lorſque l'urine ſortira très-librement & ſans la moindre douleur, & que l'algalie ſera introduite dans la veſſie librement ſans aucun ſentiment de douleur.

Voilà les remedes qu'une longue expérience m'a montré juſqu'ici comme les meilleurs, & dont j'ai fait ufage avec les plus grands fuccès fur des gens de haute & de baffe condition. Le defir d'être utile me porte à les rendre publics. Je prie le Seigneur Tout-Puiffant de faire qu'on ne s'en ferve dorénavant qu'avec méthode pour le falut commun , & qu'ils rempliffent heureufement les vues de tous ceux qui y auront recours ».

Au moment où j'écrivois ceci , d'après l'ouvrage latin de Loyfeau , M. Reyne, l'un de mes Eléves, m'apprit qu'il avoit affifté l'année derniere dans l'Amphithéatre de nos Ecoles, à une leçon de Pathologie, faite en l'abfence du Profeffeur, par M. Chopart, chargé de l'inftruction anatomique & chirurgicale des Eleves admis à l'Ecole pratique, qui avoit parlé de la cure des carnofités de l'urètre, d'après l'ouvrage françois de notre Auteur. M. Chopart a bien voulu me le prêter : j'y trouve des anecdotes affez curieufes pour mériter d'être rapportées : elles ferviront à juftifier Loyfeau de l'imputation injurieufe de charlatanerie dont fa mémoire a été calomniée par Dionis & par M. Aftruc, & à lever les doutes que celui-ci a voulu jetter fur la folidité de la guérifon du Roi.

L'Epître dédicatoire à Louis XIII, commence ainfi..... SIRE, trente ans font paffés que le feu Roi, HENRI-LE-GRAND, votre pere, (d'heureufe mémoire) étant alors feulement Roi de Navarre & Gouverneur de Guyenne, comme premier Prince du Sang, voyant les heureux fuccès des cures par moy faites ès perfonnes de plufieurs Seigneurs de fa Cour & autres, par l'art de la Chirurgie, (de laquelle j'ai toujours fait profeffion avec la Médecine)..... me fit coucher fur l'état au nombre de fes Chirurgiens ordinaires...... Etant au voyage de la Franche-Comté, Sa Majefté fe trouvant mal d'une difficulté d'uriner, me fit l'honneur de m'appeller feul & me communiquer fa maladie; l'ayant fondé, je reconnus qu'il avoit une carnofité au canal urinal, près des paraftates, de laquelle (par fon commandement) je le traitai à Mouffeau au mois de Juillet de l'an 1598, & moyennant la faveur & affiftance de Dieu, l'en guéris entiérement, &c.

Dans un avis au Lecteur, Loyfeau répete ce qu'il dit dans fon Epître dé-

dicatoire, qu'il avoit deffein de laiffer fes obfervations à fon fils aîné,
déja Chirurgien du Roi, *qui lui faifoit
cet honneur de le voir de bon œil,
& avoir fon fervice fort agréable.* Mais
ayant plu à Dieu de le priver de ce
fils, il n'a pas voulu que les fruits
de fon expérience fuffent perdus pour
le public. Il a commencé par la cure
du feu Roi, comme la plus digne,
afin de donner courage & hardieffe aux
nouveaux Chirurgiens & les inviter à
l'imiter ou faire mieux s'ils peuvent :
« & d'autant qu'il y en a plufieurs
» qui ne font pas verfés en la langue la-
» tine, je les ai voulu écrire en fran-
» çois, afin qu'ils les puiffent non-feule-
» ment lire mais entendre, pour les
» enfuivre & pratiquer, les exhortant
» toute fois de n'être entrepreneurs té-
» méraires, fans raifon ni méthode, &
» principalement ceux qui ignorent
» l'anatomie & conftruction du corps
» humain, fans favoir définir, diftin-
» guer, ou féparer les parties fimples
» & fimilaires d'avec les organiques.
» Ce font ceux-là que le bon-homme
» Guidon, (excellent Médecin &
» Chirurgien) compare à un aveugle
» qui veut trancher du bois, & qui

» ne fait s'il en coupe trop ou trop
» peu...... Il y a bon témoignage
» de tout ce que j'ai écrit tant du feu
» Roi, Princes & grands Seigneurs de
» ce Royaume, que plusieurs autres,
» qui sont encore vivans, qui me
» pourroient démentir si j'écrivois cho-
» ses fausses », &c.

Il est vrai que dans l'observation de la cure de Henri IV, Loyseau, en décrivant son procédé, fait mention d'une poudre incorporée dans le beurre frais : Il parle de tous les remedes accessoires & ne dit pas que ce remede particulier n'étoit autre chose que la poudre de sabine. On voit par l'avis qui précede, qu'il craignoit les entrepreneurs téméraires qui agissent sans raison ni méthode ; il avoit publié la recette de la poudre dans son Ouvrage latin ; il falloit louer sa prudence & consulter le livre latin où il ne fait aucun mystere de ses remedes.

Je terminerai cette discussion par l'extrait de l'observation françoise, dont j'omettrai les détails connus par la traduction qu'on vient de lire de l'observation latine.

L'an mil cinq-cent nonante-huit, servant mon quartier au voyage de la

Franche-Comté, le Roi Henri quatriéme étoit tellement travaillé d'une
difficulté d'uriner, à cause d'une carnosité de long - tems engendrée,
qu'en marchant il me falloit mettre pied à terre pour le faire uriner
par le moyen d'une bougie, & le
plus souvent par une sonde ou canule d'argent, tellement qu'un jour je
lui trouvai la verge enflée, froide,
mollasse & insensible, dont je fus en
crainte d'une mortification, ce qui
fut évité par le régime de vivre, légere purgation & fomentation. Et
voyant que le Roi s'en fâchoit &
s'étonnoit de quoi il tardoit tant à
guérir, je lui demandai combien il
y avoit du commencement de son
mal, lequel me dit qu'il y avoit sept
ou huit ans; alors je lui dis que ce
n'étoit pas mal qui ne se peut guérir;
sur ce Sa Majesté me demanda si je
le pouvois guérir; je répondis que je le
guérirois avec l'aide de Dieu, au mois
de Septembre, pourvu qu'il fût obéis-
sant, qui soudain me promit de faire
tout ce que je voudrois, & il me
commanda de me tenir prêt audit tems
auquel il me manderoit; mais il lui
fut impossible tant attendre; car le

20 & 25 de Juin 1598, je reçus deux de ses lettres accompagnées de celles de Mr de la Riviere, Conseiller du Roi & son premier Médecin, par la poste de Bourdeaux, la premiere desquelles étoit la teneur que s'en suit :

Loyseau, je vous fais ce mot pour vous dire que vous ne faßiez faute de vous rendre auprès de moi au tems que vous mande M. de la Riviere, d'autant que j'aurai besoin en ce tems-là de votre service, m'asseurant que vous n'y ferez faute, prierai Dieu, Loyseau, qu'il vous ait en sa garde.

La lettre du premier Médecin étoit conçue en ces termes :

Monsieur Loiseau, ne faites faute de vous rendre ici à la fin de Juin, d'autant qu'il est besoin de commencer la cure du Roi, lequel m'a commandé vous écrire exprès de venir, n'ayant le loisir d'attendre au mois de Septembre, d'autant que le mal presse ; n'oubliez rien de ce que cognoîtrez être propre pour la carnosité, & songez à lui demander quelque chose, car il la vous donnera.

Loyseau apporta sa poudre & ses instrumens, de Bergerac, & il opéra

la cure comme il a été dit. Pendant ſa durée le Roi eut des vomiſſe-mens & trois ou quatre jours de fievre. Les envieux firent courir le bruit que Loyſeau étoit cauſe du mal du Roi, par ſes remedes & inſtrumens. « Mais le Roi aſſuré de ma fidé-
» lité, & reconnoiſſant bien que cela
» venoit d'ailleurs, me fit la faveur
» de parler pour moi, & me juſtifia
» en la préſence de M. le Duc de
» Bouillon & pluſieurs autres, &
» nomma les principaux de mes en-
» vieux qui étoient jaloux de ce que
» Sa Majeſté ne vouloit permettre
» qu'ils fuſſent préſens lorſque je le
» traitois ; même depuis Sa Majeſté
» étant à Saint - Germain , fit un
» grand affront à l'un d'iceux , lui di-
» ſant, vous êtes bien marry que je
» ſoi guéris par autre main que par la
» vôtre, mais je ſais bien de qui je me
» fie. Et dans quelques jours après je
» m'en revins à ma maiſon avec la
» bonne grace du Roi, & moi auſſi
» bien content ». Ce qu'il y a d'aſſez ſingulier dans tout ce récit, c'eſt que ce cas ait été le ſujet d'une Epître dédicatoire à un jeune Roi, âgé de ſeize ans , ſur la maladie de ſon pere.

Nous ne nous permettrions pas aujourd'hui pareille indiscrétion à l'égard du plus simple particulier ; & l'on auroit raison de ne le pas souffrir.

Depuis 30 ans le traitement des embarras du canal de l'urètre est rentré dans le domaine de la Chirurgie : il y a des faits en assez grand nombre pour établir des regles de pratique aussi assurées qu'elles peuvent l'être suivant la diversité des circonstances. Les seules bougies emplastiques faites avec soin, & introduites méthodiquement par leur bout le plus fin, à côté de l'obstacle, excitent un dégorgement, une espece de suppuration qui permet peu à peu d'introduire la bougie plus profondément, & de se servir successivement & graduellement d'autres plus grosses. On trouve souvent plusieurs obstacles à franchir en différens endroits de l'étendue du canal. Il est assez ordinaire qu'aux premieres tentatives, les malades ne pouvant supporter la bougie que pendant un quart-d'heure ou une demi-heure, sa présence cause des cuissons qu'il ne faut pas s'obstiner à faire souffrir long-tems, sous le prétexte qu'il n'y a d'autre voie de guérison que par l'usage des bougies : les demi-bains, les cataplafmes émolliens à la région du perinée, adouciſſent ces irritations accidentelles : & avec de la patience & de la prudence, les malades fouffrent bientôt la préſence de la bougie fans aucune incommodité, & la portent toute la nuit ; pluſieurs même peuvent uriner fans la retirer du canal qu'elles femblent remplir parfaitement ; mais l'urine fe fait jour entre la bougie & la membrane interne du canal, en déprimant le tiſſu fpongieux de l'urètre ; & c'eſt certainement un figne qu'il n'y a aucun rétréciſſement incurable. Dans le cas même où la cure ne peut être radicale, l'uſage des bougies améliore l'état des choſes, & l'on a vu nombre de perfonnes dans l'obligation, pour conferver la liberté du paſſage des urines, à plein canal, d'introduire tous les matins, ou de deux ou trois jours l'un, plus ou moins, une bougie dans l'urètre, où elle ne fait qu'entrer & fortir. Cette défobſtruction momentanée fuffit ; & faute de cette attention, l'on verroit le jet de l'urine devenir plus fin d'un jour à l'autre. C'eſt fur-tout dans ces cas où l'on retire de l'utilité de l'usage des sondes de plomb qui maintiennent le canal dilatable par l'impulsion de l'urine, comme la forme dans un soulier étroit. Quelques Praticiens se sont servis de cordes de boyaux, d'abord de très-fines, suivant le besoin. Elles se gonflent dans le canal, elles ouvrent la voie à de plus grosses, & elles agissent méchaniquement sur les rétrécissemens qui peuvent céder à cette dilatation graduée. Il y a encore des recherches à faire, & des observations pratiques à apprécier pour mettre ce point de l'Art dans l'évidence théorique nécessaire, afin d'être guidé dans la cure par des principes certains, applicables *à priori* à la diversité des cas particuliers qui se présentent journellement. Il faut assujettir la bougie de façon qu'elle ne soit pas rejettée en de-çà de l'obstacle, ce qui rendroit sa présence inutile, & afin qu'elle ne soit pas attirée dans la vessie, comme on en a quelques exemples. Il est assez triste d'être exposé à souffrir une incision, pour la recherche d'un corps étranger dans la vessie, qui s'y feroit introduit par mal-adresse ou faute de précautions.

X.

Il y a peu à ajouter à ce que M. Aſtruc a dit ſur l'inſuffiſance du traitement par les fumigations. On peut auſſi conſulter ce qu'en dit l'Auteur du parallele des différentes méthodes de traiter la Maladie Vénérienne. Cette pratique a paru vouloir prendre quelque faveur depuis peu, du moins elle en a procuré à M. l'Allouette, Médecin de la Faculté de Paris, qui a eu récompenſe récemment pour ſes recherches & expériences concernant le traitement fumigatoire.

Il ſeroit difficile de prouver le mérite actuel de l'invention, ſur une pratique très-ancienne : j'ajouterai à l'hiſtoire que M. Aſtruc en a donnée, la deſcription des remedes & le jugement avantageux de leur effet, par Louis Guyon, ſieur de la Nauche, dont les obſervations, perdues dans un fatras de diſcours & de doctrine de mauvais alloi, méritent cependant d'être conſidérées.

« *Curation par parfum.* Il s'eſt trou-
» vé une autre façon de panſer la Vé-

» role, qui a été apportée d'Allemagne,
» à favoir par des parfums, qui fe
» pratique en mettant le malade tout
» nud fous un pavillon qui couvrira
» une tine, dans laquelle il fera affis,
» & dans-icelle il y aura de la braife
» dans une chaufferette, dans laquelle
» on jettera des *trochifques de cinabre*,
» telle quantité que le méthodique
» Chirurgien verra être à faire ; & réi-
» térera tous les matins ces parfums,
» jufqu'à ce que le flux de bouche
» foit bien forti, ou autre crife. Il
» faut favoir qu'on doit prendre auffi
» bien le parfum, *par la tête*, que par
» les autres parties, mais peu : c'eft
» pourquoi le malade tiendra fa tête
» hors le pavillon durant les parfums,
» *& la mettra dedans auffi par fois*,
» tenant médiocrité : & après avoir
» pris le parfum, il fera mis dans le
» lit, couvert modeftement ; enfin, le
» traiter comme on a fait à l'onction.
» Je vais mettre ici la defcription *de*
» *trois façons de trochifques de cinabre*,
» pour en ufer ainfi qu'on trouvera
» être convenable ».

Prenez *maftic*, *gomme de lierre*,
de genievre, *ladanum & hypociftis de*
chacun demi-once; *écorce d'encens*, *deux*
gros ;

gros ; orpiment rouge ou citrin, trois gros ; cinabre, demi-once ; incorporés dans de la térébenthine, pour faire des trochifques.

Autre. Prenez encens, ftorax calamite & cinabre, de chacun une once ; calamus aromaticus & zedoaire, de chacun trois gros ; oliban & fandarac, de chacun deux gros ; céruse, demi-once, mêlés avec de la térébenthine.

Autre. Prenez cinabre, deux onces ; ladanum, deux gros ; écorces féches de citron, demi-once ; fublimé, un gros ; maftic, encens, ftyrax, racine de dictamne, de chacun un gros & demi, avec fuffifante quantité de térébenthine ; foient faits trochifques de la pefanteur d'un gros & demi, defquels on ufera felon l'Art. La premiere recette eft pour les délicats & débiles : la feconde, plus efficace, ès perfonnes plus robuftes que les précédentes : la troifiéme, pour ceux qui n'ont pu guérir par aucun des remedes précédens. « Ceux » qui ont des défluxions fur les poumons, ou autrement de courte haleine, ne doivent ufer de ces parfums ; & le Chirurgien advifera bien la force & naturel de fon malade, » d'autant que ces fuffumigations don-

» nées mal-à-propos , causent quel-
» quefois des *convulsions* , *épilepsies* ,
» *vertiginosités* , ce qu'a très-bien noté
» Dioscoride ».

L'Auteur assure que ces parfums
ont exercé leur vertu avec de beaux
effets , pour la destruction de vices
extérieurs ; mais qu'il a vu des guéri-
sons radicales , lorsqu'on avoit la précaution d'user de purgations universel-
les avant , comme aussi d'évacuations.

Personne n'ignore la grande vogue ,
qu'on a donnée pendant plusieurs années aux dragées de Keyser : ce remede est tombé tout-à-fait dans l'oubli , depuis que l'Auteur est mort ; &
que des co-partageans n'ont plus eu
de motifs pour prôner des pilules infideles & dangereuses. Voyez le parallele qui semble avoir été donné au public , principalement pour le mettre
en état de prononcer sur ce remede.

L'usage interne du sublimé corrosif
a peut-être été trop décrié dans cet
Ouvrage : on peut en tirer quelque
parti dans des Véroles invétérées , qui
exigent une longue suite de l'usage du
Mercure , dont il faut varier les formes ,
afin qu'il produise enfin l'effet desiré.

Il est certain que dans quelques-uns

des établissemens faits sous l'autorité du Gouvernement, pour tâcher d'extirper du peuple, la funeste maladie dont il est question, on a traité par le sublimé corrosif, combiné avec les frictions, un nombre de personnes, dont plusieurs sont mortes vraiment empoisonnées ; que d'autres ont fini misérablement, quoique plus tard, avec une phthisie pulmonaire, très-suspecte d'être encore vérolique : & on ne peut se dissimuler qu'on n'ait mis plus de charlatanerie que de lumieres dans la conduite qu'on a tenue : je ne nomme ni ne veux désigner personne ; mais pour faire réussir de pareils établissemens, il falloit prendre d'autres mesures que celles qu'on a prises. Le sublimé corrosif a des partisans. Feu M. Pibrac en a fort décrié l'usage dans un Mémoire inséré parmi ceux de l'Académie Royale de Chirurgie, tome quatriéme, in-4°. ou dixiéme de l'édition, in-12. Et pour n'induire personne en erreur, j'avertis que M. de Horne, ancien Médecin de l'Hôpital Militaire de Metz, qui pratique à Paris sous la qualité de Médecin de S. A. S. Monseigneur le Duc d'Orléans, a donné depuis, en faveur du ſublimé corroſif, une diſſertation dont pluſieurs gens de l'Art font grand cas. Mais qu'on ne perde jamais de vue les paroles fondamentales de Boerhaave ; *at prudenter à prudente*. Et qui pourra tracer la ligne de circonſpection qu'on ne pourroit franchir impunément !

X I.

Rien ne feroit plus affligeant pour l'humanité qu'une hiſtoire exacte des complots que l'avidité du gain a formés contre elle, depuis quelques années, par la vogue bruyante & le crédit paſſager qu'on a donné fucceſſivement à différens remedes prétendus ſpécifiques contre la Maladie Vénérienne. Les empyriques ſe font multipliés d'une maniere inconcevable ; ils ont cherché des protecteurs, & trouvé des dupes ; notre fiecle feroit déshonoré par le ſimple expoſé du manége, des baſſes intrigues des Charlatans, & du vil & fordide intérêt qui leur a aſſocié gens de tout état, même du fein de l'Art. Ces ignorans, je ne parle que des empyriques, achetoient, quelques-uns, même aſſez cher, le droit d'attenter impunément à la vie des Citoyens, & de les mettre à contribution par la vente de remedes ou infideles ou dangereux. Qu'il seroit humiliant de réfléchir qu'on pourroit être désigné comme fauteur, protecteur, disons mieux, comme complice de gens sans principes, sans lumieres, à qui l'on a procuré le fatal pouvoir d'éluder le juste châtiment que les Loix ont établi contre le meurtre & l'assassinat ! N'est-il pas en effet démontré que les bons effets des remedes, connus pour être très-efficaces, dépendent toujours de la prudence & de l'habileté de ceux qui discernent les cas où leur application est nécessaire ? & s'il est avantageux de connoître des médicamens salutaires & spécifiques ; on peut dire que cet avantage consiste principalement dans la science de les placer à propos. Il faut convenir que l'oubli de la doctrine des premiers Maîtres, comme on l'a dit dans *le parallele*, avoit introduit des erreurs dans l'administration d'un remede aussi utile & aussi doux que l'est le Mercure. Tout le monde s'est jugé capable de traiter la maladie que guérit ce médicament : croyant qu'il ne s'agissoit que de l'employer tout simplement en frictions

fur les parties extérieures, on frotta
tous ceux qui fe préfentoient ; & des
imitateurs peu inftruits l'ont fait fans
méthode, fans difcrétion, par routine, procédant indiftinctement avec
tous, comme ils l'avoient vu faire à
quelques-uns, fans confidération d'â-
ge, de fexe, ni de la nature, du
mal, fi variable dans fes degrés, &
fufceptible de caufer diverfes intem-
péries dans les humeurs, fuivant
les difpofitions individuelles de chaque malade ; enfin on a employé le
Mercure fans égard aux complications de maux étrangers, qui devoient
en prefcrire, ou en retarder, ou en mo-
difier diverfement l'application. Tant
de circonftances à difcerner prefcri-
vent au Chirurgien méthodique une
direction différente du même remede
dans un grand nombre de cas : les
empyriques & tous les affronteurs qui
fe mêlent de traiter cette maladie,
ignorent toutes ces modifications : mais
ils font prônés dans les papiers publics avec des louanges qui impofent.
On reprimera, fans doute, une licence
fi dangereufe ; puifque la fageffe clair-
voyante du Magiftrat, qui furveille
maintenant à la fûreté des Habitans

de Paris (*a*), vient de juger contraire au commerce, & de défendre pour la vente des marchandises, même les plus communes, les billets & affiches, qui annonçoient avec affectation des prix plus modiques chez tel & tel Marchand. La vie des hommes est d'une toute autre importance que l'intérêt des Marchands Merciers, Marchandes de Modes, &c. &c.

Parmi les remedes qu'on a autorisés, plusieurs sont vantés uniquement par l'assurance mensongere qu'ils ne contiennent pas de Mercure. C'est le motif qu'on donne pour établir la préférence qu'on entend leur procurer. Mais des hommes désintéressés, par le pur amour du bien public, ont dévoilé l'imposture de quelques Charlatans à cet égard. La décoction des bois sudorifiques peut produire en certains cas de bons effets, nous l'avons dit plus haut; elle est la base des remedes connus sous le nom de tisannes de *vinache*, de *calhac*; on suspend dans la préparation de l'une, un nouet de Mercure doux; & un

____

(*a*) M. le Noir, Conseiller d'Etat, Lieutenant Général de Police.

d'antimoine dans l'autre ; dans celle de *fels*, il y a une diſſolution de colle de poiſſon. Celle-ci eſt réputée pour purifier le ſang, & le dégager parfaitement de toutes les particules de Mercure que des traitemens précédens & inefficaces y auroient laiſſées.

L'ami d'un malade qui m'avoit conſulté pour la Vérole caractériſée par des ſymptômes non équivoques, exigea de lui qu'il ne feroit aucun remede avant que d'avoir reçu, ſur ſon état, l'avis d'un habile Médecin de Londres, en qui il avoit la plus grande confiance. Par ſa conſultation, ce Médecin croyoit que tous les ſymptômes diſparoîtroient après quinze jours d'une tiſane ſudorifique, & d'un vin médicamenteux, antimonial ; qu'enfin ſi cela ne ſuffiſoit pas, on auroit recours à une ſimple lotion d'eau végéto-minérale pour ſécher les ulcères chancreux.

Voici les recettes de ſes remedes, que je crois inſuffiſans & très-inefficaces, & la maniere de s'en ſervir. Le malade à qui ils étoient propoſés ayant préféré la voie la plus ſûre, j'avoue que je n'en ai pas fait l'épreuve.

Décoction.

Prenez *racine de salsepareille, trois onces ; de bardane, deux onces ;* sommités *de genevrier, demi-once ;* écrasez & faites bouillir à feu lent, dans six livres d'eau de fontaine, jusqu'à la réduction de la moitié.

Le malade prendra quatre fois le jour, c'est-à-dire, le matin, une heure ou deux avant que de sortir du lit, à midi, à six du soir, & à l'heure du sommeil, un verre de quatre onces de cette tisane chaude. On augmentera peu à peu la dose de chaque prise, jusqu'à la doubler, en buvant deux livres de décoction par jour.

Vin.

Prenez *vin blanc*, (ou si l'on veut, du vin de viperes de la pharmacopée de Londres) *deux onces ;* syrop fait *avec des citrons entiers, une once; tartre* émétique, *trois grains ; mêlés dans un mortier de marbre.*

On mettra un gros de ce vin dans chaque verre de la décoction ci-dessus, en augmentant la dose peu à peu, suivant l'effet, avec l'attention de la diminuer si elle excitoit des nausées ou le vomissement.

Z v

Si au bout de quinze jours les chancres ne font pas guéris, on les lavera avec la liqueur qui fuit :

Lotion.

Prenez *eau de fontaine, une livre ; fucre de Saturne, un gros.*

Voilà un procédé curatoire antimonial & non mercuriel. La lotion eft rafraîchiffante & defficcative, & l'on ne doit en ufer qu'après avoir attaqué le vice du fang. Les armes avec lefquelles on a prétendu le combattre, font bien foibles pour y avoir confiance : mais j'ai cru rendre fervice à l'Art en publiant ces remedes, afin de prévenir ceux qui feroient peut-être tentés d'en faire un fecret, & de fe préfenter pour jouer fous ce mafque un nouveau rôle fur le théatre de la charlatanerie, plus funefte que la maladie même.

Des faits anciens prouveront combien peu l'on doit compter fur d'autres remedes que le Mercure en frictions. Le même Auteur, Louis Guyon, fieur de la Nauche, d'après qui nous avons fait connoître les cures admirables, opérées en Amérique par l'ufage de la fimple décoction de gayac, a conservé des faits inſtructifs en faveur du Mercure, & les a racontés d'une maniere ſi naïve, qu'on ne peut point n'être pas convaincu de la vérité qu'ils établiſſent. J'ai vu, dit-iL, aucuns hauts Bourguignons, Eſpagnols & Portugais qui ont demeuré quelques années aux pays où naiſſent *eſquine, ſalſepareille & ſaſſafras*, qui m'ont aſſuré qu'ils n'en uſent en ce pays que contre obſtruction, rhumatiſmes, aſthmes & autres maladies froides, & pour corroborer les parties internes, &c. & contre la Vérole, que *pour ôter les reliques* qui pourroient demeurer après les onctions.

« Un jeune Médecin, peu expé-
» rimenté, étant de retour de ſes
» études, trouva un de ſa connoiſ-
» ſance, âgé de 18 ans ou environ,
» qui avoit la vérole, lequel on avoit
» délibéré de mettre entre les mains
» d'un vieil Chirurgien qui ne ſavoit
» ni lire ni écrire, mais avoit de
» grandes expériences à guérir cette
» contagion, & peu de gens ſe
» voyoient, qu'il eut traités, qui ne
» fuſſent bien guéris. Ce Médecin
» éventé, pour montrer ſon grand
» ſavoir, attaque ce Chirurgien en

» langue latine, de la curation de
» cette Vérole ; mais il lui dit qu'il
» n'avoit autre raison que l'expérience.
» Et après l'avoir baffoué, advertit les
» pere & mere dudit malade, de l'i-
» gnorance du sufdit Chirurgien ; le
» prend en cure, assurant qu'il le ren-
» dra fain fans être frotté ni graiffé
» d'onguens puans, & autres médi-
» fances de la cure ordinaire qu'on
» pratiquoit envers la Vérole. Et pour
» le faire court, fit faire diete ex-
» trême au jeune homme, de décoc-
» tion de racine d'efquine, de faffa-
» fras & de falfepareille, l'efpace de
» 50 jours, dont les puftules qu'il
» avoit autour du fiége, au front,
» aux cuiffes fe fécherent. Mais le mal
» fe prit au nez & au palais, qui lui
» rongea une partie du cartilage, &
» fit tomber les os du nez : il eut le
» palais troué, tellement que depuis
» il a été renaud, & partie de ce
» qu'il boit & mange lui fort par le
» nez, outre deux exoftofes ou nodo-
» fités qui fe font engendrées au milieu
» des os des jambes qui font tournées
» en fuppuration. Enfin, le Médecin
» inexpérimenté voyant fon malade
» mal guéri, s'abfenta. On le donna

» en cure, après, au fufdit Chirur-
» gien, qui l'oignit, le fit baver quel-
» ques jours ; tous les accidens ceffe-
» rent, comme les nodofités fuppu-
» rées ; l'ulcère du nez ni du palais
» ne perfifta à ronger : mais ce qui
» avoit été rongé & perdu, ne retour-
» na plus ; mais il parla du nez non
» pas tant comme il faifoit : au fur-
» plus, depuis, il vit fainement &
» fans douleur. Il y eut quatre autres
» jeunes hommes qui avoient pris cette
» vérole avec une même putain, &
» en même-tems, lefquels fans faire
» diete, mais ayant été frottés d'un
» même onguent vérolique, dans un
» mois furent tous guéris, & à pré-
» fent fains & gaillards de leurs per-
» fonnes, aucuns d'eux mariés, qui ont
» engendré des enfans bien fains.

» Et en cette même année un gen-
» tilhomme de nos quartiers prit la
» Vérole, étant amoureux d'une De
» moifelle de bonne maifon qui lui fut
» accordée en mariage ; & pour n'in-
» fecter fa future époufe, il fe met
» entre les mains d'un fameux Chi-
» rurgien, lequel lui fit faire une diete
» de gayac : dans la quinzaine, toutes
» les puftules qu'il avoit en plufieurs

» parties de son corps, notamment
» à la partie pudibonde, séchent; la
» douleur cesse de même, il se per-
» suade d'être guéri. Le Chirurgien
» le croit, lui permet de sortir du pur-
» gatoire, à la charge d'avoir mon
» avis, s'il devoit être frotté d'on-
» guent : je le visite, & reconnus son
» mal se devoir manifester en bref, ce
» qui le contrista grandement; néan-
» moins comme il desiroit de guérir,
» il va trouver un Médecin peu versé
» en cette maladie, qui pour lui com-
» plaire, ou par ignorance, lui assure
» d'être guéri, pourvu qu'il prît un
» apozeme & une purgation qu'il lui
» ordonneroit, & que pour ce, il ne
» feroit obligé de garder sa chambre
» qu'un jour. Il accepte la condition,
» moyennant quatre écus qu'il lui
» donne, exécute l'ordonnance du
» Médecin ; après, va visiter sa fian-
» cée, les parens se veulent dédire
» du mariage ; enfin, il fut accordé
» que si au dire des Médecins & Chi-
» rurgiens il fut jugé bien guéri, il
» épouseroit. Il fut visité, interrogé,
» fut jugé sain & exempt de ce mal.
» Le mariage accompli, un mois après,
» les épaules lui font mal, le palais &

» la luette se commencent à ulcérer,
» douleurs au milieu des os; la femme
» perd le poil de ses sourcils & les
» cheveux, sa vulve ulcérée. Enfin,
» ils furent mis entre les mains d'un
» homme demeurant en un village,
» qui avoit le bruit de guérir de ce
» mal tous ceux qui se mettoient en-
» tre ses mains; de son métier il étoit
» teinturier de draps, qui avoit appris
» à guérir, parce qu'il avoit autrefois
» eu cette vérole, & ne leur fit autre cé-
» rémonie que de les frotter d'onguent
» vif argenté; ils sont bien guéris tous
» deux, & ont un enfant bien sain.

» L'année suivante, un Praticien,
» fils de bonne maison champêtre,
» nommé Cambrec, de la Paroisse
» S. Brice, lequel m'ayant demandé
» advis sur le mal vérolé qu'il avoit,
» & vouloit être traité loin de sa mai-
» son, afin qu'on ne sût son incon-
» vénient; car les vérolés sont mal
» vus de tous, chacun les fuit, on fait
» grande difficulté de leur donner des
» filles pour femmes; pour ce, je
» l'adressai à un Chirurgien de bonne
» Ville avec une ordonnance de le
» traiter. Icelui voyant ce Cambrec
» avoir la bourse garnie de quelques

» foixante écus, outre le marché qu'il
» avoit fait avec lui par jour de le
» nourrir & fournir de médicamens,
» il lui perfuada qu'il avoit befoin
» d'appeller deux Médecins de la Ville,
» fes comperes, qui fe donnoient des
» pratiques les uns aux autres, fans
» qu'il en fût befoin le plus fouvent,
» mais pour le lucre. L'autre infifta
» qu'il fe contentoit de l'ordonnance
» qu'il avoit apportée ; mais le Chi-
» rurgien lui perfuada que pour fon
» grand bien, il étoit néceffaire qu'il
» fût vifité defdits Médecins : le
» croyant homme confcientieux, en-
» fin il y confentit. Tous s'accordant
» le confirmerent à faire une diete de
» faffafras, fort tenue pendant vingt-
» cinq jours ; & avant l'expiration
» defdits jours, les ulcères, douleurs
» & difficulté d'avaler, & l'inflamma-
» tion qu'il avoit aux yeux, cefferent.
» Le Chirurgien & les Médecins le
» croyant guéri, & lui auffi, ils le
» congédierent, & fut renvoyé en fa
» maifon, où il ne fut un mois qu'il fe
» trouva plus mal qu'auparavant. Il
» me vint trouver accompagné de fa
» mere , je le mis entre les mains
» d'une femme, veuve d'un barbier

» champêtre, laquelle le frotta, & fit
» baver par un onguent que j'ordonnai,
» dans vingt jours il se trouva guéri.

» J'ai écrit ces histoires, afin que
» ceux qui se mêlent de traiter les ma-
» lades véroliques, y prennent garde,
» n'abusent les malades, mais que
» s'ils voyent être besoin de prépa-
» rer les humeurs & les corps aux
» évacuations accoutumées, ils fassent
» faire des dietes courtes, comme de
» sept à huit jours pour le plus, & en-
» core lui faire manger des potages &
» viandes bouillies, les matins, boire
» du vin au lieu de seconde décoction,
» ne les contraindre aux sueurs plus
» haut que deux heures, ne leur don-
» ner de purgations, qu'une au com-
» mencement ; & que la saignée ne
» soit tant abondante, gardant mé-
» diocrité en tout ; comme aussi ne
» leur faire endurer la faim, d'autant
» que toutes les choses extrêmes ren-
» dent le corps incapable d'évacuer
» l'humeur vérolique qui se fait par
» le bénéfice *du fugitif* (le Mercure,
» par la bouche & par le ventre,
» & cela presque d'ordinaire, &
» lorsque cela n'arrive, cela pro-
» vient de l'humeur vérolique recuit
» & congélé, duquel la ténuité & hu-

» midité infinuée ne fe peut broyer
» pour être évacuée, pour la grande
» defficcation que la diete a faite, &
» à caufe de ce, fouvent la maladie
» fe rend incurable ; & lorfque cela
» arrivera, pour guérir le malade &
» corriger la faute précédente, il fau-
» dra ordonner au malade une ma-
» niere de vivre humectante, quelque
» efpace de tems, puis appliquer les
» onguens, pour faire évacuer les
» humeurs véroliques ».

XII.

On lit dans le cinquiéme tome des Commentaires de M. Van-Swieten, fur les Aphorifmes de Boerhaave, ce que ces grands maîtres en Médecine ont penfé fur la nature & le traitement des Maladies Vénériennes : on fe pro-pofe d'en publier inceffamment la tra-duction, pour ajouter, avec ce qui con-cerne la lithotomie, aux fept vol. in-12 qu'on a déja donnés fur les matieres re-latives à la Chirurgie. J'ai cru rendre fervice aux Eleves, en donnant ici par anticipation, le texte feul de Boer-haave : c'eft leur offrir un fujet d'inf-truction qui leur fera très-profitable, s'ils veulent fe donner la peine d'ap-prendre ces fentences aphoriftiques, de les méditer, & de commencer par les commenter eux-mêmes d'après la doctrine de M. Astruc, & les vues d'addition & de réforme qu'ils auront trouvées dans ce traité : ils corrigeront ensuite & perfectionneront ce commentaire par les connoissances qu'ils puiseront dans d'autres ouvrages écrits sur cette matiere, en s'appliquant aux choses de fait, & rejettant toute doctrine hypothétique & arbitraire. Le travail que je leur propose les garantira des inconvéniens d'une étude superficielle, telle qu'elle résulte des simples lectures dont on se contente trop ordinairement : ils connoîtront, par ce moyen, la conformité ou la disparité des opinions des différens maîtres de l'Art sur les objets qu'il importe le plus d'approfondir. Je suis persuadé que les bons esprits s'appercevront bientôt du fruit de l'exercice que je leur conseille, & qu'ils useront ensuite de cette méthode sur d'autres matieres. Leur émulation en sera excitée, & leur fera faire de nouveaux pas dans la carriere. Ces progrès seront aussi satisfaisans pour eux qu'utiles au public intéressé à l'avancement d'un Art qui a la conservation des citoyens pour objet.

LUES VENEREA.

§. 1440. *Post annum 1493, in regno Neapolitano, mox Gallico exercitu, deiǹ per totam Europam, Lues Venerea orta adhùc durat.*

§. 1441. *Quæ generatione, lactazione, contrectatione, salivâ, sudore, liquido genitali, exhalatione, contagio est.*

§. 1442. *Et quâ parte contrahitur, primò se manifestare solet.*

§. 1443. *Neque à non infecto, vel non infectâ eodem hoc morbo, unquàm orta deprehensa est.*

§. 1444. *Pars infecta (1442) diverso quidem tempore, pro varietate loci infecti, materiæ contagiosæ, gradu caloris excitantis, temperiei diversi-*

MALADIE VÉNÉRIENNE.

ON n'a connu le Mal Vénérien qu'après l'an 1493, au Royaume de Naples, d'abord dans l'armée Françoise, d'où il s'est répandu dans toute l'Europe, & il y subsiste encore.

Cette Maladie est contagieuse & se gagne par l'acte de la génération, l'allaitement, les attouchemens, par la salive, la sueur, l'humeur prolifique, & la transpiration.

Ordinairement, elle se manifeste d'abord à la partie par laquelle on l'a contractée.

Il n'y a point d'exemple de ce Mal, qu'il n'ait été communiqué par un homme ou par une femme qui en étoient infectés.

Les premiers signes se montrent plus ou moins promptement sur la partie infectée (1442), suivant sa nature particuliere, celle de la ma-

tate, pruritu, calore, leni inflammatione, pustulâ subalbâ, squamosâ, erodente, mucosâ, insanabili vulgatis remediis, cognoscitur primò.

§. 1445. *Hinc, crescendo, vicina primò, & plerùmque externa, inficit similibus pustulis ulcerosis, dehinc interna, labia, gingivas, palatum, linguam, fauces, nasum, cerebrum, pulmones, hepar, lienem, uterum, &c.*

§. 1446. *Quæ stillant saniem mucosam, lentam, subviridem, carnem erodentem, in latum magis quàm profundum proserpendo.*

§. 1447. *Hinc in veretro externo, cancri; in interno, gonorrhœa; in vaginâ, fluor dictus albus.*

§. 1448. *Tùm glandulæ inguinales tumentes utroque in sexu, bubones venerei, communicato per lymphatica resorbentia contagio.*

tiere contagieuse & son degré de chaleur & de malignité, par un prurit, un sentiment de chaleur, une légere inflammation, une pustule blanchâtre, écailleuse, rongeante, muqueuse, qui résiste aux remedes ordinaires.

Dans ses progrès le mal se communique d'abord aux parties voisines, & le plus souvent aux extérieures, où il survient des pustules ulcéreuses : il attaque ensuite les parties internes, les levres, les gencives, le palais, la langue, le gosier, le nez, le cerveau, les poumons, le foie, la rate, la matrice, &c.

Ces pustules donnent une sanie épaisse, verdâtre, corrosive, & s'étendent plus en superficie qu'en profondeur.

Elles forment à l'extérieur de la verge, des chancres ; la gonorrhée, dans l'intérieur ; & dans le vagin, ce qu'on nomme fleurs blanches.

Les vaisseaux lymphatiques ayant absorbé le virus, les glandes des aînes se tuméfient, & produisent des bubons vénériens, symptôme commun aux deux sexes.

§. 1449. *Et in viris membri inflammatio ingens, brevi in gangrænam foluta.*

§. 1450. *Tùm teftes tumidi, dolentes, fæpè in ulcerationem abeuntes, inflammatorio tumore ad veficulas feminales orto.*

§. 1451. *Ut & carunculæ, franguriæ, erofio urethræ, proftatarum, colli veficæ, vaforum feminalium; fimilia in mulieribus.*

§. 1452. *Hinc fertur in membra, cum dolore nocturno medios artus occupante, & flexurarum rigiditate.*

§. 1453. *Unde in cartilaginibus, nafi maximè, & palato, erofio.*

§. 1454. *Mox, media offa occupans, cariem producit; præcipuè in cranio.*

§. 1455. *Tùmque fuperpofitæ partes*

Aux

'Aux hommes, la verge eſt ſujette à une inflammation exceſſive qui ſe termine promptement par gangrène.

Le gonflement inflammatoire des véſicules ſéminales produit la tuméfaction & la douleur des teſticules, d'où ſuit ſouvent leur ulcération.

Les femmes ne ſont pas moins ſujettes que les hommes aux accidens que cauſent à ceux-ci les carnoſités, la ſtrangurie, l'éroſion du canal de l'urètre, de la proſtate, du col de la veſſie & des vaiſſeaux ſpermatiques.

Le vice eſt porté dans les membres au milieu deſquels on ſent des douleurs pendant la nuit; & dont les articulations deviennent roides.

Il ronge les cartilages, particuliérement ceux du nez, & le palais.

Lorſqu'il a fixé ſon ſiége dans la ſubſtance intérieure des os, il produit la carie, ſur-tout au crâne.

Il ſe forme alors des abſcès de mau-

Tome II. A a

in apostemata assurgunt pessima.

§. 1456. Quin & in tophos duros, elevat dolentes obscurè, sensim acutiùs, tùmque & superposita corrumpentes.

§. 1457. Undè facilè constat de signis, quibus morbus hicce cognoscitur.

§. 1458. Gonorrhæa curatur, balneo, fotu, injectione, purgatione mercuriali sæpè repetitâ, emulsionibus balsamicis, abstinentiâ ab omni cibo, potuque lauto & ad venerem stimulante, victu contrà potuque tenui.

§. 1459. Persistendum in curatione, donec nihilampliùs insoliti ex pene exstillet, vel in urinâ se manifestet.

§. 1460. Inflatio membri virilis tollitur cataplasmate anodyno, discutiente, emolliente, fotu simili, venæ sectione largâ, & dictis (1458).

vais caractere entre ces os & les parties qui les recouvrent.

Il s'éleve aussi des tumeurs dures, nommées tophes, accompagnées d'abord de douleurs sourdes, qui devenant plus vives, ulcèrent de même les parties sous lesquelles elles font.

D'après ces descriptions, il est facile d'établir les signes diagnostics de cette maladie.

Le traitement de la gonorrhée s'opére par des bains, des fomentations, des injections, des purgatifs mercuriels souvent répétés, des émulsions, des balsamiques ; en s'abstenant de tous alimens & boissons capables d'échauffer, & observant au contraire un régime doux & rafraîchissant.

Il faut persévérer dans l'usage de ces moyens, jusqu'à ce qu'il n'y ait plus aucun écoulement, & que les urines soient nettes.

L'enflure du membre viril exige, outre ce qui est dit (1458), amples saignées, & l'application des cataplasmes anodyns, résolutifs & émolliens, & de fomentations de mêmes vertus.

A a ij

§. 1461. *Bubo recens venereus tol-litur, dissipando per emplastra singula-ria ; suppurando, si hæc non prosunt : & aperta depurando.*

§. 1462 *Testis tumidus fovendus similibus (1460) : si urget, educendus sanguis ex brachio ; emplastro quoque scroto applicato levandus, donec redie-rit in statum planè naturalem.*

§. 1463. *Pustulæ, & cancri dicti mercurialibus erodendi ad vivum us-què, tùm sensim lenioribus sanantur iisdem.*

§. 1464. *Semper autem utendum iisdem ferè internis, ac (1458) præs-cripsi.*

§. 1465. *In mulieribus, fluor vene-reus curatur iisdem (1458).*

On guérit le bubon vénérien récent, par résolution, au moyen d'emplâtres particuliers : s'ils sont sans
effet, on excite la suppuration ; &
l'on use de mondificatifs après l'ouverture.

On fait, sur le testicule gonflé, les
fomentations (1460) : si le cas l'e-
xige, on a recours à la saignée du
bras ; on couvre le scrotum d'un emplâtre convenable , jusqu'à ce que
le testicule soit à peu près revenu à
son état naturel.

Les pustules & les chancres doivent être cautérisés jusqu'au vif par des
remedes mercuriaux ; on les guérit ensuite par ces mêmes remedes rendus
plus doux par degrés (a).

Mais il faut toujours faire usage de
presque tous les remedes internes pre-
scrits (1458).

La gonorrhée vénérienne des femmes exige le même traitement.

____

(a) Boerhaave a déclamé avec raison dans
la préface de l'*Aphrodisiacus Luisini*, contre
cette pratique détestable.

§. 1466. *Sed præcipuè fotibus detergentibus validis, & mercurialibus.*

§. 1467. *Ubi verò pustulæ ubique dispersæ, dolores artuum, nocturni labores, bubones magni, torturæ ossium, sæpè tolerata gonorrhæa, docent adesse luem, salivatio mercurialis requiritur.*

§. 1468. *Quæ ut fiat, aliquot diebus priùs impleatur æger ptisanâ.*

§. 1469. *Tùm utatur quolibet bihorio dosi aptâ mercurii dulcis.*

§. 1470. *Simul ac anima fœtere, gingivæ dolere, dentes erigi videntur, attendendum, an pergere, consistere, vel inhibere deceat.*

§. 1471. *Si exspuitur ad tres libras vel quatuor, quolibet nycthemero, sufficit.*

Mais principalement par les fomentations détersives les plus fortes, & par des remedes mercuriels.

Si les pustules en différentes parties, les douleurs des membres, l'insomnie fatigante, des bubons volumineux, la douleur dans les os, & beaucoup de chaudes-pisses successives, ne laissent aucun doute sur la Vérole, il faut la traiter par la salivation.

On y prépare le malade, pendant quelques jours, par une très-abondante boisson de tisanne.

Ensuite il prendra une dose convenable de mercure doux, de deux en deux heures.

Aussi-tôt que l'haleine devient mauvaise, que les gencives sont douloureuses, & que les dents semblent s'allonger, il faut voir si l'on doit continuer, suspendre, ou détourner l'effet du remede.

L'excrétion de trois ou quatre livres de salive en vingt-quatre heures est suffisante.

§. 1472. *Si minor, excitandus fluxus erit, stimulo eodem.*

§. 1473. *Si major quàm vires ferre queant, sistendus erit leni clysmate, vel purgante, vel sudorifero.*

§. 1474. *Si ruit vis mercurii ad alvum, opus erit opiato, & diaphoretico.*

§. 1475. *Ubi os, gingivæ, fauces nimis tument dolentve, utendum molli, blando, liquido gargarismate, vel collutione, vel (1473).*

§. 1476. *Pergendum donec omnia syptomata evanuerint, vulgò per triginta sex dies.*

§. 1477. *Tùm subindè leni dosi mercuriali utendum, per alios triginta sex dies, ut lenissimæ sputationis maneat vestigium.*

Si le Malade en rend moins, on excitera le flux par la continuation du remede.

Si une évacuation trop abondante épuisoit les forces du malade, on auroit recours, pour la modérer, à un lavement doux, à un purgatif, ou à un sudorifique.

Si l'action du Mercure se portoit avec excès sur le ventre, on tempéreroit les déjections avec des remedes tirés de l'opium & par des diaphorétiques.

On remédie au gonflement & à la douleur de la bouche, des gencives & de la gorge, par le moyen d'un gargarisme adoucissant, & s'il le faut, par les remedes décrits (1473).

Le traitement doit être continué jusqu'à la dissipation de tous les symptômes, ce qui a lieu ordinairement en 36 jours.

On se servira ensuite pendant l'espace de trente-six autres jours d'une dose plus petite de Mercure doux, afin d'entretenir un léger crachotement.

§. 1478. *Neque ullum aliud remedium tàm ad sanitatem requiritur.*

§. 1479. *Tophi minuuntur emplastris (1461) vel aperturâ factâ, osse abraso.*

FINIS.

Le parfait recouvrement de la santé n'exige aucun autre reméde.

On diffipe les tophes, par les emplâtres (1461), ou l'on a recours aux moyens de la Chirurgie opératoire.

FIN.

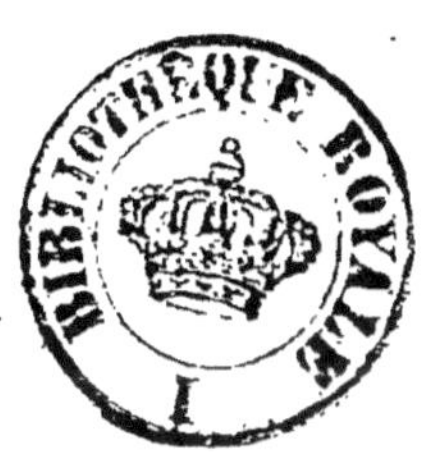

TABLE

Des Auteurs cités dans le second Tome.

A

B

E

ERASME. 101

F

G

GALIEN,　　　75, 129, 176
GHINI (*Luc*)　　　159, 179
GILINI (*Coradin*)　78, 83, 138,
　　　　　　141
CORDON (*Bernard*)　131, 132
GUYON (*Loys*)　449, 497, 532

H

HALDE (*R. P.* DU)　　375
HARTMANN (*Jean*)　154, 159,
　　　　　　173
HAUPTMANN (*Auguste*)　　30
HERMAN (*Paul*) 91, 103, 110,
　　　　　　113
HERY (*Thiery* DE)　　158
HEURNIUS (*Otthon*)　121
HIPPOCRATE,　　78, 175
HISPANI (*Pierre*) 131, 132, 134
HOCK (*Wendelen*) 75, 78, 83,
　　137, 138, 140, 158
HOFFMANN (*Fréderic*)　171
HORSTIUS (*Grégoire*)　11
HUTTEN (*Ulrich* DE) 76, 85, 87,
　　90, 93, 100, 101, 258,
　　　259, 263, 283

J

K

L

M

N

O

W

Z

Fin de la Table des Auteurs cités dans le second Tome.

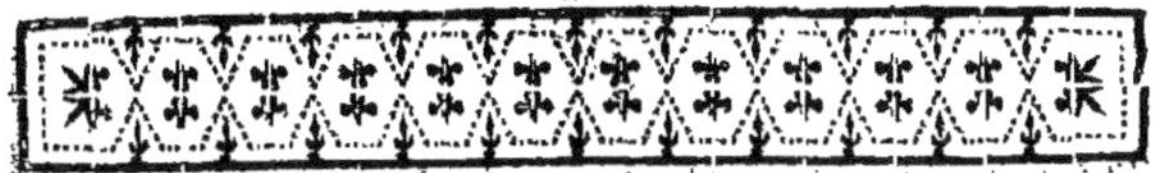

TABLE
DES MATIERES

Contenues dans le second Tome.

A

B

C

C

G

H

I

Onguens Mercuriels. Il a été employé enfuite par analogie, dans le traitement de la Vérole, 135 & *fuiv*. Il fut employé en Onguent dès les premiers tems de cette maladie, 137 & *fuiv*. mais en très-petite dofe & avec beaucoup de précaution, 139, 140. Cette méthode fut bientôt décriée par l'imprudence des *Empiriques*, contre lefquels les Médecins s'éleverent, 141; & avec raifon, 142 & *fuiv*. Son double ufage dans le traitement de la *Vérole*, extérieur & intérieur, 149 & *fuiv*. Son ufage extérieur étoit autrefois de trois fortes, 149. 1°. en Onguent ou Liniment, 149, 150; 2°. en Emplâtre ou Cérat, 150, 151; 3°. en Parfum, 152. Changemens arrivés dans ces trois manieres d'employer le Mercure extérieurement, 154 & *fuiv*.

Mercure. Il fe prenoit autrefois intérieurement, feulement en deux manieres, 160; 1°. fous la forme de *Précipité* rouge ou de *Poudre* rouge de Jean de VIGO, 160 & *fuiv*. 2°. en forme naturelle, dans les pilules de BARBEROUSSE, 164 & *fuiv*. Aujourd'hui il fe prend en plufieurs manieres, depuis les nouvelles découvertes chimiques, 166 & *fuiv*.

———— Ses effets dans le corps humain, 219 & *fuiv*. Qu'on peut les expliquer par la connoiffance que l'on a de fes qualités, 222, 223. Ce que c'eft, 223. Pourquoi appellé *Eau qui ne mouille point*, *ibid*. Explication de fon activité lorfqu'il eft entré dans le Sang, 224 & *fuiv*. Par quelles voies, appliqué en Friction, il pénétre dans le corps, 224. Moyen de

O

R

S

V

Fin de la Table des Matieres contenues dans le second Tome.

A P P R O B A T I O N.

J'AI lu, par l'ordre de Monseigneur le Garde des Sceaux , *les Œuvres de M. Astruc, en latin & en françois*, pour une nouvelle édition ; & je n'ai rien trouvé qui puisse en empêcher la réimpression. A Paris , ce 1 Juillet 1776.

Signé , MACQUER.

que l'Impreſſion deſdits Ouvrages ſera faite dans notre Royaume, & non ailleurs, en bon papier & beaux
caractères, conformément aux Réglemens de la Li-
brairie, & notamment à celui du 10 Avril 1725,
à peine de déchéance du préſent Privilége ; qu'a-
vant de l'expoſer en vente, le Manuſcrit qui aura
ſervi de copie à l'Impreſſion deſdits Ouvrages, ſera
remis dans le même état où l'Approbation y aura
été donnée, ès mains de notre très-cher & féal Chevalier, Garde des Sceaux de France, le ſieur HUE
DE MIROMÉNIL ; qu'il en ſera enſuite remis deux
exemplaires dans notre Bibliothéque publique, un
dans celle de notre Château du Louvre, un dans
celle de notre très-cher & féal Chevalier, Chancelier de France, le ſieur DE MAUPEOU, & un dans
celle dudit ſieur HUE DE MIROMÉNIL ; le tout à
peine de nullité des Préſentes : du contenu deſquelles
vous mandons & enjoignons de faire jouir ledit
Expoſant & ſes Ayans-cauſes, pleinement & pai-
ſiblement, ſans ſouffrir qu'il leur ſoit fait aucun
trouble ou empêchement ; Voulons que la copie des
Préſentes, qui ſera imprimée tout au long, au commencement ou à la fin deſdits Ouvrages, ſoit tenue
pour duement ſignifiée, & qu'aux copies collation-
nées par l'un de nos amés & féaux Conſeillers-
Secrétaires, foi ſoit ajoutée comme à l'original.
Commandons au premier notre Huiſſier ou Sergent
ſur ce requis, de faire, pour l'exécution d'icelles,
tous actes requis & néceſſaires, ſans demander autre
permiſſion, & nonobſtant clameur de Haro, Charte
Normande, & Lettres à ce contraires ; CAR tel eſt
notre plaiſir. DONNÉ à Verſailles, le trentiéme jour
du mois de Juillet l'an de grace mil ſept cent
ſoixante-ſeize, & de notre regne le troiſiéme. Par
le Roi en ſon Conſeil.

Signé, LE BEGUE.

*Regiſtré ſur le Regiſtre XX de la Chambre Royale
& Syndicale des Libraires & Imprimeurs de Paris,
Nᵒ. 424. fol. 193, conformément au Réglement de
1723. A Paris, ce 12 Août 1776.*

Signé, LAMBERT, Adjoint.

De l'Imprimerie de CHARDON.